痛风居家调养全典

主　编　胡新林　张少燕　孟　岩

中国科学技术出版社

·北京·

图书在版编目（CIP）数据

痛风居家调养全典 / 胡新林，张少燕，孟岩主编 . — 北京 : 中国科学技术
出版社 , 2017.9（2019.7 重印）

ISBN 978-7-5046-7598-9

Ⅰ . ①痛… Ⅱ . ①胡… ②张… ③孟… Ⅲ . ①痛风—食物疗法②痛风—防治
Ⅳ . ① R247.1 ② R589.7

中国版本图书馆 CIP 数据核字（2017）第 180419 号

策划编辑	焦健姿	
责任编辑	黄维佳	王久红
装帧设计	长天印艺	
责任校对	龚利霞	
责任印制	李晓霖	

出　　版	中国科学技术出版社
发　　行	中国科学技术出版社有限公司发行部
地　　址	北京市海淀区中关村南大街 16 号
邮　　编	100081
发行电话	010-62173865
传　　真	010-62179148
网　　址	http://www.cspbooks.com.cn

开　　本	710mm×1000mm　1/16
字　　数	346 千字
印　　张	18.25
版　　次	2017 年 9 月第 1 版
印　　次	2019 年 7 月第 2 次印刷
印　　刷	北京威远印刷有限公司
书　　号	ISBN 978-7-5046-7598-9 / R·2062
定　　价	39.80 元

痛风居家调养全典

编著者名单

主　审	王颜刚			
主　编	胡新林	张少燕	孟　岩	
副主编	魏丽丽	宋晓燕	孙建国	栾瑞红　崔　岩
编　者	万德红	马　健	王洪梅	王　翠　王世叶
	王　珊	王雪梅	王　旭	车淑玉　代月光
	冯　艺	冯　英	史秀宁	毕晓林　刘　好
	刘　姣	杜英杰	刘炜梅	刘美霞　刘　萍
	孙建国	孙　蔚	孙雷雷	冷　敏　李淑嫒
	李红艳	宋　莉	宋　文	宋晓燕　法联青
	陈美娜	陈　伟	房　晶	邵常岩　范　萍
	金绍鑫	庞旭峰	张　娟	张　璐　张丽丽
	张少燕	张　翔	张楠楠	张　希　杨　蕾
	杨美英	赵显芝	赵蕊蕊	汤　涛　林　萍
	孟　岩	周丽红	周　婷	郑　岩　侯学娜
	胡新林	逄文泉	修麓璐	顿月丽　高　站
	唐　群	栾瑞红	徐　凯	纪恒胜　徐毅君
	曹　红	曹松丽	崔　岩	崔永志　章　红
	韩　琳	韩　笑	胡晓玲	董　艳　温君凤
	游晶晶	谭静静	潘荣芳	魏丽丽　魏颖超
	李广财	杨　红	时淑娟	孙　琳　窦　超

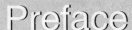

前　言

Preface

　　痛风与糖尿病一样，是一种代谢性疾病。如果说糖尿病是代谢性疾病家族中的"老大"，那么，位居第二的则非痛风莫属。但人们对痛风的认识远远不及前者。

　　随着社会经济的发展，人们生活方式和饮食结构的改变，我国代谢性疾病的发病率明显增加。然而，与不断增长的高尿酸血症和痛风患者不成比例的是，人们并没有意识到痛风和高尿酸血症对人体的危害已经逼近，也没有主动学习痛风和高尿酸血症的防治知识。

　　痛风是一种与生活方式密切相关的疾病，也是一种终身性疾病，然而患者不可能终身住院治疗，多数时间需要患者在家自我管理，特别是痛风并发症发展到一定程度不可逆转时更需要痛风患者严格自我管理，也就是说，痛风的并发症必须早预防、早发现、早治疗。预防作用远大于治疗效果。

　　在临床工作中，我们发现有很多患者因缺乏痛风防治知识而发生严重并发症，进而追悔莫及，所以，我们特组织编写本书，希望可以帮助更多的人了解高尿酸血症和痛风的防治常识。真诚祝愿每一位阅读本书的朋友身体健康、家庭幸福！

胡新林

目 录

第一篇 痛风来袭，赶快学习

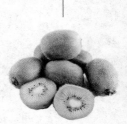

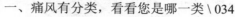

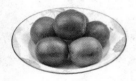

第二篇　怎样预防痛风

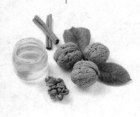

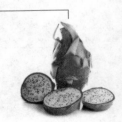

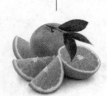
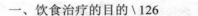
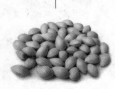

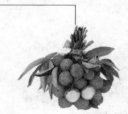

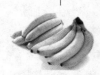

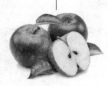

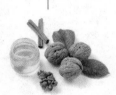

第五篇　痛风患者的心理调适与健康教育

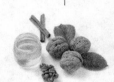
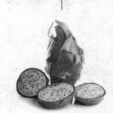

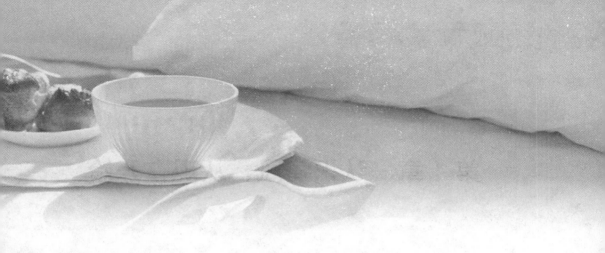

第一篇　痛风来袭，赶快学习

不要让痛风成为您事业发展的绊脚石；
不要让痛风成为孩子学业成功的挡路虎；
不要让痛风成为家人心中永远的痛！

第 1 章 认识痛风，从现在开始

一、什么是痛风

痛风是一种疾病，是一种代谢性疾病。是由于体内的一种称为尿酸的垃圾过多，导致的急性关节炎发作，使人产生痛不欲生的疼痛；也可能导致慢性痛风石形成，造成残疾甚至依靠透析维持生存的疾病。

《2011 版原发性痛风诊断和治疗指南》给痛风的定义为，单钠尿酸盐沉积所致的晶体相关性关节痛，与嘌呤代谢紊乱和（或）尿酸排泄减少所致的高尿酸血症直接相关。特指急性特征性关节炎和慢性痛风石病，可并发肾病，重者可出现关节破坏、肾功能受损，也常伴发代谢综合征的其他表现，如腹型肥胖、高脂血症、高血压、2 型糖尿病及心血管病等。

二、痛风痛起来让人疯

痛风一词由两个字组成，一个是"痛"，一个是"风"。临床上表现为痛的疾病很多，某个部位发炎会痛，如胆囊炎、阑尾炎等表现为腹痛；某个部位受伤也会痛，如刀割伤、烫伤等，表现为受伤的局部组织出现不同程度的刀割样或烧灼样疼痛。尽管临床上表现为疼痛的疾病多种多样，如头痛、胸痛、腹痛、关节痛等，但是，在成千上万种的疾病当中，唯有痛风是用"痛"来命名，而且把"痛"放在第一位。可见，痛风的痛非同一般，难怪古人形容痛风的痛为痛不欲生、生不如死。

痛风这种病并不是一种新病而是一种古老的疾病，在古代战国时期的医学词典里就有记载。"风"的意思源于痛风的特点，一旦发作起来，没有预兆，说来就来，说痛就痛；好的时候，说去就去，说好就好。由于这种以关节痛为主要特点的疾病，来时无影，去时无踪，来去如风，风消云散，所以，由此得名为痛风。

笔者认为，痛风改称为"痛疯"更为恰当，这是因为，临床发现很多痛风患者急性发作时，痛苦不堪，呻吟不止，不敢触及，忍无可忍，甚至痛得想要发疯，抓狂喊叫，常有患者说，恨不能把疼痛的脚趾或者整只脚马上切掉，以达到缓解疼痛的目的。可见，痛风的痛是常人难以想象的。

三、痛风到底有多痛

痛风到底有多痛？恐怕只有罹患痛风的患者才有深切体会，没有痛风发作过的人，是永远想象不出来的。曾有一位饱受痛风之苦的医生是这样精准地描述痛风患者的痛苦的："罹患之人毫无先兆，安然入睡。夜半三更，剧痛惊醒，痛发于踇趾，疏为足跟、踝部或足背。痛似关节错位，又似足浸于冰水，极寒之处又似灼烧。初时尚可忍耐，然此痛绵绵不绝，愈发剧烈。痛甚，足骨、韧带亦牵连其中，或似撕扯，或似啃啄，或似压榨。疼痛所及之处，敏感异常，轻薄被褥之分量，微弱地板之激荡，无端倍增其苦痛……"

可见，痛风之痛，乃痛中之首，痛中之极，痛中之最，人人最好幸免体会。难怪痛风之风悄然而至时，彪形大汉也会痛哭流涕。

另外，风生性具有既善行又善变的特点，这阵风刚从这个关节刮走，又跑到另一个关节发疯，真是令人痛不堪言哪！

四、古时的帝王病，今日的平民病

痛风是一种生活方式性疾病，在古代，痛风并不多见，仅见于少数达官贵人、帝王将相、家境富裕者，而普通百姓、平民百姓是幸免有染。所以，痛风又被冠以"富贵病""帝王病"之名。早在公元前 5 世纪医学之父古希腊的名医希波克拉底就明确指出：痛风是富者的关节炎；风湿是贫者的关节炎。但是，那时医学发展落后，甚至错误地怀疑痛风的发生与淫邪有关，并没有发现并确定痛风与饮食、遗传等因素的密切关系。现今，可喜的是青岛大学附属医院李长贵教授带领的团队，经过大量的科学研究，已经破译了痛风发病的基因密码。

如今，痛风患者越来越多，从 20 世纪 90 年代以来，痛风的发病率与日俱增。2009 年对山东沿海地区 5500 例当地居民的调查结果显示，痛风的患病率是 1.96%，高尿酸血症者 13.3%，青岛高达 17%。而且，在痛风日益增长的高发病率同时，显现的是痛风的发病年龄越来越年轻。

痛风已经不再是社会地位和经济富裕的象征，可见于各种职业、各种人群。有工人、农民，也有白领、管理者；有老年、中年，也有青年甚至少年；有坐办公室的脑力劳动者，也有野外劳作的体力劳动者。就像一位患有痛风不能正常行走的男性患者所说，以前不知道自己是痛风的时候，好像也没有发现有那么多痛风患者。现在，自己被确诊痛风以来，才注意到，周围罹患痛风不能正常行走的患者真是不少。

五、痛风患者越来越多

我国痛风患者逐年增多的原因，与以下几个因素有关。

（一）高尿酸血症者多

血尿酸是决定痛风发病的最主要因素，痛风的发病与复发均与血尿酸水平密切相关。据不完全统计，我国的高尿酸血症患者已经接近 1.7 亿，高尿酸血症患者中有 10% ～ 20% 将会发展为痛风。当血尿酸 ≥ 360 微摩 / 升时，发生痛风的危险明显增加。血尿酸水平越高，发生痛风的风险越大，痛风复发的可能性也越大。

（二）超重或肥胖者多

肥胖与痛风的发作密切相关。与非肥胖者相比，肥胖者痛风的患病率增加两倍。痛风多发于超重和肥胖患者，包括腹型肥胖者，70% 的痛风患者体重超重在 15% 以上，超重越多，腰臀比越高（尤其超过 0.95 时），发生痛风的风险越大。

小知识

腰臀比是腰围和臀围的比值，是判定中心性肥胖的重要指标。腰臀比存在种族、性别等差异。我国男性的腰臀比 ＞ 0.9，女性 ＞ 0.8，就可诊断为中心性肥胖。

（三）高嘌呤饮食者多

有研究显示，痛风与高嘌呤饮食密切相关。如摄入过多的红肉、海鲜，或饮用含糖饮料、酒精等嘌呤含量高的饮食，发生痛风的风险增加。

（四）高血压者多

我国高血压患者大约 2 亿人，在痛风患者中，有 25%～50% 的患者伴有高血压。男性高血压患者中的痛风发病率更高。

（五）血脂紊乱者多

高尿酸血症与痛风患者多存在程度不同的脂质代谢紊乱。80% 的高三酰甘油血症患者有高尿酸血症，50%～75% 的痛风患者合并高三酰甘油血症。痛风的发生常与酗酒有关，酒精也会引起脂代谢紊乱。酒精引起的脂代谢紊乱主要表现为三酰甘油和极低密度脂蛋白升高。

（六）血尿酸水平降得过快

临床发现，血尿酸水平降得越快，痛风复发的概率越高。这与某些降尿酸药使用不当有关。例如，单纯使用促进尿酸分解的药物，尿酸的复发率可能很高，有的高达 100%。但是，如果在使用降尿酸药之前 2 周或在降尿酸过程中使用消炎镇痛类等药物，可起到预防痛风发作的作用。

（七）生活方式不当者多

生活不规律，高热量饮食、饮食结构不合理、高脂肪饮食，大鱼大肉、大量饮酒、经常熬夜、脑力工作者、工作狂、心理压力较大者，容易发生痛风。

【病例】 初中生突然不能行走，竟然是患了痛风

患者，男，14 岁，初中生，身高 178 厘米，体重 95 千克，因突然出现左下肢蹬趾剧烈疼痛两天以急性痛风收入院。患者既往体健，无任何疾病。没有家族史，父母甚至从没有听说过世上还有痛风这种病。入院后检查血压、血糖处于正常范围，体型肥胖，血尿酸和血清三酰甘油水平明显升高，尿酸是 576 毫摩 / 升。

专家点评 长期天天大口吃肉，是导致痛风的罪魁祸首

该患者并不是在沿海地区居住，他既不饮酒也不常吃海鲜，为什么尿酸如此之高呢？据其母亲讲，孩子从小学四五年级开始，身体发育较快，身高增长明显，饭量也大大增加。特别爱吃肉，天天吃，每天两顿，顿顿吃。每天离了肉是绝对不行的，如果不吃肉，就感觉像没吃饱一样。而且，每次吃得都比较多，二三年的功夫就吃成了胖子。红肉中的嘌呤含量很高，热量也高，是导致患者血尿酸水平增高和肥胖的主要原因。

六、我国痛风的四大特点

（一）男的多，女的少

痛风重男轻女，男女比例为20∶1.95。痛风患者中，男性患者明显多于女性，每10名痛风患者中，9名为男性，只有1名女性。女性患者很少，这可能与女性体内的雌激素有关，雌激素既能促进尿酸的排泄，而且还能抑制尿酸在关节形成结晶，不会刺激关节引起炎症，所以，女性痛风患者，发病多在绝经以后。因为，绝经以后的女性体内雌激素水平下降，失去了降低体内尿酸水平的作用。

（二）沿海多，内陆少

在我国，近二三十年来，高尿酸血症的发病率逐年上升，特别是在沿海地区和经济发达的地区，痛风的发病率高达17%，如青岛、大连等，痛风呈现高发的趋势，与沿海地区多食海鲜有关，因为海产品多属于高嘌呤饮食。而不靠海的内陆地区，除内蒙古等食肉较多地区外，其他内陆地区痛风患者相对少见。

（三）老幼少，青年多

痛风的发病年龄一般在30－70岁，30岁以下或70岁以上的痛风患者，较少。以往认为，痛风的高发年龄是50－59岁，但是，近年来，痛风发病的年龄呈现年轻化的特点，二三十岁的痛风患者越来越多。而且，20岁以下的痛风患者也屡见不鲜。这些年轻的痛风患者多为青年男性。

（四）瘦的少，胖的多

痛风的发病与生活方式有关，肥胖患者更容易发生痛风。在新发病的患者中，

超重和肥胖且懒于运动者居多，极少见到体型正常或偏瘦的初发患者。

七、痛风是一种能够致死致残的疾病

　　说痛风能够致残，部分患者是容易相信的，因为急性痛风发作起来，关节红肿疼痛，不能行走。另外，慢性痛风所致的关节变形很难恢复，痛风石沉积到手脚的关节周围，特别是手指关节，无法从事正常的劳动会给患者以后的生活带来很多的不便。痛风石在多关节的沉积甚至破溃继发细菌感染导致截肢、截指（趾）是痛风致残的主要原因。

　　但是，说痛风是一种能够致死的疾病，很多人难以置信，仅仅关节有点毛病，还能致死？是的！尿毒症是痛风致死的主要原因之一，可惜，很多人从来没有把痛风与肾脏联系起来，临床上有不少患者直到发生了痛风肾病，甚至肾衰竭，才知道自己是痛风患者。

八、痛风可以预防，能否根治

　　目前，多数医生和患者认为，痛风像糖尿病一样，目前的医学水平仍然不能治愈。这是因为，一是世界上也没有能够根治痛风的药物；二是痛风平息以后，饱食酒肉，痛风还可以卷土再来；三是，有些痛风患者，已经出现关节畸形、肾脏严重损害等并发症，病情不可逆转；四是只有血尿酸长期持续达标，才能预防痛风。要想血尿酸达标，很多人需要长期甚至终身服用药物。

　　但是，也有人持不同意见，他们认为，痛风是可以根治的。这是因为，只要把血尿酸水平长期控制在目标值以下（360 微摩／升,痛风发作过的 300 微摩／升），就可以将关节腔内的尿酸盐，经过降尿酸治疗而逐渐全部溶解，只要继续保持，不再产生新的尿酸盐结晶，就可以预防痛风发作。

　　毋庸置疑的是，痛风是可以预防和控制的。因为，痛风的发生与不健康的生活方式有关，只要科学饮食，合理运动，控制体重，排除遗传因素，痛风是可以预防的。只要在医生的指导下，长期规范用药，并配合一些辅助治疗，痛风的病情是能够得到缓解和控制的。

九、痛风患者是否可以像正常人一样健康长寿

痛风发作起来，虽然是常人难以忍受，痛不欲生的，但痛风并非不治之症。只要发现痛风以后，积极学习有关痛风的防治知识，正确认识痛风，早期发现异常，避免复发。长期坚持低嘌呤饮食，定时监测血尿酸等指标，定期复查，预防痛风并发症。患者具备了痛风的相关知识，并且树立长期与痛风并肩战斗的信心，痛风患者可以像正常人一样学习、工作，享受生活，健康长寿。

但是，如果血尿酸水平长期明显高于正常范围，出现痛风石，引起继发感染，有肾损害、肾功能减退、关节畸形、关节功能障碍影响正常生活，或伴有糖尿病、高血压、冠心病等并发症时，有可能不同程度地影响患者的生活质量，甚至缩短患者的寿命。

十、没有家族史也能得痛风

临床上，部分青壮年男性患者，存在不同程度的肥胖、高血脂、高血糖或高尿酸血症。也有一些患者是查体发现血尿酸水平高于正常的，此时，医生会建议患者改善生活方式，进行干预，以防止痛风的发生。为数不少的患者会轻描淡写地说，没事，俺家老辈没有得痛风的。他们错误地认为，那些痛风患者都是其家里长辈就有这种疾病，痛风是遗传而来。而他自己家中没有痛风家族史，自己不可能罹患痛风。

其实不然，尽管痛风有一定的遗传倾向，但在痛风患者中，只有5%～25%有痛风的家族史。实际上，绝大多数患者并没有家族史，而是初次发病。试想，谁的老祖宗会一诞生到这个世界上就是带着痛风病来的，从谁开始发病，谁的下一代就是有家族史了。所以，痛风并不是都发生于有家族史者，没有家族史也能患病。

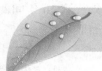

十一、有家族史，更要倍加小心

如上所述，没有痛风家族史的人群，当尿酸达到一定水平或持续时间足够，就有发生痛风的可能。有家族史的更要小心了，这也并不意味着有家族史的后代一定会罹患痛风。但是，有家族史的人群，如果因为生活方式不当，那么，罹患痛风的风险会明显升高。如果这些人群，再伴有超重或肥胖、高血压、高血脂或高血糖等的任意一项或多项，那么，离痛风就越来越近了，甚至只是一个时间问题。所以，不管有没有家族史，保持科学的生活方式，合理饮食，维持理想体重，对预防痛风都具有非常重要的意义。

十二、我国痛风患者的预后比国外患者差

我国与国外痛风患者的诊断、治疗等方面并没有明显差异，但是，我国经常见到的痛风石，特别是较大的痛风石，使患者致残，丧失劳动能力者，在国外发达国家，相对罕见；而且，我国痛风患者发生痛风肾病、肾衰竭者也远远超过国外。造成这种后果的原因，不是我国的医疗水平低，因为世界学术交流非常畅通，我国对痛风诊治等方面基本与国外接轨甚至某些研究比国外略胜一筹；也不是我国的药物效果差，国外治疗痛风的药品我国也有。我国患者预后比国外患者差的原因主要取决于我国人民大众对痛风疾病的认识不足，对痛风危害的严重性关注不够，对痛风防护知识的学习主动性匮乏，很多患者没有主动参与到痛风的管理当中。一旦痛风发作起来，才想到医院寻求医生的帮助，而忽视了自己本身长期在家里对痛风防治的重要作用。

十三、"三高"＋高尿酸血症＝"四高"

三高是指高血糖＋高血压＋高血脂；四高是指三高＋高尿酸血症。

近年来，由于"三高"的高发及普通大众健康意识的提高，提起"三高"，对于四十岁以上的人来说，几乎家喻户晓。近年来，又出来个新名词——"四高"。"四高"就是在"三高"的基础上又有一项化验指标也是高于正常的，那就是血

尿酸水平。有流行病学统计显示，高尿酸人群在 20 世纪 80—90 年代这 10 年间，发病人数整整涨了近 10 倍。与之相应的是，高血压、高血糖、高血脂这一系列慢性病也相应得高发。

大量研究表明，高尿酸血症是糖尿病、高血压、慢性肾病、脑卒中等疾病的独立危险因素，而且，发病率也有赶超"三高"的趋势。

十四、治疗痛风的支出有多少

痛风治疗越早，花费越少。治疗越晚，花费越多。如果发现尿酸高的时候，就开始关注尿酸水平，经过饮食、运动、调节作息等方式治疗，这几乎不需要花费任何费用，无非是到医院找专家咨询或买一本有关痛风的科普书，早期学习高尿酸血症的危害和防治，几十元就可以解决。此时，既不影响工作也不影响学习。第一次痛风发作以后，就到医院检查治疗，根据病情不同、是否住院等，从数十元到数千元不等，因为有的患者需要长期监测并服用药物。初次发作后能够严格控制饮食，加强监测，规范治疗，可以将经济支持降低到最低。在病情缓解后还可以继续工作。如果缓解后依然不注意，痛风反复发作，出现痛风石、肾脏并发症等，费用就会越来越多，可能就不是几千、几万，甚至十几万更多，因为，肾衰竭透析隔一天透析一次，多数人不能工作或做一些轻微的力所能及的工作，需要家人照顾，基本以能维持生活为主。

十五、不要让痛风成为家中永远的痛

现在很多家庭重视营养的供给，重视孩子的学业，而没有认识到健康才是一切的根本，没有健康作保障，一切努力变得艰难，可能停滞不前，甚至变为零，倒退为负数。有些疾病是难以预料的，有些疾病是可以预防的。痛风就属于可以预防的疾病之一。有的单位负责人，经过多年打拼，正当事业蒸蒸日上时，因为痛风的反复发作，阻碍了事业的发展。有的家庭孩子学习优秀，因为痛风，多少家长无奈地叹息，我儿子马上就要考重点高中、我儿子刚刚考上大学、我儿子刚刚办好出国手续……是啊！多少家庭为了给为事业打拼的家人多吃点好的补补；为了给孩子美好的前程，多加点能量加油；导致营养过剩，为高尿酸血症和痛风的发生创造条件。所以，建议每一个家庭在注重营养补充的同时，主动学习有关生活方式与痛风、糖尿病等疾病的关系，防止痛风、糖尿病等疾病的发生，因为这些疾病是终身性疾病，不要让痛风成为家庭永远的痛。

十六、预防痛风，应从娃娃抓起

　　近年来发现痛风患者的年龄越来越小，而且这些年轻的痛风患者多为肥胖的青少年。十几岁的孩子罹患痛风，均不是一天两天短时间造成的，而是从小养成的饮食习惯早已为孩子以后的健康埋下了隐患。显然，这些孩子的发病与其不健康的生活方式密切相关。同时，暴露出这些孩子家长对科学饮食的无知和对孩子的过度溺爱。所以，预防痛风应从娃娃抓起，从小养成定时定量进餐的习惯，做到饮食结构合理，避免高热量、高脂肪、高蛋白饮食，少吃零食，少喝饮料等。

第2章 痛风与高尿酸血症的不解之缘

一、痛风的祸端——高尿酸血症

痛风是一种以单钠尿酸盐沉积所致的晶体相关性关节病，与嘌呤代谢紊乱和（或）尿酸排泄减少所致的高尿酸血症直接相关。尿酸产生过多和（或）尿酸排泄减少，均可导致高尿酸血症。

高尿酸血症是指在正常嘌呤饮食状态下，非同日两次空腹血尿酸水平，男性＞420微摩/升，女性血尿酸＞360微摩/升，即可诊断为高尿酸血症。

因为，尿酸盐在血液中的饱和浓度为420微摩/升，如果超过这个浓度，尿酸盐结晶就会析出，沉积在关节腔和身体的组织中，对人体造成多种伤害。就是这些沉积在不同组织的尿酸盐结晶，导致了急性痛风性关节炎、痛风肾病和尿路结石等。由此可见，高尿酸血症就是导致痛风的祸端。

二、尿酸就是机体生命活动的一种"垃圾"

尿酸是嘌呤在体内经过一系列代谢变化，最终形成的产物。所以，就是人体代谢的垃圾。体内嘌呤产生后，经过血液循环到达肝脏，在肝脏中再次氧化为2,6,8-三氧嘌呤，又称为尿酸。正常人体内有一定的排出这种垃圾的能力，体内尿酸的产生和排泄保持一种相对平衡的状态，使尿酸始终处于一个正常的水平。当体内的尿酸过高或排泄这种垃圾的能力降低时，血液中的被称为尿酸的这种垃圾就会增多，称为高尿酸血症。尿酸容易形成晶体，微溶于水，且尿酸是一种对身体有害的物质，有可能导致痛风的发生。所以，高尿酸血症时，医生会建议患者多饮水，就是为了将体内过多的垃圾排出体外。

三、尿酸沉积在哪里，哪里就会出问题

这里所说的尿酸是均指血液中的尿酸，如果没有标明是尿液中的尿尿酸，本书内容涉及的尿酸均为血尿酸。当血尿酸水平超过饱和浓度，尿酸盐晶体就会析出，随着血液循环流动。流到某些部位，可能沉积下来。这些垃圾，沉积在哪里，哪里就会出现问题。

（一）沉积在软骨，关节痛

尿酸沉积在软骨，就会发生急性痛风性关节炎。有一半以上的患者最先出现足部大脚趾关节的疼痛，逐渐可出现踝关节、膝关节、手指关节等疼痛。

（二）沉积在肾脏，肾损害

尿酸沉积在肾脏，发生痛风肾病，肾结石等，可能导致肾功能不全，甚至肾衰竭。

（三）沉积在尿路，尿结石

过多的尿酸沉积在尿路，形成尿路结石，可能堵塞尿路，影响尿液排泄，最终也可以引起肾功能不全或衰竭。

（四）沉积在血管，血管堵

尿酸沉积于血管壁，损伤血管内膜，发生动脉粥样硬化，并促进血栓的形成。是急性心梗和冠心病发病的独立危险因素。

（五）沉积在心脏，心脏病

可发生冠状动脉供血不足、心肌梗死等急慢性心脏疾病。

（六）沉积在眼睛，得眼病

沉积在眼角膜、结膜、巩膜、虹膜等部位，引起眼部炎症等，如葡萄膜炎、眼压增高和青光眼、巩膜炎及慢性结膜炎、干眼等眼部表现。

四、嘌呤是DNA的组成部分

嘌呤又称普林，是一种有机化合物，呈无色结晶状。说起嘌呤，很多人并不知晓，但提起DNA，不知道的人寥寥无几。几乎人人皆知DNA与遗传有关，当孩子的父母怀疑孩子不是自己亲生需要做亲子鉴定时，需要提取DNA。DNA，即脱氧核糖核酸，是生物细胞中的一种遗传物质，由几十万、几百万甚至几千万个核苷酸组成。每一个核苷酸包括一个碱基（嘌呤或嘧啶）、一个戊糖和一个磷酸分子，共三个部分。核酸是细胞的一种主要成分，我们平时常提到的核糖核酸（RNA）和脱氧核糖核酸（DNA），都属于核酸的组成部分，嘌呤是核酸在分解代谢过程中产生的一种物质。因此，嘌呤是组成核苷酸的三个组成部分之一，是存在于细胞内的一种物质，是新陈代谢过程中的一种代谢产物，在能量供应和代谢调节方面具有十分重要的作用。

小知识 **什么是细胞？细胞的结构是怎样的？**

细胞：是人体生命活动的基本单位，也是人体结构和功能的基本单位。人体是由大约60万亿个细胞组成的。

细胞的结构：由三部分组成，由外向内分别是细胞膜、细胞质、细胞核。细胞膜是细胞的外衣，是细胞外表面一层很薄的膜。细胞质内含有许多物质，如无机盐、氨基酸、糖类、脂类等。细胞核是细胞最核心的部分，细胞可以分裂繁殖，一般一个细胞只有一个细胞核，嘌呤就是在细胞核分裂过程中的代谢产物。

五、嘌呤是形成尿酸的不可缺少的原材料

嘌呤是尿酸形成的原材料，嘌呤在酶的催化下，经过一系列代谢变化，最终形成的产物叫尿酸。所以，尿酸是嘌呤代谢、细胞分解的最终产物之一，原材料越多，产物就越多。但这种产物对人体没有任何利用价值，所以被称为人体代谢的"垃圾"。这些垃圾需要肾脏通过尿液排出体外，如果肾脏不能及时将这些垃圾清理掉，就会引起尿酸水平升高，诱发痛风。

对大多数高尿酸血症患者来说，导致血尿酸水平增高的主要原因是内源性尿酸代谢紊乱或排泄障碍，而外源性尿酸合成增加在血尿酸水平增高的原因中仅仅起到一个辅助的作用。当血尿酸浓度过高时，就会诱发痛风发作等疾病。

嘌呤代谢是指核酸碱基腺嘌呤及鸟嘌呤等的嘌呤衍生物在动物体内的合成与分解过程。嘌呤核苷酸主要由一些简单的化合物在肝脏中合成，嘌呤核苷酸在体内进行分解代谢，经脱氨基作用生成次黄嘌呤及黄嘌呤，再在黄嘌呤氧化酶的催化下，经过氧化作用，最终生成尿酸。一个正常人，在低嘌呤、低蛋白膳食条件下，每天产生 500 ～ 1000 毫克的尿酸。

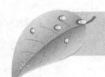

六、尿酸的来龙去脉

（一）尿酸是从哪里来的

很多人误以为，尿酸存在于尿液中，其实，我们通常所说的尿酸指的是血液中的尿酸水平。在正常人体内，体内尿酸的平均值为 1200 毫克，血循环中99% 以上的尿酸是以尿酸盐的形式存在，血尿酸波动于较窄的范围。

体内的尿酸主要来源于两个途径，一个来源是内源性，每日 500 ～ 1000 毫克，一个是外源性。其中，内源性约占体内总嘌呤的 80%，来自机体内部新陈代谢过程中死亡细胞的分解，是尿酸来源的最主要途径；外源性的不是来自体内，而是来自体外，经过食物摄取而来，约占总尿酸的 20%。对大多数高尿酸血症患者来说，内源性尿酸代谢紊乱或排泄障碍是导致血尿酸水平升高的主要原因，外源性尿酸合成增加也能增高体内血尿酸水平，起到一个辅助增高的作用。

（二）尿酸又到哪里去了呢

研究表明，一个正常人，每天产生平均约 750 毫克的尿酸，排出500 ～ 1000 毫克。其中，1/3（约 200 毫克）是以粪便的形式由肠道排出，或在肠道内被细菌分解；另外的 2/3（550 毫克）是以尿液的形式经过肾脏排泄，以维持体内尿酸水平的平衡。所以，肾脏是排泄尿酸最主要的器官，一旦肾功能障碍，不能及时将每日机体产生的尿酸排出体外，将对尿酸的浓度产生非常明显的影响。

一般情况下，如果机体的内源性尿酸合成和排泄是正常的，单纯高嘌呤饮食不会导致高尿酸血症。只有当机体出现内在的代谢或排泄异常时，机体基础血尿酸水平才会升高。如果体内产生过多的尿酸来不及排泄或者尿酸排泄机制退化，体内的尿酸滞留过多，当升高至接近高尿酸血症水平，如果此时大量摄入高嘌呤食物，外源性血尿酸水平的增加，就会诱发高尿酸血症和痛风。如果身体不能将嘌呤代谢并经肾脏排出体外，这些嘌呤则形成尿酸，并以结晶体的形式存在体内。此时，在某些因素的诱发下，沉积在软组织里的尿酸盐结晶就会释出，从而导致免疫系统过度反应而形成炎症。

七、没有高尿酸血症就没有痛风，有高尿酸血症不一定都有痛风

高尿酸血症是痛风的生化标志。并不是每一位高尿酸血症的患者都会必然发生痛风。临床上，不少高尿酸血症患者，可以终身不出现关节疼痛、肿胀等痛风性关节炎的症状，这种没有发作痛风的高尿酸血症称为无症状高尿酸血症。无症状高尿酸血症不等于痛风病；痛风发病的先决条件是高尿酸血症；事实上，只有5%～12%的高尿酸血症患者最终才发展成为痛风。每一个痛风性关节炎的患者，发作前一定有高尿酸血症。这种高尿酸血症或许在患者体内存在很久，未被发现；或许已经发现，但没有引起足够的重视。

一般情况下，体内的血尿酸水平越高，持续的时间越长，越容易罹患痛风。有资料显示，血尿酸水平持续在540微摩/升以上者，痛风的发生率为7.0%～8.8%；血尿酸在420～540微摩/升时，痛风的发生率为0.37%～0.5%；血尿酸在420微摩/升以下者，痛风的发生率仅为0.1%。所以，血尿酸水平处于相对较低的水平，发生痛风的风险也低。

总之，高尿酸血症是导致痛风的先决条件，没有高尿酸血症就没有痛风。但是多数高尿酸血症可在较长时间内单独存在，甚至不发展为痛风。只有尿酸盐结晶在机体组织中沉积下来并造成损害才出现痛风。

八、高尿酸血症是怎样引起痛风的

由于检验设备等原因，每个医院正常尿酸值的参考范围不尽一致，但大同小异。既往高尿酸血症定义为，正常嘌呤饮食下，非同日两次空腹血尿酸水平，男性＞420微摩/升，女性＞360微摩/升为高尿酸血症。最新的痛风防治指南

根据中国高尿酸血症相关疾病诊疗多学科专家达成共识，因尿酸盐在血液中的饱和浓度为 420 微摩 / 升（不分性别），超过此值可引起尿酸盐结晶析出，在关节腔和其他组织中沉积，因此，将血尿酸水平＞ 420 微摩 / 升（约 7 毫克 / 分升）定义为高尿酸血症。

当血液中尿酸的浓度超过了自身的饱和度，就会析出尿酸盐结晶沉积到关节、肾脏等处。为将来发生痛风埋下伏笔。在这种情况下，如果哪一天突然摄入动物内脏、海鲜等大量的高嘌呤饮食，就会引起血尿酸水平再创新高，形成新的结晶继续沉积。每次沉积一些，沉积的越来越多，且越来越厚。同时，因关节受凉、劳累过度、运动不当（如剧烈的爆发式运动）等因素或服用降尿酸药不当，如别嘌醇或非布司他等药物使用时机或剂量不正确，可能导致血尿酸水平骤然下降，引起已经沉积的结晶发生溶解。

不管是新产生的尿酸盐沉积还是原有的尿酸盐溶解，都会引起已经沉积的尿酸盐结晶的动荡不稳，而释放炎症因子，最终导致痛风发作。

九、高尿酸血症与痛风的区别

我们通常所说的痛风，多指在长期高尿酸血症的情况下，导致器官和组织发生病变，导致痛风性关节炎，也包括病情进一步发展所出现的痛风石、痛风性关节畸形、痛风肾病、痛风性肾结石等。

高尿酸血症是痛风的前奏，但并不一定每一个高尿酸血症均都能演变为痛风病。尽管痛风患者多存在高尿酸血症，但真正痛风发作时，血尿酸水平不一定是最高的时候，也可能比以前更低，甚至正常。高尿酸血症与痛风之间在本质上应该认为没有什么区别，可以把他们看作一种疾病发展过程的两个不同阶段。

高尿酸血症是痛风的发病条件，痛风是高尿酸血症发生、发展的可能结果。

痛风≠高尿酸血症

痛风＝高尿酸血症＋化学性关节炎

十、尿酸高的背后是您的生活方式有问题

有的人查体发现尿酸高，往往会轻描淡写地说，没事，就是尿酸有点高。其实，

尿酸高就是一面镜子，反映的是您的生活方式有问题。今天，这个镜子上已经有一个尿酸高的黑点，如果不及时查找导致尿酸高的原因，加以纠正或消除，那么，继而可能先后或同时出现的还有高血糖、高血压、高血脂、脂肪肝等多个黑点。黑点越多，说明您的生活方式越有问题。任其发展下去，必将给身体带来严重而不可估量的危害。

所以，高尿酸血症不像您想的那么简单，它的背后隐藏更多的还没有显现出来的问题，如果抓住时机，及早分析，消除隐患，则万事可以大吉。如果听之任之，不管不问，早晚它要给人点颜色看。所以，透过尿酸升高这面镜子，应看到不正确生活方式的本质。提示您该重新调整一下生活方式了。

十一、为什么您的尿酸高而别人的不高

常有患者问，别人也和他一样吃，一样喝，为什么别人的尿酸不高而他的高？您的尿酸高，排除内源性尿酸升高因素外（因为内源性尿酸水平高的原因主要与遗传因素有关，这是我们后天不能轻易改变的），主要与另外两个方面有关。一个是日常生活中，经常摄入过量的高嘌呤饮食，如肉类食物、动物内脏、老火靓汤、啤酒海鲜等，是日积月累的结果；另一个因素就是，吃了这么多高嘌呤的食物，在体内代谢过程中，产生的代谢产物就多，尿酸就是主要的代谢产物之一，没有及时大量饮水，将食物产生的垃圾代谢出体内或者运动过少或几乎不运动，机体代谢不起来或代谢不了，自然体内的尿酸水平就会升高，长此以往，而且会越来越高。

为什么别人不高？别人内源性尿酸的生成和排泄没有问题，或许比您吃的食物中嘌呤含量少一些，或许喝得果糖少一些，产生的尿酸就会少一些。也或许喝水和运动多一些，能够及时将代谢产物排泄出来。当然，任何情况都存在个体差异性或种族遗传的不同。也不排除另外一些情况，别人的尿酸也在逐渐升高，只是没有达到一定水平。甚至有一些人，高尿酸血症已经存在，只是没有及时察觉。

十二、尿酸也有好处，并不是越低越好

尿酸也并非越低越好，如果尿酸过低，一旦血尿酸水平低于 120 微摩 / 升，机体容易衰老，而且容易发生肿瘤和自身免疫性疾病。尿酸是一种盐，尿酸也有它的益处。所以，尿酸水平也并不是越低越好，最好不要低于 180 微摩 / 升。

1. 尿酸能够刺激神经，改善人的思维，提高智力水平。

2. 尿酸是人体内最为强大的还原性物质，是灵长类动物寿命远远长于其他动物的重要原因。

3. 尿酸通过清除体内许多有害的化合物，能够阻断动脉粥样硬化的发生和发展。

4. 尿酸具有抑制肿瘤发生，以及一定的免疫调节作用。

5. 尿酸能够升高血压，增加脑供血。在低盐的状态下，尿酸是维持血压的重要物质。

所以，尿酸并不是越低越好，最好控制在一个正常的范围，因为，研究发现，生理浓度的血尿酸水平对神经系统有一定的保护作用，最常见的阿尔茨海默病和轻度认知障碍的患者，他们的血尿酸水平较正常人群低，高尿酸饮食可延缓轻度认知障碍向阿尔茨海默病的进展，减少缺血性脑卒中和神经系统退行性病变的风险。

十三、如果说痛风完全是吃出来的，痛风患者确实有点冤

由于高尿酸血症和痛风多发生于肥胖、糖耐量异常等患者，多数人认为，尿酸高就是吃出来的。这让部分患者感觉很委屈。的确，痛风的发病与肥胖、高血糖等有着理不清的关系，毕竟痛风发病原因尚不完全明确，但并非每一名痛风患者完全是由于吃而惹的祸。

因为人体内的尿酸只有 20% 的尿酸是通过饮食摄入而形成的，80% 来源于细胞的新陈代谢，这个主要由遗传因素决定，很多痛风患者有家族聚集倾向，在痛风的流行病学检查中发现，很多家族几代人中有数人、甚至十几人、二三十人存在高尿酸血症和痛风的病史。家族中群体性发病，除了与其家族共同的生活环境和生活方式有关外，不排除家族存在共同的发病基因。对于这部分患者来说，如果说高尿酸血症就是吃出来的，确实有点冤，因为体内尿酸的升高仅有五分之一的可能是通过吃而来的。在尿酸的生成与排泄过程中，任何原因导致尿酸生成过多或排泄减少，或者代谢尿酸的一些酶的功能障碍，均会导致尿酸水平升高。

十四、学习痛风知识，必须先了解肾脏

只要是高尿酸血症和痛风，就不能与肾脏脱了干系。人体因为泌尿系统的主要功能犹如家里的下水道、单位的清洁工，承担排泄机体在新陈代谢过程中产生的废物和多余污水的功能。人体代谢过程中产生的代谢产物之一——尿酸，也是主要从肾脏排泄，尿酸排得越多，肾脏的工作任务越重，如果哪一天肾脏没有及时完成任务，垃圾成堆，对肾脏的危害就发生了。所以，痛风患者最容易累及的内脏就是肾脏，痛风患者一定要早期关注。

肾脏是人体泌尿系统组成之一，是维持机体内环境相对稳定最重要的器官之一，是机体的主要排泄器官。肾位于脊柱两侧，左肾在第 11 胸椎椎体下缘至第 2－3 腰椎椎间盘之间；右肾在第 12 胸椎椎体上缘至第 3 腰椎椎体上缘之间。泌尿系统由四个部分组成，除了肾脏以外，还有输尿管、膀胱和尿道三个部分。它们各负其责，连续不断，共同完成身体赋予它们的艰巨任务。肾脏如同一个加工厂，它的任务是生成尿液，高尿酸血症患者相对正常人，形成的尿液减少沉渣增多，这里的渣指的是尿酸；尿液生成后，输尿管每分钟蠕动 1～5 次，负责将尿液运输到膀胱；膀胱就像一个中转站，是暂时储存尿液的器官；当尿液在膀胱内储存，达到一定量时，条件反射至大脑，产生尿意，尿液经过尿道排出体外。尿液的生成过程中，需要肾小球的滤过和肾小管的重吸收过程才能完成。肾小球如同一张过滤网，把渣挡住，把尿滤走。过多的尿酸沉渣就会逐渐覆盖肾小球的那张过滤网，造成对肾脏的损害。

十五、肾脏很能忍耐，不要让它过早受到伤害

肾脏的性格内向，沉默寡言，特别能干、特别能忍耐是它的特点。每天你不管交给它多么艰巨的任务，它都会非常卖力，不眠不休地为人体工作。每天，流经肾脏的液体高达 180 升，它再苦再累，也会努力把我们身体不需要的、多余的、有毒的东西，形成尿液，排泄出去。

但是，就是因为它坚强而从不叫苦的这种性格，致使小病小灾时，它都能自己扛过去，一旦形成大面积纤维化和瘢痕时，医生也回天无力。所以，不要因为它不吭不响而忽视它；不能因为它能吃苦耐劳就伤害它。当它真被累病的时候，就彻底地趴下了。

【病例】 为巩固疗效自行延长服药时间，发生肾功能不全

　　患者，女，59岁，既往身体健康。因尿频、尿急、尿痛等症状到肾内科就诊，被确诊为急性泌尿系感染，医生给她开了治疗泌尿系感染的消炎药，告诉她，每天两次，每次两片服用，一周后复查。一周后症状减轻，医生建议她再服一周，共服用两周。两周后，症状完全消失，剩下的药没吃完，患者想正好多吃几天，巩固一下疗效，以免浪费了也可惜。就没有经过医生许可，把剩下的药又吃了几天。

专家点评 *想要保护肾，不是多吃是少吃*

　　一段时间以后，正逢单位体检，发现患者肾功能异常，经进一步检查，发现患者一侧肾脏是多囊肾。确诊为肾功能不全，分析原因，与患者服用消炎药物时间过长有关。患者怎么也没想到仅仅因为多吃几天药就出现肾功能损害，急忙询问医生多吃点什么能保肾。医生告诫患者，要想保护肾，不是多吃，而是少吃。因为不管多吃饭，还是多吃药，包括保健品，就是给已受伤的肾脏增加负担。容易伤害肾脏的不良饮食习惯有高盐、高糖、高蛋白、高脂肪等，特别是已经肥胖却依然胡吃海喝者；容易损伤肾脏的药物主要有退热药、止痛药、消炎药、中药等，特别是肾脏已经有点轻微异常者；还有一些不良的生活习惯，如熬夜、憋尿、不爱喝水、不爱运动，以及从不运动，突然大量运动等，也容易使肾受伤。

第3章 怎样知道自己是否患了痛风

一、痛风诊断并不难

对于青年以上男性不管有没有诱发因素，突然出现蹞趾等单个关节的红、肿、热、痛伴有功能障碍，特别是曾有泌尿系统结石、肾绞痛发作的病史，或者手指、脚趾、耳郭等部位可见痛风石者，均不能排除患有痛风的可能。如果抽血化验血尿酸水平增高，以及骨关节拍片显示受累及的关节软骨的骨质呈现穿凿样缺损，或者滑囊液检查有尿酸盐结晶等，诊断痛风是比较容易的。

二、痛风的诊断

我国既往对于痛风的诊断，主要参照美国风湿病学会1977年制定的诊断标准。符合以下三项中任意一项，即可确诊为痛风。

1. 发现尿酸盐结晶。关节腔穿刺抽取滑囊液或痛风石活检证实为尿酸盐结晶，就可确诊。这种方法，确诊率高，不易误诊。但是穿刺或取活检，均是创伤性检查，存在一定弊端等。这些弊端包括，可能增加感染的机会；还会增加患者的痛苦，并且不是每位患者愿意配合。所以，采取这种方法确诊并不普遍。

2. 用化学方法或偏振光显微镜证实痛风石中含尿酸盐结晶。

3. 具备以下12项中的6项也可确诊。

（1）急性关节炎发作＞1次。

（2）炎症反应在一天内达高峰。

（3）单关节炎发作。

（4）可见关节发红。

（5）第 1 跖趾关节疼痛或肿胀（指足背与踇趾之间的关节）。

（6）单侧第 1 跖趾关节受累。

（7）单侧跗骨关节受累。

（8）可疑痛风石。

（9）高尿酸血症。

（10）不对称关节内肿胀（X 线拍片证实）。

（11）无骨侵蚀的骨皮质下囊肿（X 线拍片证实）。

（12）关节炎发作时关节液微生物培养阴性。

由于这样对患者痛苦小，无创伤，患者愿意配合，也提高医生的工作效率。所以，目前大部分医生根据"（3）单关节炎发作"结合其他条目来诊断。但相对发现尿酸盐结晶的方法，有存在漏诊、误诊的可能。

4. 最新的痛风诊断标准：近年来，随着 B 超检查和双能 CT 检查的逐渐普及，建议采用 2015 年美国风湿病学会 / 欧洲抗风湿联盟提出的痛风诊断标准，当分值≥ 8 分，即可确诊。因为，研究显示，2015 年分类标准具有更科学、更全面等特点（表 3-1）。

表 3-1　2015 年美国风湿病学会／欧洲抗风湿病联盟痛风分类标准

标准	范围	计分
症状发作累及的范围	踝关节或中足，没有累及第 1 跖趾关节；	1
	累及第 1 跖趾关节；	2
关节炎发作特点： ①受累关节发红 ②受累关节不能忍受触摸、按压 ③受累关节严重影响行走或无法活动	符合左栏 1 个特点 符合左栏 2 个特点 符合左栏 3 个特点	1 2 3
发作时序特征（符合下列两项或两项以上为 1 次典型发作）： ①到达疼痛高峰的时间 <24 小时 ②症状在 14 天以内缓解 ③发作间歇，症状完全消退	1 次典型发作； 典型症状反复发作（2 次或 2 次以上）	1 2
痛风石	存在	4

续　表

标准	范围	计分
实验室检查： 血尿酸（尿酸酶法）	血尿酸 <240 微摩／升	-4
	血尿酸 240~360 微摩／升	0
	血尿酸 360~480 微摩／升	2
	血尿酸 480~600 微摩／升	3
	血尿酸 ≥ 600 微摩／升	4
有症状关节或滑囊进行滑液分析	单钠尿酸盐阴性	-2
影像学： 超声或双能显示有尿酸盐沉积	存在（任何 1 个）	4
X 线显示有痛风骨侵蚀	至少 1 处	4

三、检查尿酸能够帮助早期关注痛风风险

在临床上，一般采取抽取空腹静脉血来检验尿酸的水平，通常采用尿酸氧化酶法，正常值为 89.2 ～ 416 微摩／升，临床多采用微摩／升作为尿酸值的计量单位。有的地方采用毫克／分升表示尿酸值。两者之间可以相互换算。例如，你的化验单上显示你的尿酸值是 7 毫克／分升，换算成微摩／升就是：7×59.5=416.5 微摩／升；而如果尿酸值是 416.5 微摩／升，换算成毫克／分升，就需要 416.5 微摩／升 ×0.0168=7 毫克／分升。

当血尿酸 ≥ 360 微摩／升，发生痛风的危险就会升高。查尿酸既简便又实惠。只要抽取 2 毫升空腹血，数小时就可以出结果。血尿酸检测价格低廉，但是目前人们主动监测血尿酸的意识还不够，很多患者是通过单位查体时发现尿酸高而到内分泌代谢疾病科就诊的，也有的是进行其他疾病检查血生化时发现的。令人担忧的是，有不少血尿酸偏高的患者，因为没有认识到尿酸高的危害而没有引起足够的重视。

【病例 1】　查体发现尿酸高，没有在意

患者，男，37 岁，单位查体发现血尿酸 460 微摩／升，化验单上的箭头朝上，余无异常。医生提醒是高尿酸血症，建议以后要注意低嘌呤饮食，控制体重，

定时复查，防止发生痛风。因没有任何不适感觉，没有当回事。时间久了，此事就忘在脑后。次年查体，血尿酸490微摩/升，因1年前查的结果也高，并没有出现问题，这次，更没引起重视。继续以往的生活方式，没有做出任何改变。

专家点评 **直至出现痛风发作，才知厉害**

第二年查体后的秋季，患者在中秋节的晚上，饱餐并饮酒后入睡，半夜被突如其来、难以名状的疼痛痛醒，急到医院检查，确诊为急性痛风性关节炎。直到此时，患者才如梦方醒，原来痛风如此厉害。早知痛风这么歹毒，后悔当初没有听医生的劝告。医生说，其实，他第一次检查尿酸高的时候，如果能进行生活方式干预，防止尿酸进一步升高，并将尿酸水平降至正常，痛风发作是完全可以避免的。

【病例2】 **查体发现尿酸高患者感到意外，复查尿酸结果正常患者解除疑虑**

患者王师傅，男，56岁，身高178厘米，体重85千克，单位查体时多项指标均属正常，唯尿酸高于正常。看到结果，尿酸460微摩/升，患者感到出乎意料。王师傅认为，自己不抽烟、不喝酒，每日定量进餐，不吃垃圾食品，怎么会尿酸高呢？于是，拿着化验单，找到内分泌代谢疾病科的医生咨询。

专家点评 **两次尿酸检查均升高，才能确诊为高尿酸血症**

了解了王师傅的诉求，医生安慰他，不要担心，仅有一次尿酸高，不能确诊高尿酸血症，王师傅的心轻松了一些。医生再次开具化验单，让其复查。第二次复查的结果，尿酸390微摩/升，医生排除了王师傅患有高尿酸血症的情况。但建议他适当运动，主动减肥，定时复查。

四、与痛风相似的症状，不一定都是痛风

痛风逐渐被一些人所了解，知道痛风的厉害，一旦关节疼痛，就担心痛风发作。其实，能够引起关节的疾病很多，以下四种情况，均存在不同程度的关节红、

肿、疼痛、功能障碍等，症状与痛风相似，但治疗方法完全不同。

（一）类风湿关节炎

类风湿关节炎，是一种自身免疫性疾病，也有关节红肿热痛的表现，甚至出现关节僵硬、畸形等。但是，类风湿关节炎女性多见，好发于手足的小关节，是关节的滑膜发炎，肿胀呈对称的梭形。查血尿酸水平正常，类风湿因子呈阳性。

【病例】 中年女性患者手指肿痛，疑为痛风

患者，女，40 岁，身高 160 厘米，体重 50 千克，因左侧手臂中指第 2 指节发生肿胀疼痛，疑为痛风，来到医院看病，因其同事有痛风。医生只看了她的手一眼，并用手按了按肿胀的手指，有点压痛，然后说，这肯定不是痛风，具体是什么情况，还要进一步检查确诊。

专家点评 医生凭什么，就能排除痛风

患者非常惊奇医生的看病水平，不解地问："您没有做任何检查，怎么就能知道不是痛风？"医生说："首先，您疼痛的程度和性质与痛风引起的疼痛完全不同，痛风的痛不像您的痛如此轻松；其次，您的性别和年龄告诉我的，因为痛风男性多见，女性多发生于更年期以后；最后，您疼痛的部位是在手指，痛风初次发作的部位多在足趾。"患者按照医嘱进一步检查，血尿酸水平正常，确实不是痛风。

（二）化脓性关节炎

化脓性关节炎是一种由化脓性细菌引起的感染，也是单个关节发炎，也会引起关节破坏或功能丧失。但是，化脓性关节炎好发于儿童、老人等，伴有寒战、高热，关节腔积液细菌培养阳性。

（三）骨关节炎

骨关节炎是一种慢性关节疾病，也会发生关节疼痛，局部有压痛。但是，这种疼痛与活动有关，活动后加重，休息后缓解。化验血尿酸水平不高。

（四）假性痛风

假性痛风症状与痛风非常相似，疼痛程度并没有痛风那么严重。是指焦磷酸钙双水化物结晶沉着于关节软骨所致，多见于甲状腺激素替代治疗的老年人，多累及膝、髋、肩等大关节，很少累及足部的跖趾关节。化验血尿酸水平也不高。

【病例】 年轻小伙突然一只脚红肿疼痛，疑为无意受伤所致

患者，男，24岁，身高170厘米，体重90千克，某日夜间突然感觉左足背疼痛，难以安睡，仔细观察，发现左足背红肿，并没有伤口，靠近左足蹈趾的关节处疼痛明显。患者思来想去，回想不出是什么原因，猜想或许白天踢球时不小心碰了一下，但也不至于疼痛如此剧烈。次日，来到某医院外科看病，按照医嘱进行拍片，拍片结果显示，没有骨折，医生给开了一些膏药贴敷，并建议休息。但是，回家后疼痛未见减轻，愈加严重，再次到另一家医院检查，抽血化验发现血尿酸高达600微摩/升，确诊为急性痛风发作。

专家点评 夜间发现单侧脚跎趾关节疼痛肿胀，要高度怀疑痛风

多数痛风患者，第一次痛风发作时并不知道自己患的是痛风，因痛风多见于青壮年男性，且肥胖者居多，这些人认为自己身健体壮，从没想到自己也会生病。特别是一些高中生或大学生，多会以为是自己在打球等运动时无意受伤。痛风发作往往没有任何征兆，突然发生，疼痛剧烈，且易在夜间发作，单侧肢体，初次发作，跖趾关节多见。如果没有外伤，为早确诊、早治疗，尽早到医院查尿酸，找专业医生，可协助早期诊治。

五、十类人要主动查尿酸

目前，我国大众查尿酸的人群主要有三类，一类是单位体格检查发现，一类是发生痛风以后到医院检查，还有一类是因为其他疾病（如糖尿病、高血压、肝肾疾病等）检查时发现。多数人还没有认识到查尿酸对于预防痛风的重要意义，没有主动到医院要求查尿酸的防范意识。如果让全国十几亿人都能主动查尿酸，显然是不现实的。那么，为早期发现痛风，至少以下这些痛风的高危人群应当

定时检查尿酸。

1. 直系家属中有高尿酸血症或患痛风者。

2. 高嘌呤、高脂饮食者。

3. 有代谢异常等疾病者（2 型糖尿病患者、血脂紊乱、非酒精性脂肪肝等）。

4. 体型肥胖者。

5. 有饮酒嗜好者。

6. 中年男性和绝经期后的女性。

7. 患有高血脂、高血压、心脑血管疾病者。

8. 有肾脏疾病者，如肾结石，尤其是复发性肾结石和双侧肾结石患者。

9. 曾有单关节发炎的患者。

10. 压力过大者。

六、正常人也要查尿酸，尽早发现高尿酸血症

正常情况下，人体的血液中都有一定量的尿酸，但如果超过一定的浓度，尿酸就不能溶解而析出，以钠盐的形式沉积在关节、软骨和肾脏中。高尿酸血症往往是没有症状的，只有痛风发作或出现并发症时才被发现。

高尿酸血症者不一定都会发生痛风发作，相对于糖尿病来说，高尿酸血症相当于糖尿病的糖耐量异常阶段，是正常人发展为痛风的过渡阶段，此时，如果及时进行生活方式干预，可以预防痛风的发生；若继续原有的饮食习惯，将很有可能发展为痛风。当然，也有 1% 的患者没有高尿酸血症，也发生了痛风。所以，正常人也有定时查尿酸的必要，以便早发现血尿酸水平升高。特别是近年来，痛风年轻化，年轻人，尤其是体型肥胖的年轻人，即使身体没有不适，也应当主动查尿酸。

七、发现尿酸高怎么办

发现尿酸高以后，患者对待尿酸高的态度主要有两种。一种是不管不问，好像根本不存在这回事，反正自己没有不舒服，等身体出现问题再说。还有一种是过度重视，一看尿酸检查显示箭头朝上，就拿着化验单找大夫，能否开点

药吃，把箭头降下来，免得以后发生痛风。

其实，这两种态度都不可取，第一种将来可能痛风发作；第二种多数没有必要服药治疗。对待尿酸升高最好的办法是，首先，择日再次复查，排除饮食等因素的影响，带着复查结果再次找专业医生咨询，遵照医嘱调整生活方式、定时监测或接受药物治疗；其次，通过各种渠道，主动了解影响尿酸的相关饮食知识，选择低嘌呤饮食，努力使血尿酸水平降至正常。

八、尿酸高也不一定都是痛风

很多人以为尿酸高就是痛风，其实不是，尿酸高只是增加了患者痛风发作的可能性。当然，尿酸升高主要见于痛风，也有个别患者痛风发作时血尿酸测定处于正常水平。但是，尿酸高不一定都是痛风，因为，有些情况血尿酸也会升高。如下几种情况，血尿酸水平均会升高，并不是痛风。

1. 白血病及其他恶性肿瘤、多发性骨髓瘤、真性红细胞增多症等血尿酸值常见增高。这是因为细胞增殖周期快、核酸分解代谢增加所致。

2. 肿瘤化疗后血尿酸升高更明显，这是因为肿瘤细胞本身或肿瘤细胞化疗过程中有大量细胞死亡，机体处理死亡细胞过程中会产生大量尿酸。

3. 在肾功能减退时，常伴有血尿酸增高。可见于肾脏疾病如急、慢性肾炎，其他肾脏疾病的晚期如肾结核、肾盂肾炎、肾盂积水等。这是因为体内产生的尿酸大部分通过肾脏排出体外，肾功能不全时，尿酸从肾脏的排出减少，将导致尿酸在体内淤积，引起高尿酸血症。

4. 三氯甲烷（氯仿）、四氯化碳、铅等中毒时，子痫、妊娠反应，以及食用富含嘌呤的食物等，均可导致体内尿酸的合成增加或排泄减少，引起血尿酸水平增高。

九、高度怀疑痛风的信号

如果存在以下情况，就得高度警惕痛风。

1. 不明原因脚趾疼痛、肿胀，且没有外伤。

2. 夜间突然出现脚痛。

3. 餐桌上突然出现脚痛。

4. 每次大餐后出现脚痛。

5. 吃海鲜后出现脚痛。

6. 喝啤酒以后出现脚痛。

7. 喝甜饮料后出现脚痛。

8. 节假日期间出现脚痛。

9. 吃火锅后出现脚痛。

10. 没有痛风发作，但每次查体尿酸都高。

十、可导致尿酸升高的因素

一般情况下，尿酸在体内保持相对的平衡状态，如果尿酸水平升高，这种平衡就被打破，不是生成得多，就是排出得少。

（一）生成过多

尿酸生成过多包括内因和外因两个方面。

1. 内因　内因的作用占 80%，多由一些疾病或因素导致人体细胞大量破坏所致，如肥胖、剧烈运动、白血病、骨髓瘤、肌溶解、红细胞增多症、肿瘤的放化疗治疗等。

2. 外因　高嘌呤饮食摄入，如红肉、动物内脏、海鲜、啤酒等。

（二）排出减少

1. 肾脏疾病　肾脏是排泄尿酸的主要器官，任何原因导致肾脏排泄尿酸减少，均可造成体内尿酸水平升高。如肾功能不全、多囊肾等。

2. 其他疾病　患有甲状腺功能减退症、甲状旁腺功能亢进症、代谢性酸中毒等，影响了尿酸的排泄。

3. 药物因素　如使用阿司匹林、利尿药、环孢素等药物，以及饮酒者，血尿酸水平升高。

（三）代谢尿酸的酶的功能异常

除了以上两种因素外，代谢尿酸的酶的功能异常，也可导致原发性高尿酸血症，常伴有高血压、高血脂和糖尿病等代谢性疾病。如果痛风患者代谢尿酸的酶也出现问题，高尿酸血症会更严重，而且，更容易发生痛风肾病。

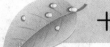

十一、这些药物也能引起尿酸升高

有些药物的作用不是独一无二的，而是具有某种治疗作用的同时，还兼有其他治疗作用。痛风患者要了解自己所服用的药物中是否存在这样的药物，帮助自己分析尿酸的变化。一些药物也有可能引起痛风，这些由药物引起的痛风，称为药物性痛风。常用的可引起尿酸升高的药物如下。

（一）小剂量的阿司匹林

阿司匹林由于可以减少血液的凝集，预防血栓的形成，是临床上使用比较广泛的药物，很多 50 岁以上没有禁忌证的患者，长期服用小剂量阿司匹林。研究证实，阿司匹林的确能引起尿酸升高。但是，这与阿司匹林的剂量有关，小剂量的阿司匹林，指每天服用剂量在 75 ～ 300 毫克时，会明显抑制肾脏对尿酸的排泄，从而导致尿酸水平升高。大剂量是指每天服用 3 克以上，大剂量时具有促进尿酸排泄的作用。但实际上，多数患者是服用小剂量，只有极少的患者因病情需要可能服用大剂量阿司匹林。所以，对于血尿酸轻度升高的中老年患者，且长期小剂量服用阿司匹林的患者，应首先排除药物因素。

（二）抗结核药

结核病前些年已经较少见，近些年又有抬头的迹象。最常用的抗结核药有吡嗪酰胺、乙胺丁醇和利福平三种。临床发现，服用吡嗪酰胺和乙胺丁醇的患者，尿酸就会升高，因两者均能抑制尿酸排泄，并促进肾小管对尿酸的吸收。但是，两者如果与利福平一起服用时，血尿酸可不升高，因利福平可加速尿酸的排泄，抑制尿酸的吸收。高尿酸血症患者服用抗结核药时，应考虑药物对尿酸的不同影响。

（三）利尿药

服用呋塞米片、氢氯噻嗪片等利尿药，也可以引起尿酸水平升高而诱发痛风。因利尿药的作用是使体内的水分通过尿液的形式排出体外，导致体内的血容量减少，细胞外液浓缩，使肾小球滤过率降低等作用，导致血尿酸水平升高。高尿酸血症患者服用利尿药时可尽量避免使用升高尿酸的药物。

（四）降血压药

高血压的患病率高，日常服用降血压药的也不少。长期口服硝苯地平或普萘洛尔等 β 受体拮抗药者，可导致血尿酸水平升高，特别是降血压药与利尿药合用的患者，更为明显。可能与降血压药可引起肾血流量和肾小球的滤过率降低，减少尿酸的排泄有关。可升高尿酸的药物有复方降压片、复方罗布麻片、北京降压零号、珍菊降压片、吲达帕胺（寿比山）、硝苯地平缓释片（尼福达）、替米沙坦（美卡素）、氯沙坦钾氢氯噻嗪片（海捷亚）、尼莫地平，以及所有含利尿药的降压药等。高尿酸血症患者合并高血压时，可避免选用升高尿酸的药物。

（五）维生素类

烟酸是一种水溶性 B 族维生素，因其可能参与嘌呤代谢过程，大剂量服用可引起体内的血尿酸水平升高。若非病情必须，可减少此类药物的使用。

（六）抗肿瘤药

抗肿瘤等化疗药物，如使用环磷酰胺治疗白血病和淋巴瘤等疾病时，容易出现高尿酸血症和尿酸性肾病。因环磷酰胺可使血清中的假胆碱酯酶减少，从而导致血尿酸水平升高。

（七）免疫抑制药

研究发现，服用免疫抑制药环孢素的患者，有 50% 会出现高尿酸血症，有 10% 会发展为痛风。新型免疫抑制药他克莫司，多用于肝、肾移植的患者，其作用是环孢素的 100 倍。使用该类药物的患者，在肝移植中有 31% 发生高尿酸血症；在肾移植中有 52% 发生高尿酸血症。

（八）抗生素

喹诺酮类抗生素，多用于泌尿生殖系统、胃肠道、呼吸道及皮肤的革兰阴性杆菌感染的治疗。临床发现，使用这类药物，可导致肾损害，引起高尿酸血症。喹诺酮类抗生素（如诺氟沙星、环丙沙星、左氧氟沙星）、青霉素类、头孢菌素类等，都有可能引起尿酸的升高。

（九）左旋多巴

左旋多巴临床上多用于治疗帕金森病的患者，因其代谢产物可与尿酸竞争排泄路径，而减少尿酸的排泄，导致尿酸水平提高。

（十）降血糖药

胰岛素、格列齐特（达美康）、格列本脲（优降糖）等，也可能引起尿酸水平升高。所以，痛风合并糖尿病的患者，尽量不使用胰岛素或胰岛素促泌剂，若必须使用胰岛素治疗，最好与胰岛素增敏剂、双胍类或 α - 葡糖苷酶抑制药联合使用，以降低胰岛素的用量。对于痛风合并糖尿病的患者，用药选择与一般患者不同，患者要遵照医嘱。

（十一）调血脂药

洛伐他汀等。

（十二）其他

胰酶制剂、肌苷片（次黄嘌呤核苷）、奥美拉唑、针剂硝酸甘油、酒精、尼古丁等也有可能引起尿酸水平升高。

第4章 了解自己所患痛风的类型和轻重

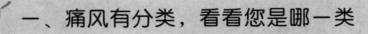

一、痛风有分类，看看您是哪一类

如果您被确诊患有痛风，首先要了解自己属于哪一种类型。

（一）根据高尿酸血症发生的机制分类

1. 原发性痛风 原发性痛风有一定的家族遗传性，由遗传因素和环境因素共同致病的患者中10%～20%有痛风家族史，除少数患者是因先天性酶缺陷引起外，大多数患者的发病原因未明。原发性痛风又包括两种情况，一种为尿酸产生过多型，在痛风患者中所占比例可能不到10%，主要是因为嘌呤代谢过程中的酶缺乏，有较强的遗传因素。另一种为尿酸排泄不良型，其所占痛风患者的比例约为90%，主要是因为肾脏对尿酸的排泄减少所致。原发性痛风常伴有高脂血症、肥胖、糖尿病、高血压病、动脉硬化和冠心病等。

2. 继发性痛风 继发性痛风与肥胖、高血糖、高血脂等代谢综合征关系不大，其发病是先有其他疾病后有痛风，或者先有其他疾病服用某些药物后发现痛风。一般情况下，在排除继发性高尿酸血症和痛风后，才考虑原发性高尿酸血症和痛风。继发性痛风常见于以下三种情况，以尿酸生成增多为主。

（1）可继发于肾脏病，导致尿酸排泄减少。

（2）血液病、肿瘤放化疗、创伤和大手术后等，使尿酸生成增多。

（3）使用某些药物（如利尿药、酒精、小剂量阿司匹林、心血管用药等）以后，抑制尿酸的排泄等多种情况所致。

（二）根据尿酸生成和排泄情况分类

1. 尿酸生成过多型 主要是因为核酸代谢增强，引起嘌呤碱基合成过多或降解过快，嘌呤代谢产物随之过多，导致血尿酸水平升高。

2. 尿酸排泄减少型　患者体内尿酸的合成并不增加，主要为肾脏尿酸排泄减少而导致血尿酸水平升高。

3. 混合型　两者均有。

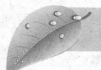

二、痛风分五期，您现在是哪一期

知道了自己是哪一种类型的痛风以后，还必须清楚自己的病情目前处于痛风的哪一个阶段，以便于更好地配合治疗，控制病情的发展。临床上将原发性痛风分为五期。

1. 无症状高尿酸血症期　也称无症状期。

2. 急性关节炎期　疼痛，是痛风的首发症状。主要表现为单关节的红、肿、热、剧痛等症状。

3. 间歇期　两次痛风发作之间，称为间歇期。间歇期无明显症状，或仅有局部皮肤色素沉着、脱屑等。

4. 慢性关节炎期　痛风反复发作，痛风石形成，经久不愈。受累关节可持续肿痛、畸形甚至骨折，活动受限。

5. 痛风肾病期　肾功能受损，可出现肾绞痛、血尿、腰痛、夜尿增多等症状，可伴有水肿、高血压、肾区叩痛等。

在这五期当中，无症状高尿酸血症期最早，最轻；痛风肾病期相对晚病情相对重。

三、痛风不同时期，有不同的表现

（一）高尿酸血症期

患者没有任何有关痛风的症状，只是存在血尿酸水平一过性地或持续性地升高，是痛风的前期。从血尿酸水平开始升高到症状出现的时间可长达几年甚至几十年，有些可终身不出现症状，但随着年龄的增长，痛风的患病率逐步增加。此期患者中有 5% ～ 12%，可能会发展为痛风。

（二）急性关节炎期

尿酸长期沉积于关节可形成痛风性结节，引起疼痛。

1. **发作时间** 常在半夜或清晨突然发作，急性痛风性关节炎往往起病急，患者常常在夜间或清晨突然感到某一关节剧烈疼痛，随后几小时内出现该关节红、肿、热、痛和活动受限，疼痛常导致患者夜间不能入眠，白天行走困难。

2. **疼痛特点** 发病急，进展快，疼痛突然发生于 1～2 分钟内，短时间内达高峰，多见于一侧，为不对称性。

3. **好发部位** 初次发病时往往以一侧踇趾或第 1 跖趾关节最常见，以后发作可逐渐累及其他关节，按关节受累的常见顺序依次为踝关节→膝关节→腕关节→手指关节和肘关节。初期多为游走性多关节炎。

4. **诱发因素** 常由受寒，劳累，高蛋白、高嘌呤饮食，外伤，手术，感染等引起。

5. **伴随症状** 发作时可伴有发热，化验血常规中出现白细胞增多、血沉增快等全身炎症表现。关节炎缓解后，有些患者存在局部皮肤瘙痒或脱屑。

6. **持续时间** 1～2 天或数日可自行缓解。

7. **有效药物** 服用秋水仙碱等药物可以迅速缓解疼痛。

（三）间歇期

从急性痛风性关节炎发作停止到急性痛风性关节炎再次发作，这一段时间称为痛风间歇期。该期除存在高尿酸血症外，患者无痛风的其他临床表现。间歇期可持续数月到数年不等，初次发作有较长间歇期（1～2 年），约 60% 的患者 1 年内可能复发，约 78% 的患者 2 年内复发，约 7% 的患者 10 年内仅发作一次，少数患者终身只发作一次。随着痛风病程的延长及痛风发作次数的增多，受累关节增多，间歇期将逐渐缩短，甚至消失。

间歇期是痛风有别于其他类型关节炎的典型临床特征，也是预防痛风发作的最佳干预阶段。间歇期进行降尿酸治疗，使尿酸达标是预防痛风发作的最有效措施。但目前许多人只重视急性期而忽视了间歇期的治疗，这也是目前我国痛风反复发作的重要原因。

【病例】 痛风第一次发作，患者高度重视

患者，男，31 岁，因突然夜间脚趾疼痛红肿，确诊为急性痛风性关节炎收入院治疗。患者在住院期间，主动了解痛风发生的原因，和未来可能出现的情况。

当同病房收治一名多发痛风石失去自理能力的病友时，患者非常震惊，询问医生这是怎么回事，自己是不是将来也会是这样的结局。医生告诉他，这种结局发生于对自己不重视的患者；如果足够重视，也可以让第一次成为最后一次。

专家点评 **您能够让痛风烟消云散，永不再来**

　　该患者询问了医生自己怎样才算足够重视，并从此开始做出改变。首先患者是学习，他购买了来自临床专业人员编写的科普书，了解痛风防治知识。然后，主动与医护人员进行交流，了解自己的病情和治疗方案；并且与多名病友交谈，借鉴他们的经验，避免他们走过的弯路。特别是主动学习痛风的饮食、运动、药物、监测等知识，积极配合医生，进行各项检查和治疗。患者的病情得到好转的同时，收获了满满的知识。带着信心离开医院，十几年了，每年定时复查，血尿酸一直控制得非常好，当然，痛风也没有再找过他。

（四）慢性关节炎期

　　如果痛风没有经过治疗或者治疗不规范，导致痛风反复发作，将进入慢性关节炎及痛风石期。急性痛风性关节炎反复发作，可出现关节肿大、肥厚、畸形、僵硬，形成痛风石，局部骨质破坏，严重者皮肤破溃、从破溃处皮肤排出白色的尿酸盐结晶，有时，耳郭、耳轮也可以出现痛风石。该期有以下临床特点。

　　1. 发作次数频繁　缓解期缩短甚至消失，疼痛加剧。

　　2. 受累关节增多　表现为多个关节同时发作，可伴有发热，一般为低热，偶见高热。

　　3. 出现关节畸形　造成关节功能受限。

　　4. 痛风石形成　是外表隆起的大小不一的黄白色赘生物，破溃之后会排出白色粉末或糊状物，经久不愈。常出现在耳郭、手足、下肢的胫骨（小腿前面）前、上肢的尺骨鹰嘴（手腕内侧）等处，如痛风石破溃，可导致无菌性溃疡，分泌物中可检测出白色粉末状的尿酸盐结晶。

　　5. 骨质破坏　痛风引起的骨质破坏，影像学上多表现为虫蚀样、斧凿样的骨质缺损，后期可表现为骨皮质的不连续甚至发生骨折。

（五）痛风肾病期

　　痛风如果控制不当，病情进一步发展，就会出现痛风肾病等并发症。当肾

病出现的时候，说明痛风控制得并不理想，而且，病情已经发展到一定的程度或者较晚的时期，需要引起高度的重视。（详见第7章）

四、根据 VAS 评分，判断疼痛程度

每个人对疼痛的描述和耐受程度有差异，国际上应用比较广泛，且操作简单的是 VAS 评分法。

VAS 评分法是将疼痛程度用 0～10 共 11 个数字来表示。其中，0 表示无痛；10 表示最痛。1 与 9 之间疼痛程度逐渐升级。当医生问及患者疼痛的程度时，患者可根据自己的疼痛耐受程度，选择一个最能代表自己疼痛程度的数字。VAS 评分 ≥ 7 分，特别是多关节受累者，推荐起始治疗。

五、评估自己的病情有多重

评估病情的轻重，主要根据两个方面，一个方面是根据 VAS 评分，另一个方面是根据受累关节的数目多少而定。

（一）根据 VAS 评分的多少

1. 轻度　VAS 评分 ≤ 4 分。

2. 中度　VAS 评分 5～6 分。

3. 重度　VAS 评分 ≥ 7 分。

（二）根据受累关节的数目多少

从轻到重依次如下。

1. 1 个或少数几个小关节。

2. 1 个或 2 个大关节。

3. 3 个及以上大关节。

4. 4 个及以上大关节。

其中，3 或 4 属于多关节受累。

六、关节肿胀有分级，不同分级治疗各异

根据关节肿胀情况，分为以下四级。

1. 0 分 不需要治疗。肿胀部位表现为皮肤纹理、骨突无改变，关节无积液。

2. 1 分 给予镇痛药物治疗，肿胀多在 1 周内消失。肿胀部位表现为皮肤纹理变浅，附近的骨突清晰可见，有少量关节积液。

3. 2 分 口服镇痛药＋激素局部治疗。肿胀部位表现为皮肤纹理基本消失，肿胀与骨突相平，骨突标志不明显，有中等量的关节积液。

4. 3 分 口服镇痛药＋激素局部治疗＋非甾体消炎药局部治疗。肿胀部位表现为皮肤纹理完全消失，肿胀高出骨突，骨突标志消失，关节有较多积液，且影响关节的功能。

七、关节畸形也有轻重之分

痛风可以导致关节畸形，根据关节畸形与关节功能等关系，将关节畸形分为轻度、中度、重度三种情况。患者可以对照以下情况，了解自己关节畸形的程度。

1. 轻度关节畸形 可通过药物达到治疗目的。表现为关节间隙正常，关节功能也基本正常，关节活动自如，没有受到限制。

2. 中度关节畸形 也可通过药物达到治疗的目的。表现为关节间隙变窄，关节的活动度受到部分限制。

3. 重度关节畸形 需要手术达到治疗目的，如关节置换。表现为关节僵直，关节功能基本丧失。如果不进行手术治疗，关节根本不能活动。

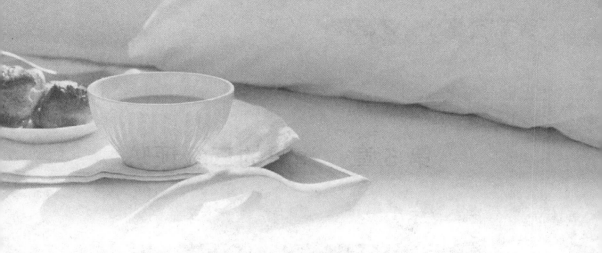

第二篇　怎样预防痛风

痛风是一种生活方式性疾病，可以预防；

痛风是一种终身性疾病，不能根治；

减肥是远离痛风的重要措施。

第5章　痛风的三级预防

 一、一级预防：预防痛风发作

针对容易发生痛风的患者预防痛风，预防对象是有痛风家族史的直系亲属、体力活动少、嗜酒、营养过剩和肥胖者，以及发现血尿酸偏高的高尿酸血症患者。

1. 保持理想体重　不可暴饮暴食，规律运动，避免营养过剩及肥胖。

2. 远离不良嗜好　吸烟、酗酒、嗜肉、电子游戏等。

3. 生活要有规律　定时定量进餐，劳逸结合，避免劳累，不要熬夜。

4. 培养良好心态　培养乐观主义精神，经常参加文娱活动。

5. 定期体格检查　体格检查对预防痛风非常重要，尤其是40岁以上者或肥胖的男性，应每1～2年做一次体格检查。包括血尿酸测定，以早期发现高尿酸血症患者。

6. 及时降尿酸治疗　除生活方式干预外，如多饮水，低嘌呤饮食等，当血尿酸水平＞540微摩/升时，不管有没有痛风发作过还是无症状性的高尿酸血症，也不管有无心脑血管风险因素，均应遵照医嘱进行降尿酸治疗。

7. 主动学习痛风知识　了解痛风发生的诱发因素、原因和危害，加以防范。

【病例】　前半夜安然入睡，后半夜突然痛醒

患者，男，27岁，身高，176厘米，体重93千克，既往身体健康，从内陆考到沿海城市上大学，毕业后留在该城市某单位从事海产品销售工作。患者喜食海鲜，从未有过痛风发作，也缺乏痛风防治知识。某日晚招待从家乡来的同学，多喝了几杯啤酒。赴宴结束，回家后倒头大睡，没有脱衣盖被，半夜被难以忍受的脚趾痛惊醒。

专家点评 *饮酒再受凉，痛风找上床*

　　患者平时喜食海鲜，特别是烤鱼、烤虾等烤制海鲜。鱼干的嘌呤含量极高。酒本身是高嘌呤饮料，使血尿酸水平进一步升高，而且，酒精可加速嘌呤的分解，尿酸形成增多，并影响肾脏对尿酸的排泄。多种因素的共同作用，导致患者血尿酸水平处于较高的水平。这如同在锅里浇了很多的油，为痛风的发生做好了准备。此时，一旦受凉，如同在油锅里点了一把火，痛风一触即发。这是因为受凉的肢体温度降低，血流减慢，血液中的尿酸容易形成结晶，沉积在关节周围，刺激关节发生了炎症反应而诱发痛风。

二、二级预防：预防痛风并发症

　　二级预防是指对已经发生痛风的患者做到早诊断，并及时进行全面的、系统的治疗，以防止其病情复发或加重，预防并发症。

　　1. 合理的饮食原则　针对病情的不同时期，采取不同的饮食原则。如急性发作期，禁止进食海鲜、肉类，尤其是动物内脏等高嘌呤食物。间歇期也绝不放松，仍然需要适当控制。

　　2. 积极戒除烟酒　已经有痛风发作者，最好戒酒。不能马上戒酒者，也要注意饮酒的时机、种类并严格控制饮酒的量。烟对人体有害无益，不管有没有痛风，最好戒烟。

　　3. 摄入充足水分　多饮水可以增加尿酸的溶解及尿酸的排泄，应选用 pH 为 7 的矿泉水或普通自来水，并保证每天的饮水量达到 2000 毫升以上。

　　4. 适当体育锻炼　配合饮食控制、低嘌呤饮食，多饮水，多食碱性食物和碱化尿液等措施，可有效地预防痛风性肾结石和皮下痛风石的形成，也有利于控制体重。

　　5. 定期复查尿酸　及早发现血尿酸水平升高，及早干预，防止痛风复发或加重。

　　6. 遵照医嘱服药　遵照医生的要求，规律服用降尿酸药，使血尿酸水平降至安全范围。

　　7. 学习痛风知识　了解痛风控制不当，可能出现哪些并发症，应该怎样预防，学会自我管理，避免并发症的发生。

【病例】 痛风病史只有十年，就已发生肾衰竭

　　患者，男，40 岁，痛风病史 10 年。此患者性格比较粗犷，对什么也不大在乎。发现高尿酸血症并不晚，因为没有出现症状，患者没有管它。后来，痛风发作，患者仍然以自己泼辣，能吃苦，能忍能扛，不碍事为由，拒绝定时复查和治疗。导致痛风反复发作，已经发生手、足等多处多发的痛风石，严重影响日常生活。特别是，肾衰竭发展到依靠药物不能控制，只能通过透析维持生命的地步。

专家点评　　壮年踏上透析之路，也怪自己太不在乎

　　过去，医疗水平有限，有些情况，在所难免。现在，医学发展迅速，治疗痛风的药物不断更新，效果越来越好，不良反应也越来越小。通信、网络极其畅通，出现如此严重后果，不能完全归咎于医疗水平，只能怪自己心太粗，在发病初期没有引起足够重视，改变不健康的生活方式，直至发生到不可逆转的地步。如果发现以后，及时主动了解发生痛风的原因，配合医生积极治疗，这种情况是可以幸免的，至少发生这种情况的时间可以延长在 10 年甚至 20 年以后。

三、三级预防：降低致死率、致残率

　　主要是防止痛风并发症的发生和发展，降低痛风的致死致残率，以提高痛风患者的生活质量。痛风肾病是痛风常见的一种并发症，也是痛风患者最常见的死亡原因。尿酸增高是引起痛风肾病的基础，控制血尿酸是预防尿酸性肾病的前提。

　　1. 服用降尿酸药　　降低尿酸的药物分为两大类，一类是促进尿酸排泄的药物，如苯溴马隆；另一类是抑制尿酸生成的药物，如别嘌醇等。

　　2. 合理控制血压　　遵照医嘱，服用安全有效的降血压药，保持血压平稳。避免使用能够引起血尿酸水平上升的降血压药。

　　3. 治疗尿路感染　　发现尿路感染，尽早治疗，彻底治愈。发现尿结石，做到早治疗、合理治疗。

　　4. 调整饮食结构　　痛风肾病患者除采取低嘌呤饮食外，应坚持低盐、低优

质蛋白饮食，以降低高血压，减轻水肿。如已有肾功能损害，应将蛋白质摄入量控制在 0.5 ～ 0.8 克/(千克·日)，同时选用高生物效价的优质蛋白质，如鸡蛋、牛奶等。

5. 合理控制血脂　遵照医嘱服用调血脂药，减少心脑血管事件的发生。避免使用可升高尿酸水平的调血脂药。

6. 防止意外受伤　注意行走安全，必要时需要他人协助，或使用辅助工具，如拐杖等，防止跌倒、受伤等，使病情雪上加霜。

7. 保持良好心态　面对现实，积极应对，将疾病对心身的伤害降低到最低。

第6章 生活方式干预是预防痛风的关键

痛风是一种代谢性疾病，具有遗传倾向。《2016痛风诊疗指南》建议痛风患者应遵循以下原则，调整生活方式有助于预防和治疗痛风。

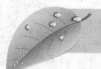

一、调整生活方式，防治痛风

（一）戒烟戒酒

吸烟和被动吸烟均能增加高尿酸血症和痛风的发病风险，应当戒烟，并避免被动吸烟。香烟中的尼古丁，可使血管变细、变得迂曲，尿酸盐容易沉积。酒精摄入也能增加高尿酸血症患者发生痛风的风险，且摄入的酒量越大，发生痛风的风险越大。所以，高尿酸血症患者应当限制酒精的摄入，如白酒、黄酒和啤酒。酒精既能增加尿酸的生成，又能抑制尿酸的排泄。啤酒和白酒能够直接诱发痛风发作，红酒是否为痛风发作的危险因素，目前，循证医学证据不一致。所以，没有饮酒习惯的患者，不建议饮酒；有饮酒习惯者，建议戒酒。嗜好饮酒者，在血尿酸水平控制良好的情况下，可适量饮用红酒。

（二）控制体重

肥胖患者由于尿酸合成增加，重吸收增加，排泄减少，发生高尿酸血症的风险显著增加。肥胖既增加尿酸的合成，又抑制尿酸的排出，所以，肥胖还能增加高尿酸血症患者发生痛风的风险，减轻体重就可有效降低血尿酸的水平。建议控制每日的总热量，提倡均衡饮食，将体重控制在正常范围（BMI为18.5～23.9千克/平方米）。超重或肥胖者应减肥，减肥时不能过度饥饿，过度饥饿易引起饥饿性酮症，导致体内大量酮体的产生，酮体抑制肾脏对尿酸的排泄。每月减轻1千克为宜，以免组织快速分解产生大量嘌呤，诱发痛风急性发作。

（三）规律运动

有利于控制尿酸和体重，有利于调节血脂紊乱和血压。规律运动可降低痛风发作的次数，减少因高尿酸血症导致的相关死亡。鼓励高尿酸血症患者坚持适量运动，每周至少 150 分钟，每天 30 分钟，每周五天的中等强度的有氧运动。坚持每天 30 分钟的有氧运动，避免剧烈运动，有利于控制体重，避免肥胖。运动时心率不要超过（220 －年龄）×（50% ～ 70%），避免剧烈高强度运动。

（四）大量饮水

大量饮水，保证足够的尿量，促进尿酸的排泄，降低尿酸水平。

（五）防止受伤

关节受伤等可直接诱发痛风发作。

（六）避免受凉

注意保暖，防止运动中受凉而诱发痛风。

（七）规律作息

生活无常，经常熬夜，容易疲劳，熬夜与疲劳可增加体内酸性代谢产物的增加，升高体内尿酸水平。

（八）减少嘌呤

嘌呤在体内的代谢过程中，直接生成尿酸。食物中摄入的嘌呤含量越多，形成的尿酸越多，血中的尿酸水平越高。严格限制动物内脏、海产品、肉类、甜点、调味品等高嘌呤食物的摄入，适量食用豆类和豆制品。但是，对于肾功能不良的患者，应避免食用豆制品，如果食用豆类或豆制品，必须在专科医生的指导下才能食用。

（九）减少果糖

果糖虽然不像嘌呤一样直接生成尿酸，在体内代谢过程中，最终也是形成尿酸。

（十）新鲜蔬菜

新鲜蔬菜多为低嘌呤饮食，且多为碱性食品，有利于防止痛风发作。

二、远离可诱发痛风的十大危险因素

为预防痛风发作，要远离容易诱发痛风的危险因素。

1. 吸烟喝酒　应戒烟戒酒，远离不良嗜好。

2. 疲劳过度　应注意休息，避免过度劳累。

3. 关节受伤　应保护关节，避免关节受伤，如扭伤、挤伤等。

4. 作息无常　应生活规律，做到早睡早起。

5. 感染感冒　应加强锻炼，增强抗病能力。

6. 关节受凉　应注意保暖，防止关节受凉。

7. 饮食不调　应定量进餐，注意饮食结构。避免饱餐、摄入高蛋白或高嘌呤食物（肉类、海鲜、动物内脏、饮用富含果糖的饮料）。

8. 压力过大　应学会调节，保持平和心态。

9. 运动过度　应适度运动，避免剧烈运动。

10. 应激因素　遇到应激事件，努力降低危害。

三、这些生活习惯，容易发生痛风

（一）喜欢大口吃肉，痛风发作难受

一些青少年或青壮年男性，喜欢吃肉、烤肉等，经常大口吃肉，一顿吃二三十根烤串或一顿吃半个甚至一个烤鸡。有的人，已经习惯顿顿吃肉，无肉不食，哪一餐如果没有肉就感觉像没吃饱，少点什么。这些人，要小心了！肉类属于酸性食品，大量吃肉会导致机体酸性物质沉积，打乱人体正常的酸碱平衡，使尿酸增加，诱发痛风。

（二）啤酒加海鲜，痛风到眼前

海鲜多是含嘌呤较高的食物，多吃可引起血尿酸升高，诱发痛风。啤酒是用粮食的胚芽制作，也含有较高的嘌呤，使尿酸生成增加。如果既吃大量海鲜又喝过多啤酒，虽然满足了食欲和口味，吃得舒服了，但是，随之而来的是痛风的威力，因为酒精代谢后产生大量乳酸，能够使体内的乳酸堆积，与尿酸形

成竞争性抑制作用，抑制肾脏对尿酸的排出。两者的双重作用，加速了痛风的发生，加重了痛风的危害。

【病例】 上楼就餐大步流星，痛风发作寸步难行

患者，男，36岁，痛风病史3年，痛风急性发作十余次。患者居于沿海城市，因工作原因，有时去各种酒店宴请客户，作为东道主，常以各种时令海鲜和青岛啤酒招待客人，为表示诚意，吃多种海鲜并主动豪饮。患者自诉自己曾多次大步流星走着上楼，在餐桌上吃喝尚未结束的时候，就感觉下肢开始发麻、疼痛，强行坚持，至疼痛难忍，有时不得不匆匆结束宴请，多次自己已经不能自行下楼，只得由朋友搀扶或抬着送往医院。

专家点评 患者常年高尿酸从来不管，每次发作才去医院

由于常年大量喝啤酒，海鲜作为下酒菜，边吃边聊，长达数小时的宴请不知不觉就吃了很多，致使患者的尿酸长期处于很高的水平，发作时检查多在600～700微摩/升，甚至700微摩/升以上。但是，只要不痛，患者从来不检查，也不吃药控制。如此高的血尿酸水平，一旦喝酒和吃海鲜超过身体的极限，痛风立竿见影，卷土重来。所以，即使不痛，当血尿酸升高，达到一定水平时，一定要主动到医院就医，防患于未然。

（三）喜食火锅，尿酸低不了

吃火锅的原材料多是含嘌呤高的食物，如牛肉、羊肉、海鲜、豆腐、菌类、菠菜等，升高血尿酸水平，容易导致痛风发作。而且，火锅调料，如豆腐乳、辣椒酱等，也对痛风不利。幸好，多数人吃火锅不喝火锅汤，如果再喜欢边吃火锅边喝汤，那更是火上浇油。因为，火锅汤中嘌呤的含量比肉类等火锅原材料更高。

（四）生活无常，痛风喜欢游戏狂

临床发现，发生痛风的年轻人中，几乎清一色的是男性，而且，这些男青年几乎是同一体型，膀大腰圆，体重超标，但膘肥肉软，不爱活动，偏爱游戏，白天晚上，不离电脑。忘记喝水，吃饭随意，没有规律，饿了叫外卖，以快餐为主；到点不睡觉，直到累得睡了为止。有这种习惯的男性，尽快改变，否则，说不定哪天痛风就会找上门。

（五）痴迷执着，痛风偏爱熬夜族

喜欢熬夜的人，不是痴迷电脑游戏，就是工作狂，不能自我控制，为了一个既定目标，不惜宝贵的睡眠时间，废寝忘食，夜以继日，打破了日常生活的规律，不达目的，不会罢休。这类人不管做什么事，容易出成绩，也容易得痛风。因为熬夜会导致体内产生酸性物质。有一名患者回忆说，他每次痛风发作均不是胡吃海喝，几乎都是为了赶工作任务，加班熬夜，劳累后发生。

（六）好喝饮料，痛风来了躲不了

部分年轻患者，属于"可乐型痛风"。这些患者最大的特点是不喜欢喝水，以各种饮料代替，如果汁、可乐等，尤其是可乐不离手。水是生命之源，水进入体内以后，能帮助机体发挥代谢作用，将体内的废物通过肾脏以尿液的形式排出体外。与各种饮料相比，水的通透性最高，而喝饮料，达不到水的排泄作用效果，而且除了口感好外，对身体非常不利。如果汁饮料，含糖量高，不利于尿酸排泄，且增加肥胖和糖尿病的风险。碳酸饮料含有较多的添加剂，热量高，也不适合长期饮用。长此以往，尿酸和体重逐渐升高。

（七）好逸恶水，得了痛风能怨谁

在大家的印象中，似乎只要是罹患痛风的患者，不是胡吃海喝，就是游戏火锅。其实，有的患者既不喜欢喝酒，也很少吃海鲜，更不喜好大口吃肉。那么，他们是怎么发病的呢？经了解和分析发现，这些并不是很能吃的患者，存在两方面的原因，一方面是喝水少，白天除了吃饭时喝点水，其余时间很少喝水；另一方面，就是懒，坐在办公室或窝在沙发里，一动不动，更不用说运动。这类患者，尽管吃得不是明显增多，因为消耗少，体重也会逐渐增加。而且，喝水少，尿量少，尿酸排泄减少，也会导致尿酸升高。

【病例】 不大吃大喝，也得了痛风

患者，男，47 岁，身高 173 厘米，体重 75 千克，办公室工作。据患者所讲，自己不好吃，也不好喝，就是因为单位的卫生间离自己的办公室有一段较长的距离，要去小便需要走大约十几分钟的路程，为图省事，患者有意控制饮水。一天很少喝水，直到晚上下班回家，才少喝一点儿。多少年来，已经习以为常，从不觉得口渴。

专家点评　**遗传是基础因素，后天是促进因素**

　　经了解，患者的父亲在 60 多岁时发现患有痛风，说明患者存在家族遗传倾向。但并非其父患有痛风，其子也必须遗传。如果积极预防得当，也有可能避免。但是，患者在已经存在潜在危险的情况下，少喝水、不活动，造成体重增加和血尿酸水平升高。先天和后天的双重因素，使患者的痛风发作成为必然。

（八）剧烈运动，容易遭受痛风之痛

　　临床发现，从事体育运动的职业运动员或教练员，发生痛风的概率远远大于普通人群。国外研究显示，运动员的痛风发生率是非运动员的 10 倍。这些人员发生痛风主要与三个方面有关，一是他们每天的运动量大，剧烈运动导致血尿酸水平长期处于较高水平；二是为了增强体质，取得运动佳绩，他们每天要摄入过多的肉类等蛋白质，以增加营养；三是，由于大量过度超负荷运动，导致关节、肌腱、肌肉等疲劳、牵拉或受伤，以及经常参加比赛，处于竞技和紧张状态，是痛风发生的诱发因素。

四、了解自己是否存在痛风风险

　　以下因素存在越多，发生痛风的风险越大。

（一）性别因素

　　痛风是"重男轻女"的疾病，男性多于女性，约 95% 的痛风发生在男性，女性占 5%，这与女性体内雌激素能促进尿酸排泄有关。

（二）年龄因素

　　有关痛风的发病年龄，研究发现痛风最高的发病年龄组男性在 30 — 59 岁，女性在绝经期以后。但近年来发现痛风的发病年龄越来越年轻。

（三）肥胖因素

　　肥胖患者痛风发病率高，国外报道，痛风患者 60% ～ 70% 是肥胖型。

（四）遗传因素

痛风有明显的遗传倾向。据西方统计，患痛风的后代中，痛风发病率50% ～ 60%，而普通人的后代，痛风发病率仅为0.3%。

（五）饮食因素

经常进食高嘌呤饮食（如动物内脏、海鲜）者痛风发病率高。大量饮酒或酗酒者，容易罹患痛风。

（六）疾病因素

伴有高血压、高血脂、心脑血管疾病、糖尿病、肾脏疾病者，痛风发病率高。

（七）药物因素

长期使用利尿药、胰岛素、青霉素、糖皮质激素、抗结核药、维生素 B_{12}，环孢素等药物者，血尿酸水平高。

五、消除饮食中痛风的危险因素

（一）高热量

高热量饮食会导致体重增加和体型肥胖，增加尿酸的生成，加重肾脏的负担；低热量饮食可减少肥胖所致的高血压和痛风等。

（二）高脂肪

脂肪在代谢中，能抑制尿酸的排泄，增加尿酸的形成，升高血尿酸水平。增加体重，加重肾脏负担。

（三）高嘌呤

嘌呤是生成尿酸的原材料，可直接产生尿酸，升高尿酸水平。

（四）高果糖

果糖虽然不直接产生尿酸，但在体内代谢过程中，最终也形成尿酸。长期饮用高果糖的饮料，会增加热量，发生胰岛素抵抗，导致体内酸碱平衡紊乱，钙质流失，发生肥胖、糖尿病、骨质疏松和痛风的风险。

（五）高酒精

酒精可使体内乳酸堆积，且抑制尿酸的排泄。所以，痛风患者禁止喝啤酒、白酒等，可酌情适当饮用红酒。

（六）高钠盐

选择低钠盐，每天控制在 2 ～ 5 克盐。钠会导致钠水潴留，升高血压，加速肾小动脉硬化，促进痛风肾病的发生。

（七）调味品

痛风患者应尽量少用强烈刺激的调味品或香料。因可刺激、诱发痛风。另外，为满足口味，痛风患者适量摄入糖醇和非营养性甜味剂是安全的。但是过多蔗糖分解后生成的果糖或添加过量果糖易致三酰甘油合成增多，使体脂积聚，还升高尿酸，尽量少吃。

六、增加饮食中痛风的保护因素

（一）抗氧化营养素

包括维生素 C、维生素 E 和 β - 胡萝卜素。痛风患者产生氧自由基增加，引起或加重动脉粥样硬化，可导致痛风肾病等并发症。建议从饮食中摄取，不建议长期大量补充维生素 E、维生素 C 及胡萝卜素等具有抗氧化作用的制剂，因其长期安全性仍待验证。维生素 C 能够促进尿酸盐的溶解，有利于尿酸的排泄。维生素 C 多存在于新鲜的蔬菜和水果中，且水果和蔬菜属于低嘌呤饮食，鼓励痛风患者多食新鲜水果和蔬菜。

（二）B 族维生素

B 族维生素多存在于绿色蔬菜、荞麦、鸡蛋等。B 族维生素不足，尿酸排泄减少。

（三）高钾

钾元素有对抗钠盐引起的升高血压和损伤血管的作用，而且，能够促进尿酸在尿液中的溶解，减少尿酸的沉淀，增加尿酸的排出，防止尿酸性结石的形成。含钾丰富的食物主要存在于多种蔬菜和水果中。

（四）高钙

可防止肾功能减退时，导致的低钙。含钙丰富的食物有牛奶、芝麻酱、绿叶蔬菜等，但要注意监测血钙，避免补钙过量导致尿钙增加，形成结石。

（五）高镁

镁是人体必需的一种元素，多存在于绿叶蔬菜、粗粮和坚果中，而细粮、牛奶中很少。镁对防治高血压、高血脂和动脉粥样硬化有一定作用。镁缺乏可导致体内血清钙下降，发生骨质疏松；引起神经肌肉兴奋性亢进，影响心脏功能。

（六）植物化合物

植物化合物就是植物提取物，一般的植物食物均含有维生素、糖类、微量元素等营养物质，还有一种对健康有益没有营养的有机化学物质，就是植物化合物。

植物化合物是指植物在新陈代谢的过程中，产生的抗氧化成分，它既能保护植物本身免受高活性氧的侵害，又能对食用这些植物的人起到抗氧化的作用。植物化合物是近些年才刚被认识的一类对人体有益的天然化合物，包括植物固醇、胡萝卜素、皂苷、多酚、硫化物、植酸等。例如，西红柿的红色和黄瓜的绿色，都是植物化合物在植物中的一种体现。

1. 白藜芦醇　具有抗炎、抗菌、抗氧化、减肥、护肝等作用，多存在于葡萄、葡萄酒、虎杖、花生等食物中。既往严格限制痛风患者饮酒，近年来有专家提出痛风患者血尿酸水平控制良好的情况下，可以适量饮用葡萄酒，主要就是因为葡萄酒中含有白藜芦醇、葡多酚等植物化合物。

2. 大蒜素　具有抗菌、抗炎、降低胆固醇、降低血压、抗氧化、抗衰老等作用，多存在于大蒜和洋葱中。大蒜和洋葱均属于低嘌呤食物，适合痛风患者食用，包括痛风合并高血压、高血脂等患者，甚至急性期也可以食用洋葱。但是，生大蒜由于刺激性强，容易诱发痛风，痛风患者急性期要避免食用。缓解期，将大蒜烤熟、蒸熟或煮熟可以食用。

3. 番茄红素　具有抗氧化、降低核酸损伤、调节胆固醇、降血压、预防骨质疏松等作用，存在于番茄（西红柿）中适合于痛风患者，而且，番茄的嘌呤含量很低，痛风急性发作期也可以食用。也适合痛风合并高血压、骨质疏松的患者。

4. 茶多酚　具有抗炎杀菌、抗氧化、降脂减肥等作用，存在于茶叶中。近年来改变以往痛风患者不要喝茶的观点，建议痛风患者可以喝茶，要喝淡茶，主要就是发现茶叶中含有茶多酚这种植物化合物，适合于痛风合并肥胖、高血糖、血脂紊乱等患者。

5. 功能性低聚糖　具有润肠通便、降血糖减肥的作用，主要存在于洋葱、大蒜、海藻、水果等，这些食物属于低嘌呤饮食，适合痛风患者食用，有利于尿酸从肠道的排泄。也适合痛风合并高血糖、肥胖等代谢综合征的患者。

（七）多饮水

保证每日尿量达到 2000 ～ 2500 毫升，利于尿酸的排泄。

七、定时监测，防患未然

血尿酸和血糖，每年监测 1 或 2 次，发现升高，及时进行生活方式干预，必要时进行药物治疗，控制发展，把住预防痛风发作的最后一道关口。如黄嘌呤氧化酶抑制药，能够抑制嘌呤转化为尿酸，降低血液及尿液中的尿酸浓度。药物预防，要遵照医嘱。

八、碱化尿液，协助排酸

有利于尿酸盐结晶体溶解，从而从尿中排出。常用的碱化尿液的药物有碳酸氢钠、枸橼酸钠和乙酰唑胺等。使尿液的 pH（酸碱度）维持在 6.5 ～ 6.9，但是，合并高血压和肾衰竭的患者要慎用碳酸氢钠。

九、合理用药，避免发作

痛风急性发作期，要在疼痛缓解后才开始将尿酸治疗，可以避免痛风发作。

痛风患者伴有高血脂、高血压的比例显著高于普通人群，有些降血压或调血脂药能够降低尿酸，有些药物反而升高尿酸，如调血脂药普伐他汀，应避免使用。可以选择阿托伐他汀。选择有降低尿酸的作用的降血压药氯沙坦和氨氯地平等。

小知识

体重指数（body mass index，BMI）即身体质量指数，简称体质指数，是用体重的千克数除以身高的平方数得出的数字，是目前世界上常用的衡量人体胖瘦程度的一个标准。

公式：体重指数（BMI）＝体重（千克）÷身高的平方（平方米），18.5～23.9属于正常。低于18.5，体重过轻；25～28，体重过重；28～32，属于肥胖；高于32，非常肥胖。

十、十招教您防痛风

1. 闭闭嘴　为了预防痛风发作，高尿酸血症或已经有过痛风发作病史的患者，对于某些美味或自己喜爱的食品不能张口就吃，而要选择性地闭闭嘴。如酒类、甜饮、红肉、动物内脏、脂类、某些高嘌呤的海产品等。

2. 迈迈腿　痛风患者多存在体重超标，适度运动有利于控制体重，增加热量的消耗，而且，适度的下肢活动，有利于改善下肢各关节的灵活度，肌肉的柔韧度，并减少尿酸在下肢关节的沉积。

3. 喝喝水　尿酸主要的排泄途径是随尿液经尿道排出，多喝水能增加尿量，从而增加尿酸的排泄。

4. 查查血　定时查查血尿酸，了解血尿酸水平的变化，为及时调整治疗方案提供依据。肝肾功检查可及早发现有无早期肝肾功损害，及早治疗。

5. 看看病　定时复查，医生根据患者所提供的情况，能够及时发现患者的病情变化或发展趋势，给予患者及时、正确地指导和治疗。

6. 读读书　痛风是一种终身性疾病,患者需要学会相关知识,学会自我管理。这就需要患者主动阅读有关痛风的科普书籍，预防并发症，提高生活质量。

7. 减减肥　高尿酸血症或痛风的患者，多伴有高血糖、高血压，或高血脂、肥胖等代谢异常情况，它们相互影响，相互加害，减肥有利于各项指标的达标。

8. 吃吃药　高尿酸血症的患者，需要长期服用小苏打等以碱化尿液，有些患者需要长时间服用降低尿酸的药物。但是，不少患者只有痛风发作时才想起吃药。导致病情反复加重。

9. 动动脑　很多患者习惯将治疗依赖于医生，平时从不考虑我该怎么办，而是等到病情发作或加重时找医生，这是一种被动的治疗。动动脑就是患者要经常主动思考，自己的病情是怎么造成的，现在发展到什么程度，如果继续发展将会出现什么后果，自己怎样做才能配合医生将自己的病情控制在最佳状态等。

10. 住住院　有的患者只有痛风发作时才想到去医院看病，也有的患者只在门诊开药，回家治疗，从不住院观察。其实，痛风患者发作时应该住院治疗，不仅为及时解除痛苦，更重要的是接受教育的过程。在住院过程中，与医护人员更进一步的交流，可以对自己的病情有一个正确的认识；而且接触不同的患者，相互沟通，如对痛风石的感性认识，引起自己对病情的重视。

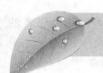

十一、减肥是预防痛风的有力措施

（一）肥胖与痛风的关系

肥胖是引起高尿酸血症的主要因素之一，俗话说，"十个痛风五个胖，还有五个在路上"。研究发现，高尿酸血症的发病率与体重指数相关，肥胖是非肥胖者高尿酸血症的患病率的 3 倍，肥胖患者发生痛风比其他人高出 50% 以上。可见，痛风与肥胖之间存在着不可割舍的关系。

痛风多见于肥胖，尤其是腹型肥胖的中老年人，肥胖的人容易发生高尿酸血症，在体重与高尿酸血症之间有明显的相关性。而且腹型肥胖的高尿酸血症发生率明显高于皮下脂肪增多为主的肥胖。腰臀比指标越高，说明内脏脂肪的积聚越明显。因此，腰臀比越高（尤其大于 0.95 时）发生痛风的风险越大。

小知识

腹型肥胖，又称中心型肥胖，指过多的脂肪主要堆积在身体的中间部分，如肝脏、心脏、胰腺等腹部内脏周围的皮下组织。我国成年男性肥胖多属于中心型肥胖，俗称"啤酒肚"；中年女性肥胖，脂肪组织也容易堆积在腰腹部，常被冠以"苹果腰"的美称。中心型肥胖者容易发生糖尿病等代谢性疾病和心血管疾病等。

（二）肥胖者为什么容易引发高尿酸血症和痛风

1. 肥胖可增加尿酸的合成　肥胖者发生肥胖主要与摄入高热量、高脂肪食物有关，高热量、高脂肪主要存在于肉类和动物内脏，而肉类和动物内脏均是高嘌呤食物，导致尿酸合成增加。另外，由于肥胖时体内的游离脂肪酸增加，5-磷酸核糖向磷酸核糖焦磷酸合成亢进。5-磷酸核糖是核酸和核苷酸的组成部分，是嘌呤核苷酸合成的原料，可导致尿酸水平升高。

2. 肥胖可减少尿酸排泄　肥胖引起胰岛素抵抗，引起尿酸的重吸收增加，导致肾脏对尿酸的排泄减少。

3. 肥胖多伴有内分泌功能紊乱　如雄激素和促肾上腺皮质激素分泌减少，会导致酮体生成过多，能抑制尿酸的排泄。另外，高尿酸血症可导致血浆瘦素水平的降低，促进胰岛素分泌，抑制内脏脂肪的分解，导致体重增加。

（三）医生为什么建议肥胖的痛风患者减肥

研究发现，体重超重及营养过剩都与血尿酸水平的升高有关。痛风患者的平均体重超过标准体重17.8%，并且人体表面积越大，血尿酸水平越高。如果人为地减轻体重，人体内的血尿酸水平就会下降。肥胖者一旦将体重控制到正常，痛风的发生率会大大降低。因此很多时候医生会建议肥胖的痛风患者进行减肥，以此来达到治疗痛风的效果。

在痛风的发病过程中，肥胖有两个作用：一个是肥胖作为高尿酸血症和痛风的危险因素，另一个是肥胖又是这两者的促进因素。人体体重的多余部分主要为脂肪，而肥胖的人常常伴有高血脂。痛风患者若伴有肥胖，药物治疗的效果要比非肥胖的患者差，减肥可相应减少药物剂量，提高治疗效果。所以，无论是预防还是治疗痛风，患者都需要减肥。

（四）减肥措施得当，才能减出健康

当然，减肥不是随意减，措施也要得当。既不能通过过度节食去减肥，也不能操之过急。因为肥胖的痛风患者，尤其是男性在减肥的时候，如果减肥不当，比如减肥过猛，动员脂肪细胞分解，脂肪组织的分解过快可产生更多的代谢产物，如酮体、乳酸等，使血液尿酸浓度增高，而诱发痛风的发作。所以，减肥不可太快，一般以每2~4周减少体重1千克为宜。体重最好低于理想体重的10%~15%。

另外，运动减肥过程中，如果大量出汗，导致尿量减少，从尿中排出的尿酸减少，导致血液中尿酸水平过高，也会增加痛风发作的风险。

【病例1】 喜食油炸食品，天天热量超标。

患者，男，25岁，身高175厘米，体重130千克，既往体健，因突然出现急性痛风性关节炎而入院治疗。患者无痛风家族史，就是从小喜食油炸食品，特别爱吃各种炸肉，如炸鸡柳、炸里脊、炸香肠等，以及肯德基、麦当劳的汉堡、炸薯条、各种派等。据他自己讲，只要路上遇到，就迈不动腿了，必须买点吃，而且吃少了还不过瘾。

专家点评 *油的热量是糖的两倍多，建议痛风患者最好不吃*

1克糖可产生4千卡的热量，而1克油可产生9千卡的热量，油是糖的两倍多。所以，油炸食品含热量很高，一调羹（约9克）相当于90千卡的热量，吃的油炸食品越多，吃的油也就越多。油炸食品为什么热量那么高，就是因为除了食物本身的热量以外，还有烹调用油产生的热量。油炸食品的烹调用油量是很大的，甚至是食物本身产生热量的数倍。经常食用油炸食品，摄入的热量不能及时消耗，就会在体内转化成脂肪储存起来，体型会越来越胖，增加全身各脏器的负担，痛风患者要严格控制油炸食品，以达到控制体重的目的。

【病例2】 一家三口高尿酸，与烹饪方式有关

患者，女，56岁，身高160厘米，体重76千克，查体发现"三高"（血糖、血脂、尿酸都高），确诊为代谢综合征。以为一直健康的自己询问医生为什么会有这么多异常，医生经过了解分析，可能与其烹饪方式有关，建议家人也查查。结果，除了刚结婚的儿媳以外，丈夫和儿子的这些指标也都高于正常。一家三口都是腹型肥胖，都是代谢综合征。

专家点评 *想吃什么就吃什么，容易吃出问题*

究其原因，患者的丈夫和儿子都喜欢吃肉，哪一餐有肉，他们就吃得多一些；哪一餐没有肉，他们就吃得少一些。为了让家人吃得舒心，也别让新来的媳妇感觉婆婆不舍得用油，患者就家人爱吃什么就做什么，甚至变着花样做，今天糖醋里脊，明天红烧肉，后天炖排骨，不能想吃什么就吃什么，而应该吃什么就吃什么。

（五）减肥避免减入误区

1. **不吃肉** 一些痛风患者被疼痛折磨得实在受不了了，下决心一定要减肥。既然医生说要少吃肉，吃肉容易尿酸高，那就干脆一点不吃了。既能减肥还不升尿酸。痛风患者不吃肉，也是不科学的。因为，肉类是蛋白质的主要来源，而且是 B 族维生素和一些微量元素（铁、锌）的重要来源，受伤组织的修复也需要蛋白质。如果为了减肥，长期不吃肉，就会出现营养不良，机体抵抗力下降。所以，痛风患者减肥，没有必要一点肉不吃。

2. **只吃水果** 医生说，水果多是低嘌呤而且是碱性食物，可以多吃，就每天买来大量水果，只吃水果，想要达到减肥的目的。水果的主要成分是糖类，水果的果糖含量高，吸收快，能迅速升高血糖；刺激胰岛素分泌，在较短的时间内，产生饥饿感，导致吃得更多。水果甜，热量高，导致每天的热量超标，不利于总热量的控制，达不到减肥的目的。而且，果糖虽然不能直接产生尿酸，在机体代谢后，最终还是生成尿酸。

3. **不吃主食** 主食是糖类的主要来源，如果不吃主食或主食吃得太少，体内的糖类不足，机体为了满足生理需要，就要分解蛋白质和脂肪，蛋白质在分解过程中产生尿酸，脂肪在分解过程中会产生酮体，酮体能够抑制肾脏对尿酸的排泄，所以，不吃主食不利于尿酸的控制。对痛风患者减肥也是不可取的。

4. **不吃粗粮** 有的痛风患者，听说有的粗粮嘌呤含量高，就只吃细粮，不吃粗粮，这样是不科学的。因为，细粮中的膳食纤维少，吸收快，不容易产生饱腹感，导致食物摄入过多。粗细粮搭配吃，既可预防尿酸水平升高，又能增加饱腹感，减少食物热量，且有利于通便，减少吸收，增加代谢。

5. **不吃细粮** 有些患者，听说吃粗粮减肥好，也不管粗粮的嘌呤高，就只吃粗粮，不吃细粮。反正现在不痛了，痛风先不管，先减肥再说。加上减肥过程中，运动增多，尿酸水平升高，容易复发。

6. **不吃晚餐** 不吃晚餐，对于肥胖痛风伴有糖耐量异常的患者，存在发生低血糖的风险，不可取。不吃晚餐，睡前产生饥饿感，容易加餐。加餐的时间晚于进食晚餐的时间，加餐后不活动，更不利于减肥。

7. **剧烈运动** 剧烈运动，出汗过多，尿量减少，尿酸排泄减少。另外，剧烈运动，脂肪分解加速，尿酸生成增多，容易诱发痛风。

（六）减肥前，学习与饮食有关的基础知识

1. **什么是标准体重** 标准体重：身高（厘米）－ 105 ＝标准体重（千克）。实际上，多数人超过了自己的理想体重，波动范围上下应不超过 10%。若超过

10%，且小于 20%，属于偏胖或偏瘦。超过 20% 属于肥胖，低于 20% 就是消瘦。

如王女士的身高是 160 厘米，其标准体重＝ 160 － 105 ＝ 55（千克），即王女士的标准体重是 55 千克，也就是 110 斤。体重越接近标准体重越好，以维持标准体重或略低于标准体重为宜。

2. **什么是体重指数** 是判断患者体重处于正常与异常的一个判断指标。体重指数＝体重÷身高^2。由于计算略微麻烦，多选用超过 20% 来判断体型。

3. **什么是热量** 我们每天摄入的食物中，有的能够产生热量，有的不产生热量。产生热量的主要有三种，分别为糖类、蛋白质和脂肪。1 克糖类和 1 克蛋白质均产生 4 千卡的热量，而 1 克脂肪产生 9 千卡的热量。

4. **什么是总热量** 是每天所摄入不同食物产生的热量总和。人体能量代谢的最佳状态是达到能量消耗与能量摄入的平衡。能量代谢失衡，即能量缺乏或过剩都对身体健康不利。能量摄入量以维持或略低于理想体重（又称为标准体重）为宜。合理控制能量摄入是糖尿病患者饮食营养治疗的首要原则。能量的供给根据患者的病情、年龄、性别、身高、体重、活动量大小以及并发症情况等确定。

5. **减肥饮食是减少食物的热量而不是食物的数量** 很多患者医务人员建议他们要控制饮食，控制体重，很多患者会很委屈地说，其实，我吃得真不多，我也不知道我为什么比别人吃得少，却比别人胖？！今天我来告诉你，因为尽管你吃得数量不多，但是热量高，减肥是减少每天摄入热量的多少而不是数量的多少。例如，你只吃了 25 克的五花肉，它产生的热量与 75 克的鱼虾一样多，两者均产生 90 千卡的热量，虽然吃五花肉比吃鱼虾整整少吃了 50 克，其实，热量是相同的。同样，你吃了 70 克的毛豆，放在碗里也只有那么一点点，别人却吃了一大盘子的木耳拌芹菜，表面上看你只吃了别人吃的几分之一，其实，别人吃得那么多热量并不比你的高。所以，大家要学习热量知识，知道哪些食物热量高哪些食物热量低。帮助你在减肥时选择食物的种类和重量。

6. **热量高的食物** 了解哪些食物热量高，需要减肥的患者要尽量避免选择这些食物。

（1）肥肉：减肥，肥的东西就要少吃，否则越吃越肥，如各种肥肉、五花肉、猪头肉、肥大肠等，以及用肥肉炼制的肥油烹饪的食物，猪蹄、鸡皮、鸡脂、带肥肉的排骨、带皮的猪肉、排骨米饭里的肉汤等。

（2）甜食：糖果、蜂蜜、各种蜜饯、巧克力、糖花生、糖球等。

（3）油炸食品：如炸鸡柳、炸鸡腿、炸鸡翅、炸里脊、炸丸子、炸香肠、炸馒头、炸豆腐、炸薯片、炸方便面、各种炸串、炸油条、炸馅饼、炸麻花、炸花生等，只要是同一种食物，炸的就比没炸的热量高出数倍。

（4）加工食品：如点心、面包、饼干、蛋糕、各种派、香肠、火腿、熏鱼、奶油、冰激凌、冰糕等。蛋糕越柔软，含油越多。

（5）饮料：如各种果汁、碳酸饮料、各种酒类等。

小知识 **加工食品**

加工食品是针对天然食品而言。建议患者减肥多选天然食品，如生玉米直接放在锅里煮熟；面粉做成馒头和火烧；大米直接蒸熟成为米饭等，这些食物没有添加糖、油、添加剂等成分，属于天然食品，热量低，建议减肥患者选食。

加工食品，是运用工业制造的流程和化学配方来制造的食品。例如，在面粉中加入糖、油等，做成又香又甜的点心和蛋糕，点心和蛋糕就属于加工食品，比相同重量的馒头等天然食品，热量高。熏鱼中加入糖、酒等成分，就比清蒸鱼的热量高，也是这个道理。

---

7. 热量低的食物

（1）主食：各种主食中，粗粮比相同重量的细粮热量低；薯类比相同重量的谷类热量低；非加工食物相比加工食物热量低。如100克玉米饼子比100克馒头的热量低；100克土豆比100克米饭的热量低；100克硬面火烧比100克蛋糕热量低。

（2）蛋白质：鱼虾类比肉类热量低；瘦肉比肥肉热量低。50克瘦肉与25克五花肉的热量一样，所以，减肥患者吃肉要选瘦肉而不要选五花肉，更不要选肥肉。而50克瘦肉产生的热量与75克的鱼或虾类产生的热量一样多，但是，鱼虾类嘌呤含量高，要少吃。可以用鸡蛋和牛奶来代替。

（3）脂肪：植物油比动物油热量低。用花生、玉米、菜籽、芝麻等压榨的油比用动物脂肪炼制的动物油热量低。减肥建议选用用植物油烹饪的食物。坚果类，脂肪含量高。吃坚果，应相应的减油，防止热量摄入超标。如吃两个核桃或吃15粒花生米或吃三十几粒瓜子，减掉1调羹烹调用油。吃凉拌菜比吃炒菜热量低。

（4）水果：西红柿、黄瓜代替水果热量最低，其次，是西瓜、黄柚子热量相对低。热量最高的水果有香蕉、冬枣、黄柿子、山楂等。

（5）蔬菜：叶类蔬菜比瓜果类蔬菜热量低，瓜果类比薯类热量低。如500克带叶的蔬菜，像白菜、菠菜、大头菜、芹菜、油菜等比500克茭瓜、青椒、茄子等热量低。而同等重量的瓜果类蔬菜如茭瓜、茄子、青椒等又比山药、土豆、藕、南瓜等热量低。所以，建议将土豆、山药、南瓜、藕、芋头当主食吃，而不是当菜吃，就是因为它们在主食当中，算热量低的，而在蔬菜当中，又属于热量高的。

（6）水：水不产生热量，有的人说，不吃饭，光喝水也胖，是没有道理的。因为，你不管喝多少水，它都不会产生热量，而且多喝水，还可以增加饱腹感，减少食物的摄入量，特别是对于痛风患者，多喝水，尿量多，有利于尿酸的排泄。所以，建议患者多喝水。淡茶水比各种饮料热量低。饮料中因加入了许多添加剂、甜蜜素等，以及果汁本身也产生热量，不建议饮用。如果觉得白水口味差，可以喝清淡的茶水。

8. 减肥饮食关键是给每天的饮食要定量　常有患者问，吃多了胖，吃少了又怕缺营养，到底每天吃多少合适？每天只要摄入的热量不低于 1200 千卡，就能满足身体的需要。存在个体差异，不能千篇一律，最好到医院找专业人员制订一个个体化减肥方案。痛风患者男性多见，以男性为例，仅适应于肥胖的痛风患者减肥，每天的最低摄入量如下。

（1）主食 150 克。

（2）蛋白质：100 克；1 个鸡蛋 +1 袋鲜奶 +50 克肉 +1 条鱼（约 80 克中低嘌呤的鱼类等海产品）或 2 两豆制品（豆制品每周 2 次，可与海产品交替）。

（3）脂肪：2 ～ 3 调羹烹调用油。

（4）蔬菜：500 ～ 750 克（1 ～ 1.5 斤）。

（5）水果：200 克。

（6）水：2000 ～ 3000 毫升。

（七）常用的减肥方法

减肥的确不容易，否则世上就不会有那么多肥胖患者。减肥治疗是一种综合治疗，需要饮食、运动，医务人员的指导并需要信心。

1. 饮食减肥　饮食治疗主要是通过改变不良的饮食习惯，减少热量摄入，着重减少脂肪的摄入。改善饮食结构，优质蛋白，丰富的维生素，减少脂肪摄入，通过增加多糖替代并减少单糖的摄入而减少总的热能摄入量。适当增加膳食纤维以满足饱腹感。

（1）减肥还是先从嘴上把关——少吃：肥胖主要是吃得多，消耗的少，使多余的、不能消耗的热量转化成脂肪储存起来；减肥就是让那些储存的脂肪消耗掉。那么，怎样才能消耗呢？一是要把住热量摄入的第一道关，少吃。重要的事情再说一遍，少吃的不是数量，而是热量。

一般来说，根据身高和劳动强度不同，一般人每天需要 1200 ～ 1500 千卡的热量，这是因为即使一个人躺在床上一动不动，但他呼吸、心跳、思考等维持基本的生命活动也需要消耗一定的热量。少吃，就是摄入的热量不足以维持机体的基本能量需求时，人体就会调动体内原来储存的脂肪和糖类等，进行分解，以满足身体的需要。

分解的开始，就是减肥过程的启动。但是，也不能为了减肥吃得太少，至少每天摄入的热量应在 1000 千卡以上。控制饮食不是不吃，有的患者听医生说要控制饮食，降低体重，为了达到减肥的目的，一天几乎不吃什么东西，坚持几天以后，面色发黄，有气无力，体力不支，如同生病，造成机体抵抗力下降，得不偿失。

（2）减肥前，要改掉的不良习惯：一个人发生肥胖，说明此前自己的生活方式不正确，首先应该反省一下，自己是因为什么原因导致的肥胖，从源头上解决问题。减肥首先要防止自己吃得过量，进食过量与一些不良的饮食习惯有关。减肥之前，先改掉以下几个不良习惯，否则，减肥只能是空谈。

①进食时精力不集中，边吃饭边做其他事情，如看电视、打电脑等。容易无意中吃得过多。

②饭后接着吃水果或甜点（水果在两餐间吃为宜）。

③吃饭口味重，喜欢吃浓烈的味道或辛辣的食品，导致食物摄入过多。

④喜欢到外面吃饭，如饭店、餐厅、自助餐厅等。

⑤进食速度过快，咀嚼食物的次数，每一口约 10 次以下。

⑥经常或喜欢吃零食。经常带备用食品在身边，如饼干、点心、糖果等。

⑦喜欢喝饮料，经常饮酒、饮用果汁或有汽饮品等。

⑧喜欢吃油炸食品；喜欢吃肉类，不喜欢吃蔬菜。

⑨吃甜食，甜食热量高。

⑩压力大，容易焦虑，不会自己减压。

（3）减肥就要做减法。

①减慢吃饭的速度：细嚼慢咽，不要狼吞虎咽。

②减小饭具的大小：减少容量，避免吃得过多。

③减小零食的包装：买小包装，不要购买大包装，逐渐改掉吃零食的习惯，有的零食比正餐热量还高。

④减少饭量：将每餐要摄入的食物先装在一个盘中，吃完不再添加。

⑤减少坐和卧的时间：多站起来走路或运动，增加热量的消耗。

⑥减少饮料、果汁摄入：改用大水杯，勤喝水。

⑦减少外出就餐的频次：最好拒绝，出去容易吃多。

⑧减少口味浓烈食物：选食清淡饮食。

⑨减少油炸食品的摄入：增加蔬菜摄入。

⑩减轻压力，平衡心态，积极参加各种文娱活动。

2. 运动减肥　运动是最好的减肥药。仅仅依靠少吃减肥是不够的，只有在管住嘴的前提下，进行合理运动，才能达到理想的减肥效果。配合运动是成功减肥的助推力。如果说，饮食是控制原有的体重不再增加，运动就是使原有的体重逐渐减少。想要减肥，最好的方法还是加强体育运动。

成功控制体重的另一个重要因素是增加每日活动量。一般通过 3 个月的体育锻炼可使体重获得中等程度的减少（平均 4 ~ 5 千克）。肥胖症患者并不需要通过高强度运动来减肥，只要中等程度的运动量便已足够，关键是能否持之以恒。要选择温和的有氧运动，散步、游泳和骑自行车是痛风患者减肥最好的运动方法。避免剧烈运动，运动后以微微出汗为度。长期坚持，效果好，还不容易反弹。运动的时间：最好是下午，每周 150 分钟。但是，很多肥胖患者的最大特点之一就是不爱运动，这需要克服懒惰心理，多想想肥胖的危害。动就比不动要好，坚持长期运动一定会有可喜的效果。

3. 合理用药　这里所说的药物不是减肥药，而是治疗痛风或伴发病的药物。因为痛风常常不是一种单一的疾病，多合并糖尿病、高血脂、高血压等疾病，既需要服用治疗痛风的药物，又需要服用降低血糖、降低血压、调节血脂的药物。这些治疗糖尿病等伴发病的药物有很多种，在针对合并痛风伴有肥胖的患者治疗时，应综合考虑体重的因素，避免选择有可能增加体重的药物，而应选择有助于降低体重的药物。

（1）痛风肥胖合并糖尿病的患者，应避免选择磺脲类、格列奈类等降血糖药，因这些药物在降低血糖的同时，具有增加体重的作用。肥胖痛风伴有糖尿病的患者，可选择二甲双胍，二甲双胍具有多重作用，不仅通过抑制肝糖的输出，促进体内葡萄糖的无氧酵解，增加胰岛素的敏感性，而达到降低血糖的作用。同时，所具有的胃肠道不良反应，可降低食欲，增加饱腹感，有助于节食。还可以抑制部分食物在肠道的吸收，而起到减轻体重的作用。另外，二甲双胍还具有改善血脂的作用。所以，对于肥胖的痛风患者，伴有高血糖、高血脂者，可选择二甲双胍。

二甲双胍是目前肥胖伴 2 型糖尿病的首选药物，由于价格低廉，是临床常选用的减肥药物。常用剂量为每次 0.5 克，每日 3 次，餐后服用。但是，有恶心、呕吐、腹部不适、口苦等胃肠道不良反应，对于有缺氧性脑病或胃肠道不良反应大者，不要使用。由于可诱发乳酸性酸中毒的危险，对于伴有心脏、肝脏疾病，以及老年患者也要慎用。

（2）痛风肥胖伴有血脂异常的患者，容易发生心脑血管疾病，必要时应当服用调血脂药,改善血脂紊乱。可选用具有降低体重作用的调血脂药,如他汀类、贝特类等适合肥胖的痛风患者。

（3）痛风肥胖伴有高血压的患者,要注意氢氯噻嗪和吲达帕胺片及吲达帕胺缓释片等,容易导致血尿酸水平升高,高尿酸血症或痛风患者要避免选用。

4. **药物减肥**　这是一种补充减肥疗法。药物治疗不是首选的减肥方法,只能作为运动减肥和饮食治疗的补充疗法。因为生活方式（饮食和运动）减肥是安全性最强的减肥方法,如果生活方式能够达到减肥效果就不需要药物减肥。但是,一些患者为了达到快速减肥的目的,盲目使用减肥药,得不偿失。药物减肥有风险,必须在专业医生的指导下才可以应用。

减肥的主要措施是通过饮食控制,减少热量摄入,以及加强规律运动,增加热量消耗。这并不是说所有的肥胖痛风患者,只要通过适量的运动和合理的饮食就能达到预防痛风的目的。实际上,肥胖的痛风患者只有部分可通过生活方式干预达到减肥的目的。还有部分患者仅仅通过生活方式不会达到减肥的效果,必要时需以药物治疗。再次强调,药物减肥必须在医生指导下进行,否则存在很大的安全风险。

（1）以下三种情况才考虑药物治疗减肥。

①在体重增加的同时,仍感到饥饿或伴有明显的食欲亢进。

②痛风患者合并糖耐量异常、高脂血症、高血压等其他疾病时。

③严重肥胖且出现了肥胖的并发症:如严重的骨关节炎、阻塞性睡眠呼吸暂停、反流性食管炎等。

但是,儿童,妊娠及哺乳期妇女,曾有使用减肥药发生不良反应者,不建议采取药物减肥。

（2）减肥药物分为两大类:药物治疗肥胖已经有100年的历史,但由于减肥药物严重的不良反应,以及减肥药物的价格不菲,至今没有一种减肥药得到长期有效的认可和推广。

减肥药物一类是作用于患者的中枢神经系统（包括脑和脊髓）,人体的各项活动都要服从大脑这个"中心司令部"的指挥,减肥药主要抑制患者的食欲中枢,使患者食欲减低,不爱吃饭或者见到饭的时候出现恶心、呕吐等症状,有程度不同的减肥效果,但是,不同的减肥药各有其不同的不良反应。有的减肥药由于不良反应太大甚至在国外一些国家禁用,却还在中国使用。所以,市场上推销的"减肥药"或"减肥用品",多数未经临床验证,有的不仅无用,而且有害;有的即使有用,也存在风险。一定要警惕,不要听信商家的蛊惑。不要在网上购买或非正规渠道购买减肥药物。还有一类是非中枢神经系统作用的药物,就是不需要通过中枢神经系统也能达到减肥效果的药物。

（3）警惕减肥药的严重不良反应：有的减肥药不良反应非常严重，如减肥药氯卡色林，主要通过作用于脑部的 5- 羟色胺受体而抑制下丘脑的饱食中枢，抑制食欲，从而减少摄食。主要不良反应有低血糖、头痛、疲乏、心动过缓等。有的除了引起心悸、头痛、恶心、呕吐外，甚至有致畸的作用，如减肥药托吡酯可导致唇裂、腭裂等，所以，孕妇不要减肥，更不能选择药物减肥。还有一些减肥药，如纳曲酮、丁胺苯丙酮等药物，由于可导致抑郁、躁狂等精神疾病症状，已经淘汰。从上面可以看到，任何一种减肥药均有其最严重的不良反应，例如，二甲双胍作为肥胖伴糖尿病的首选药物，最严重的不良反应是诱发乳酸酸中毒；艾塞那肽在临床上用于肥胖伴糖尿病的患者，最严重的不良反应是导致急性胰腺炎和肾衰竭；奥利司他，是目前唯一的处方药，它是胃肠道胰脂肪酶抑制药、胃脂肪酶抑制药，主要作用是通过减慢胃肠道中的食物脂肪水解过程，服用后能减少食物中约 30% 的脂肪在肠道的吸收，在总热量控制的前提下，促进能量负平衡，可明显降低体重，改善血脂异常，达到减肥的效果。最严重的不良反应是凝血功能障碍，导致肝衰竭等。痛风是一种代谢性疾病，减肥药多是通过各种途径影响代谢而达到减肥的目的，建议痛风患者减肥还是从改变生活方式着手。

（八）减肥的原则

1. 减肥要循序渐进，不能急于求成　人变胖也不是一口吃出来的，都是日积月累，逐渐胖起来的；想要减下来，也不可能一下子瘦下来，也要一点儿一点儿地减。否则，违背这个规律，如果急于求成，减肥不成，容易出现其他问题。例如，肥胖患者赵先生，原来每天吃 500 克主食，500 克肉，一下子让他只吃 200 克主食，150 克蛋白质，他就不能接受，感觉根本吃不饱。如果每天先将主食减为 300 ～ 400 克，或 250 ～ 300 克，给身体一个适应的过程。过一段时间以后，再逐渐减少，最终达到所期望的量。

2. 减肥要持之以恒，不能半途而废　减肥是一项慢工程，减肥路上也会遇到一些困难，也要过一道道坎。有的人，一开始减下几斤，就非常高兴，信心百倍。一旦遇到减肥瓶颈，就失去信心，知难而退。其实，遇到减肥效果不理想时，分析一下原因，消除一切影响因素，只要行动，就会看到希望。

3. 减肥要相信科学，不能迷信谎言　肥胖是一种疾病，减肥就是治病。得病容易去病难，减肥是一种漫长的艰难之路，没有捷径可走，既需要坚定的信息和毅力，还需要科学的知识指引方向，必须进行生活方式干预。世上没有减肥神药，也没有减肥神针，吃上一片马上见效，打上一针立马去膘。过分夸大减肥效果的，都是不现实、不可能的，减肥没有那么简单，也没有那么荒谬。

4. 减肥要从改变生活方式开始，不要依赖药物　有的人，宁可花上很多钱买药吃，也不舍得少吃一口美食。只要能减肥的药物几乎都有程度不同的不良反应，甚至有的可能危及生命的不良后果，不要走入一些利用肥胖者减肥心切心理而设计的减肥怪圈，相信不控制饮食、不运动也能减肥，那就违背科学减肥的原则。减肥最安全、最价廉的方法就是合理的饮食和适度的运动。世上没有比这更好的减肥方法。

5. 减肥方案存在差异，不能千篇一律　减肥是一项性价比非常高的治疗手段，值得每一位肥胖患者去尝试并探索适合自己的减肥方法。但是，由于每个人身高、体重、工作、作息、病情、肝肾功能等情况不同，减肥方案也应体现个体化的特点，一定要到医院咨询专业人员，不要盲目模仿或生搬硬套。别人吃的饭量不一定适合你，别人的运动处方也不一定适合你，别人吃的药更不能适合每一个人。所以，不要随便参照他人的减肥经验，而要选择适合自己的减肥处方。

（九）成功减肥不是梦想

减肥治疗需要思想与行动的统一，世界上最有效的减肥方法是少吃多运动，并做到持之以恒，缺一不可。

1. 只有不想减肥的人，没有减不下来的肥　因为职业的关系，只要见到肥胖者就主动劝其尽快减肥。但是，肥胖者多数会这样说，他也很想减，减不下来怎么办？是真的减不下来吗？不是，他们只是有了想减肥的意识，而并没有采取减肥的任何行动，当然减不下来。的确，减肥是一项艰苦而漫长的劳动，如果不痛下决心，并付诸行动且坚持不懈，是绝不会减下来的。但是，我见过许多减肥成功者，总结其成功的因素主要有五个方面。

（1）认识危害：患者能够真正认识到肥胖是万恶之源，肥胖仅仅是走向各种疾病的一个开始，随之而来的是高血糖、高血压、高血脂、高尿酸血症，甚至心脏病、脑血管病、肝病等，肥胖有可能将一个健康人领入各种疾病混杂的深渊。只有认识到肥胖的危害，才能产生减肥的动力。

（2）下定决心：一旦有了减肥的动力，思想上就要下定减肥的决心，并督促自己坚定信念，不管遇到多大的困难，都要坚持，不能放弃。

（3）制订计划：为自己制订一个合理可行的减肥计划，如饮食计划、运动计划、减肥目标（如 3 ～ 6 个月减轻体重的 5% ～ 10%）等。这需要到医院接受专业人员的指导。

（4）付诸行动：有的患者问，他知道要管住嘴，迈开腿，也知道肥胖的害处，可就是管不住自己，就是懒，还喜欢吃，很少有不喜欢吃的，那该怎么减肥？这个问题，男女有别。对于女同志，应多从自我形象的下降甚至毁灭着想，女人爱美，多有虚荣心，放弃形象就等于放弃自我，甚至放弃家庭、放弃一切。对于男同志，多从保护肾脏着想，男人视肾脏如生命，男人的肾脏出问题了，男人的健康就成问题了。找到关键切入点，才会产生内动力而自发行动。

（5）持之以恒：减肥不是心血来潮，哪一天突然想起来要减肥就减肥，不想减了就不管，该吃吃，该喝喝。而要长期坚持，不达目标绝不停歇。特别是在减肥过程中，当体重减到一定程度后，就难以见效，此时，不可灰心，继续努力，终有一天，会有所突破。

2. 信心和毅力是成功减肥的保证　不管做什么事情，想要成功，包括减肥，没有信心和毅力是不行的。有的患者进行一段时间的减肥措施后，发现没有明显的效果，就失去减肥的信心，甚至放弃减肥，是不可取的。此时，需要分析减肥效果不显著的原因，调整减肥方案，如调整饮食结构，延长运动时间等，直至达到减肥目标。当然，减肥目标不要期望过高，可将一个大目标分解为几个小目标，各个击破，这样更容易有信心安全达标。

3. 榜样的力量是无穷的　寻找 2～3 位减肥成功的榜样，加其为好友，向其请教减肥的经验，你所遇到的困难，或许就是他曾经所经历过的。当失去信心的时候，他们会给你鼓励；当没有效果的时候，他们会为你出谋划策；当你想要放弃的时候，他们减肥成功带来的喜悦和体验将给你带来无穷的力量。他们是你减肥前进道路上的目标和指示灯，减肥路上能有几位这样的朋友携手相伴，想要不成功都很难。

4. 结伴减肥更容易成功　与家人或邻居、朋友、同学、同事等结伴减肥更容易坚持和见成效。彼此之间互相监督、交流，分享减肥经验和感悟，防止入减肥误区和怪圈，不上当，少走弯路，减肥之路会更顺畅，更容易达到减肥的既定目标。

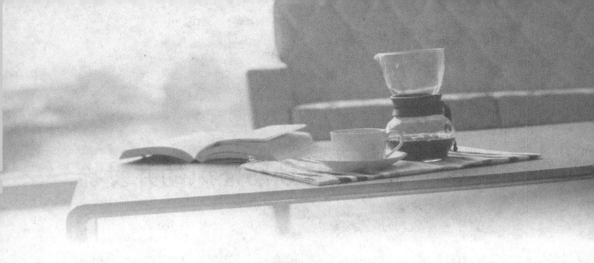

第三篇　怎样预防痛风并发症

痛风发作尽管痛不欲生，却也来去如风；

痛风并发症一旦发生，有致死致残的可能；

所以，痛风本身不可怕，可怕的是痛风的并发症。

痛风并发症重在预防，防大于治，防患于未然。

第7章　怎样预防痛风的并发症

一、高尿酸血症不关注，随之而来危害多

尿酸过高，就意味着痛风病离自己不远了，痛风只是其中的一种疾病，高尿酸血症引起的并发症还有很多，从而造成疾病的恶性循环，高尿酸血症的危害具体有以下几点。

（一）关节炎症

过多的尿酸会在关节等处沉积，促进炎性反应，导致血小板聚集黏附，从而对关节造成一定的损伤，引起关节疼痛、肿胀、畸形、骨折甚至致残、丧失关节的活动能力，影响日常的生活和劳动。

（二）痛风

血尿酸是痛风发生最重要的生化基础和最直接的原因。血尿酸水平越高，痛风的发病率越高。其快如风，其痛如割。

当血中尿酸浓度过高，引起尿酸钠盐结晶沉积于关节、软骨、滑囊液、肌腱或软组织中，形成痛风性结节，引起疼痛。痛风的主要症状即为关节的红肿、疼痛，会引起突发的剧烈疼痛，最初几乎都是在大脚趾根部发生，疼痛多为游走性，即某一处关节痛过之后，另一部位才开始疼痛。疼痛剧烈，还常常在半夜发作，严重影响了患者的正常生活和工作。

但所引起危害不仅仅只这些，随着痛风病情的恶化，疼痛还会蔓延到全身，形成痛风石，还会引起关节僵硬和畸形。

（三）肾脏并发症

血尿酸水平升高可导致急性高尿酸血症肾病，慢性高尿酸血症肾病和肾结石，增加发生肾衰竭的风险。而肾功能不全又是痛风的重要危险因素。大量研究显示，血尿酸水平越高，慢性肾病的患病率越高，而生存率越低。在肾功能不全时，痛风的发生急剧增加。而且，血尿酸升高还是急慢性肾衰竭发生及不良预后的强有力危险因素。

高尿酸血症肾病，是引起慢性肾衰竭的原因之一。单独存在时一般不会出现肾功能不全，当伴有糖尿病、高血压、高脂血症、动脉粥样硬化时，可出现进行性的氮质血症。

长期的尿酸偏高还会引起其他疾病，各种毒素及小晶体也不会及时排出体外，存在与尿路中和肾中，引起肾小管上皮细胞凋亡，导致如肾脏病变、肾结石、高血压、甚至肾衰竭等严重并发症。

（四）持续高尿酸血症将诱发和加重高血压

血尿酸是高血压发病的独立危险因素，可激活肾素 - 血管紧张素 - 醛固酮系统，导致血管重构、器官受损，两者可能存在因果关系。尿酸与肾动脉性高血压有关，尤其是使用利尿药者。血尿酸水平每增加 60 微摩 / 升，高血压发病相对危险增加 13%。

（五）增加心脑血管疾病死亡率

高尿酸血症与心脑血管疾病密切相关，血尿酸可预测心血管及全因死亡，是预测心血管事件发生的独立危险因素。血尿酸水平每增加 60 微摩 / 升，与正常血尿酸水平相比，冠心病死亡的风险增加 12%。特别是女性患者，高尿酸血症显著增加心血管死亡风险。这是因为尿酸可作用于血管壁，促进动脉粥样斑块的形成，增加心血管和脑卒中的发生和死亡。

高尿酸血症还是心力衰竭发生及死亡的危险因素。降低血尿酸水平可以显著改善冠状动脉的血流及扩张性心肌病的左心室功能，减少高血压肾病患者心血管及全因死亡的风险。

血尿酸＞ 420 微摩 / 升，是脑卒中的独立危险因素，高尿酸血症时期已经对心脑血管开始产生不利影响，但因为当时感觉没有症状而没有引起重视，为促进脑卒中的发生，埋下了隐患。

（六）诱发和加重糖尿病

高尿酸血症是 2 型糖尿病发生和发展的独立危险因素，血尿酸的水平越高，发生糖尿病的风险越大。有研究发现，高尿酸血症发生糖尿病的风险较血尿酸水平正常者增加 95%。普通人群中，血尿酸水平每增加 60 微摩 / 升，新发糖尿病的风险就增加 17%。高尿酸血症使 2 型糖尿病发生。

糖尿病与高尿酸血症互为因果关系。高尿酸血症会损伤胰岛功能，导致 2 型糖尿病的发生或加重。糖尿病也会加重高尿酸血症的危害。

（七）血脂紊乱

血尿酸水平与胰岛素抵抗呈正相关，与体重指数和腰围、总胆固醇、三酰甘油、低密度脂蛋白 - 胆固醇呈正相关，与高密度脂蛋白 - 胆固醇呈负相关。

（八）肥胖

高尿酸血症与腹型肥胖关系密切，肥胖能导致高尿酸血症和痛风的风险增加，减轻体重特别是减小腹围，能够有效降低血尿酸水平。

（九）代谢综合征

研究显示，代谢综合征与高尿酸血症关系密切，高尿酸血症就是代谢综合征的其中一项内容。

二、痛风并发症，赖上就不走

痛风患者除了急性痛风性关节炎发作，会给患者带来极大的痛苦以外，而且，随着病程的进展，会给机体多个脏器带来很多并发症。所以，痛风本身不可怕，因为来去如风，虽然痛不欲生，但不会危及生命。所以，痛风可怕的是各种并发症，来了可以，要想让它离去，就不会那么容易了。

尿酸盐结晶随着血液循环无孔不入，无处不去，走到哪里，就在哪里落脚，主要有：急性高尿酸血症肾病、慢性高尿酸血症肾病、痛风石、痛风性心脏病、痛风性眼病、痛风性脑血管病、高血压等。

三、痛风肾病：
尿毒症是痛风患者死亡的首位原因

（一）痛风对身体危害最大的脏器是肾脏

很多患者以为痛风对身体危害较大的是关节，殊不知，隐藏在身体内部的肾脏才是将来导致痛风患者生活质量下降的重要器官。

我们的肾脏位于脊柱的两侧，腹膜后间隙内。由于位置隐蔽，既看不见也摸不着，平时沉默无语，一旦出现问题，就不是小事。这些代谢产物其中之一就包括尿酸。过多的尿酸经过肾脏过滤时，沉积在肾脏上，越积越多。但是，人体的肾脏就像一个运输体内垃圾的管道，它能运输的量和体积是有限的，长期、持续的过多的产物沉积，就会阻塞管道，不再畅通。肾是维持机体内环境相对稳定的最重要的器官之一，是机体主要的排泄器官。肾脏通过尿液的生成和排出过程，将机体内的大部分代谢产物和进入体内的异物排出体外。

（二）什么是痛风肾病

痛风肾病是由于大量尿酸盐在肾脏沉积，对肾脏造成炎症和破坏作用而引起的。尿酸主要沉积在肾小管和肾间质，引起肾小管上皮细胞萎缩、退化，并损害肾小管的功能。引起肾间质炎症和水肿，发生纤维化，导致"间质性肾炎"。尿酸也可引起肾小球毛细血管和小球基膜的炎症、硬化，损害肾小球的滤过功能。所以，尿酸所导致的肾脏损伤称为痛风肾病，也叫高尿酸血症肾病。痛风关节炎发作时症状明显，阻挡不住；而痛风肾病后果比关节炎还严重，却悄无声息，让人始料不及。一般情况下，是先有痛风关节炎反复发作多年以后，才发生肾脏损害。少数患者是在已经发生肾功能损害后，出现急性痛风性关节炎。

（三）痛风肾病的表现

痛风肾病多发生在痛风病史 10 年以上的患者，进展比较缓慢。患者可表现为尿路结石、蛋白尿、水肿、夜尿增多、高血压、血尿酸及尿尿酸升高等。还可能出现肾绞痛、血尿、排尿困难、肾积水、尿路感染等。与其他慢性肾脏疾病不同，该病如能早期诊断并给予恰当的治疗，肾脏病变可减轻或延缓发展，否则，将进入尿毒症期。

临床上 20%～60% 的痛风患者有不同程度的肾损害，在降尿酸药问世以前，有 10% ～ 25% 的痛风患者进展为终末期。痛风肾病分为无临床表现的痛风肾病、早期、中期和晚期。早期表现为间歇性微量蛋白尿，夜尿增多和尿比重降低。此期，如果治疗及时得当，可以逆转，也就是说肾功能能够恢复。但是，到了中后期，只能控制，不能逆转。如果不能控制其发展，将会造成肾功能进一步损害而出现肾衰竭，就是晚期。所以，早期发现很重要。

（四）早期发现痛风肾病

为做到早发现，早治疗，防止痛风肾病对痛风患者的危害，出现以下任何症状，均提示有痛风肾病的可能，要及早到医院检查，切莫错过治疗时机。

1. 尿中有泡沫　尿中有泡沫要小心是否肾脏出了问题。泡沫尿有生理性的，也有病理性的。生理性属于正常现象，病理性是因为肾脏出现异常所致，所以，为了排除病理性的泡沫尿，一定要及早到医院检查原因。痛风肾病患者的尿中可能有蛋白或血尿。

2. 身体有水肿　患者早晨起床发现自己的眼睑或者面部水肿，也有的双下肢（包括双脚或双腿）水肿，如果用手指按压水肿部位，则因按压而下陷的部位不会马上恢复。没有水肿的部位按压后，下陷的部分会马上恢复。

3. 发现血压高　测血压无意中发现不明原因的血压较前增高，应查询是否与肾脏有关。

4. 有贫血症状　患者面色皮肤及口唇苍白，有时头晕乏力，腰膝酸软、头发稀疏干燥。

5. 食欲比较差　原来食欲不错的患者，如果出现食欲缺乏，恶心，甚至呕吐等表现，也要警惕痛风肾病。

（五）青壮年男性患者出现肾脏并发症更早更严重

青壮年男性患者比女性患者出现肾脏并发症的更多见，更年轻，有的痛风病史仅有几年，就需要透析维持生命，究其原因，与以下因素有关，希望年轻男性患者予以重视。

1. 吃喝的量很大　很大一部分青壮年男性患者，不注意饮食控制，有的根本不控制饮食，饭量很大，经常大吃大喝，造成肾脏功能负担过重，病情迅速恶化。

2. 摄入蛋白质很多　部分男性患者不喜欢吃菜，多喜欢鱼肉、烤肉串、炸鸡腿、涮火锅，猛吃猛喝，蛋白质摄入增多，加重肾脏的负担。

3. 对病情满不在乎　部分男性患者粗犷的性格导致患者对任何问题满不在乎，觉得什么都无所谓，太仔细、太在意反而感觉有失大男人的身份，出现异常也不及时到医院就诊。这类人，有时检查没有问题，更得意自己的不重视也没出现什么问题。一旦发现出现问题的时候，这类人，必然后悔莫及。

4. 过分注重朋友义气　重视朋友义气，却轻视生命价值。责任心不够，没有认识到自己的健康对于父母、家庭、孩子的重要意义。只要是朋友的召唤，就招之即来。全然忘了自己是一名痛风患者，导致病情越来越重，不可收拾，才想到家人的重要。

5. 不按照医嘱吃药　不规律服药，想起来就吃，想不起来就不吃。经常漏服药物或重复吃药。漏服药物只能降低治疗效果；重复服药或服药时间超过医生规定时间，可能对肾脏造成损害。

（六）高尿酸血症会引发尿毒症

多种因素可导致高尿酸血症引发尿毒症。

1. 很多患者已经发现尿酸高，却因为没有不适而没有引起重视，不去医院就诊。

2. 有的患者肾脏已经发生早期肾病，因为不做检查，没有发现。

3. 不遵医嘱乱用药，痛了，就自己买点止痛药吃；不痛了，就不吃了。或者长时间过量服用药物。

4. 轻信偏方，偏信秘方，迷信广告，长期服用不明成分的药物，对肾脏产生毒性。

5. 药物种类和剂量的选择，没有依据肾功能情况选择对肾脏相对影响小的药物。

6. 依然大吃大喝，不注意饮食控制，特别是对蛋白质的摄入长时间过量。

（七）尿毒症是痛风患者死亡的第一位原因

痛风肾病是导致慢性肾衰竭的重要原因之一，由于过多的尿酸在肾脏不断沉积引起的肾脏炎症。有资料记载，痛风患者出现肾结石的概率是正常人的1000倍以上；痛风病史10年以上的患者，几乎100%会发生肾脏的损害。有显著肾功能损害的占41%，其中，约25%死于肾衰竭。痛风发生肾衰竭多为慢性肾衰竭，只有极少数的患者在痛风急性发作时，血尿酸水平明显升高，可在短期内发生急性肾衰竭而导致死亡。

痛风肾病是痛风患者致死的隐形杀手，它对人体肾脏所造成的损害是按部就班、悄无声息、勇往直前的。只要痛风患者不对其加以保护和阻挡，任其发展，数年或十几年、二十几年以后，尿毒症就难以避免了，只能依靠血液透析才能维持生命。

（八）肾衰竭将引领患者走向漫长的透析之路

临床上凡是出现肾功能损害的患者，多伴有痛风的其他慢性并发症。早期痛风肾病的特征是尿中白蛋白排泄轻度增加（微量白蛋白尿），逐步进展至大量白蛋白尿和血清肌酐水平上升，最终发生肾衰竭，需要透析或肾移植。一定要定期复查，争取在痛风肾病的早期发现，积极治疗，防止其发展为慢性肾衰竭，因为很多肾病早期的患者没有明显的症状，不易发现。一旦发生慢性肾衰竭尿毒症期，患者就得依靠血液透析来维持生命。血液透析需要在患者的动脉血管上长期留置一个通路，多选择手臂的血管，隔一天透析一次，一直透到生命终结（肾移植者除外）一次持续 4 小时，每次费用数百元不等，严重影响正常工作和生活。

（九）痛风肾病的类型

痛风肾病（或称高尿酸血症肾病）临床上分为 3 型。

1. **慢性痛风肾病** 为尿酸盐结晶在肾髓质间质组织沉积引起。起病隐匿，早期仅表现为轻度腰痛及间歇性蛋白尿和显微镜下血尿。高尿酸血症患者出现肾小管功能障碍，如夜尿增多、低比重尿、小分子蛋白尿等，提示存在慢性痛风肾病。随着病程进展，可发展为持续性蛋白尿、肉眼血尿、高血压。如处理不当，一般 10～30 年后，晚期可导致肾小球滤过率下降，进展为氮质血症甚至尿毒症。

2. **急性痛风肾病** 少见，起病急骤，由大量尿酸盐结晶沉积于肾间质及肾小管内，肾小管管腔被尿酸填充、阻塞所致。患者可突然出现腰痛、少尿、无尿，急性肾损伤若合并血尿酸水平显著升高（＞ 900 微摩 / 升），不排除急性痛风肾病的可能。急性痛风肾病紧急处理，治疗有效，通常可逆，重在预防。如处理不及时，会造成急性肾衰竭。主要见于骨髓增生性疾病、恶性肿瘤放化疗后或应用噻嗪类利尿药后，亦可发生于短期内尿酸显著升高的原发性高尿酸血症及痛风患者。

3. **尿酸性肾结石** 近年来，尿酸性结石发病率呈上升趋势，美国尿酸性结石占泌尿系结石的 8%～14%，我国为 5.1%，仅次于草酸钙结石。尿酸性结石为尿酸盐结晶沉积在肾脏形成的泥沙样、沙砾状结石。痛风患者肾结石的发病率要比普通人高 1000 倍。男性较女性多见，多发于青壮年。22%～40% 的原发性痛风患者合并肾结石。其中，有 50% 的患者在结石之前先有痛风，另有

50% 的患者是先有肾病，后有结石。

（十）尿酸性结石的临床特征

1. 疼痛　约半数以上的患者可出现腰及上腹部间歇性疼痛，有过尿频、尿急、尿痛的症状，也有的患者没有任何症状。

2. 血尿　体力活动后发现尿中有血。

3. 感染　有的患者因结石导致排尿不畅，发生尿路感染，出现发热、膀胱刺激症状，如尿频、尿急、尿痛等。

4. 梗阻　发生梗阻与结石大小有关，细小泥沙样结石可以通过尿液排出，较大结石可引起肾绞痛、血尿、肾积水、尿路感染甚至尿路梗阻等症状。

5. 检验　血肌酐水平升高、尿液 pH 常低于 6.0，尿沉渣检查可见尿酸盐结晶。

（十一）肾脏是痛风性结石最容易发生的内脏

痛风石可发生于身体所有的皮下组织，也可发生于内脏。发生痛风性结石最多的内脏就是肾脏。发生于肾脏内的痛风石，称为痛风性肾结石。

肾脏容易发生痛风石，与多种因素有关。一方面，尿酸主要从尿液中排出，肾脏是尿酸排泄的主要器官。一般尿液是酸性的，尿液的 pH 在 5.5～6.0，尿酸在尿液中的溶解度较低，所以，痛风石好发于肾脏。另外，血尿酸水平升高，从尿中排出的尿酸量就增多，尿的 pH 下降，尿量减少，也是尿酸性肾结石形成的促进因素。还有泌尿系感染、肾功能减退、畸形，以及使用某些抑制尿酸排泄的药物等，均有利于痛风性肾结石的形成。

（十二）肾结石的形成与尿 pH 有密切的关系

尿酸排出量多者，易形成肾结石。当血尿酸 ≥ 773.5 微摩 / 升（13 毫克 / 分升），24 小时尿尿酸 ≥ 6.54 毫摩 / 升，尿酸结石的发生率高达 50% 以上。肾结石的形成与尿 pH 有密切的关系，持续性酸性尿，使尿酸结石易于形成。尿酸性结石患者尿液的 pH 常低于 6.0，CT 检查对尿酸性结石的诊断很有帮助。如果尿 pH 增高，则尿酸的溶解度就增大，当尿 pH 为 6.5～6.8 时，已经形成的尿酸结晶就可转变为溶于水的尿酸。

【病例】　无症状高尿酸血症，突然查出尿毒症

患者，男，40 岁，身高 176 厘米，体重 86 千克，自己经营一家公司，属于事业型人才，经常宴请客户，生活无常。几年前曾查体发现血尿酸水平轻度升高，医生建议其改变生活方式，少应酬，否则有可能发生痛风。由于工作忙，压力大，且从没有出现过痛风发作，也就把这事忘到脑后。直至一周前，感冒后出现发热、腰酸背痛、全身乏力，不爱吃饭，到医院检查，确诊为尿毒症。此前，患者没有任何不适。

专家点评 *发生尿毒症的幕后黑手，就是高尿酸血症*

尿酸是人体嘌呤核苷酸的分解代谢产物，主要经过肾脏排泄。过量的尿酸结晶可能沉积到身体的很多部位，如果沉积在肾脏，阻塞肾小管，就会引起尿酸肾病。此时，多数患者会出现蛋白尿、血尿、腰酸背痛等表现，如果及时进行相关检查能够发现和治疗。但是，也有一些患者，整个过程中，没有任何异常，更容易忽视，直到出现尿毒症才发现。所以，发现尿酸升高，切不可置之不理，一定要定时复查，并将之降至正常。如果出现不明原因的疲劳，及早到医院做一个血和尿的检查。肾病早期治疗，时间短，且效果好，恢复快。到了尿毒症阶段，只能靠透析维持生命。所以，高尿酸血症距离尿毒症有时只有一步之遥。

（十三）尿酸性肾结石的治疗

结石越小，治疗相对越容易；结石越大，治疗就会更加麻烦。

1. **排石疗法** 将石头经过排尿的方式排出体外。适应于直径 0.5～1 厘米的小结石，且未导致尿路梗阻、疼痛或感染等症状的轻型患者。多通过三种途径进行排石，一种为一般疗法，就是大量饮水、低嘌呤有饮食和适当的运动；一种为中药疗法，就是采用排石颗粒、排石合剂、尿石通等药物；另一种方法为临床上经常采用的溶石药物——枸橼酸氢钾/钠颗粒口服。在结石较小的时期，一定尽最大努力，争取使用一般疗法将结石排出体外。

2. **体外冲击波碎石** 如果经过排石疗法治疗 1～2 个月以后，效果不佳者，可采用冲击波碎石疗法。适应于 1 厘米＜直径＜2 厘米的结石。但是，体外冲击疗法并不适合于所有肾结石患者，是否适合需要遵照医生的意见。

3. **手术治疗** 如果尿酸性结石大于 2 厘米甚至 2.5 厘米，就有可能造成尿路梗阻、严重感染或肾功能受损的患者，可选择手术治疗。有些患者的结石需要采取多种方法，联合治疗。

四、关于痛风石，您一定要有所知

未经治疗的患者，首发症状 20 年后 79% 可出现痛风石。

（一）什么是痛风石

痛风石是痛风的一种特征性损害，指罹患痛风的患者，天长日久，在身体的某些部位出现一些大小不等的"石头"，这些"石头"，其实就是尿酸盐沉积所致。形成痛风石多是那些常年不能良好控制血尿酸水平的患者，冰冻三尺，非一日之寒，追问患者，少则数年，多则数十年。

（二）痛风石好发部位

痛风石可存在于任何关节、皮肤、肌腱和滑囊周围、关节周围软组织等，可导致骨、软骨的破坏，以及周围组织的纤维化和变性。痛风石多见于容易受压或受到摩擦的部位，常不是单个出现，而是多个关节受累，好发于关节远端，如手、足等。常出现于足部第一跖趾，其次还有手指关节、其他足趾、足踝、足背、足底、前臂伸面、耳郭和肘、膝等关节的周围等。这些部位的痛风石，相对比较表浅，容易发现或触摸到。

（三）痛风石的样子

痛风石呈黄白色大小不一的隆起，大的像鸡蛋，小的像芝麻，也有像黄豆、花生米大小的，也有比鸡蛋还大的。痛风石刚出现时用手摸起来是柔软的，随着纤维增多，逐渐变得越来越硬，直至坚硬如石。随着石头的增大，局部的皮肤变薄、发亮，弹性下降，进一步发展，皮肤薄弱处就会破溃，受挤压后可暴露出或排出白色豆腐渣样的尿酸盐结晶，甚至形成一个长期向外排尿酸盐的瘘管，难以愈合。石头越大，越容易破溃，也越难以愈合。

（四）痛风石对身体的影响

初发的、微小的或单个的痛风石，对身体影响不大。随着痛风石不断增多、增大，在关节周围的痛风石会使局部关节处变形，明显影响关节的正常活动和功能。如手指间的痛风石，自然状态下，手指并排，手指间缝隙并不大，若在指间出现一些形状不一、大小不一的石头，会严重影响手指的弯曲甚至影响日常的生活，如吃饭、穿衣、如厕，给生活带来极大的不便，甚至不能正常工作，有的会因此而丧失劳动能力。痛风患者平时要经常触摸一下自己的手足关节和耳郭等容易长石头的部位，及早发现微小的痛风石，寻求医生的帮助，努力使这些微小的痛风石消失。

【病例1】 双手长出无数痛风石，生活全靠家人照顾

患者，男，65岁，痛风病史20余年，饮酒史30年，嗜酒如命，每天两餐饮酒，以白酒为主，每次2～3两。双手指之间长出无数块大小不一的痛风石，两只手已经完全变形，不能灵活拿取东西，所有的生活均由其老伴和两个女儿轮流照顾。不能下床，不能翻身，不能自行拄拐，患者非常苦恼，躺在床上瞪着电视，一言不发。

专家点评 **大量痛风石能够致残，早期不预防晚期很悲惨**

痛风本身并不可怕，可怕的是痛风的并发症。痛风石就是痛风并发症之一。大量的较大的痛风石沉积在双手、双足，有手不能劳动，有足不能行走，有嘴自己不能吃饭，就连大小便都不能自理。看到男女老少拿手机，很羡慕，只能看电视，还得家人调台。非常后悔，常常摇头叹息。知道今天会是如此的悲惨结局，何必当初不听家人的劝阻，天天饮酒。

【病例2】 家住啤酒厂边，天天啤酒相伴

患者，男，56岁，痛风病史20余年，痛风发作数十次，因次数太多，自己也记不清楚，只是感觉刚发病时一年1或2次，后来发作越来越频。饮酒史30余年，家住市区两家啤酒厂边，从年轻时嗜好啤酒。每天五六斤，有时一天十余斤，喝啤酒如同喝水，吃海鲜（如蛤蜊、琵琶虾等）抱着盆吃。痛风发作的那几天，能稍微收敛一点儿，痛风发作过后，依然继续以往的吃喝。

专家点评　*右脚趾长出大结石，家人想要放弃*

患者因长年喝酒，妻子非常不满，多次劝其戒酒，患者置之不理。后来，痛风发作，妻子以为这次吃着苦头，患者能有决心戒酒。但是，每次发作过后，患者就忘在脑后。此后，发作次数越来越多，脚趾上的石头越来越大，直径约6厘米，破溃不能愈合。妻子因为其没有为家庭尽到责任，不想无休止地照顾其生活，而选择离开。儿子也对父亲的行为非常不满，因父亲稍微好一点儿就又控制不住自己偷偷喝酒而产生想要放弃的念头。

（五）痛风石形成与血尿酸的关系

当血尿酸浓度超过535微摩/升时，约50%的患者会出现痛风石；而血尿酸低于475微摩/升时，只有约10%的患者出现痛风石。病程越长，血尿酸水平越高，痛风石发生率越高，且痛风石的数目越多，体积越大。另外，经饮食控制和药物治疗后，长期将血尿酸水平控制在300微摩/升以下，可能使部分痛风石逐渐缩小甚至消失。所以，痛风发作过的患者，尿酸的控制目标更严格。

（六）痛风石能否消失

一旦发现痛风石，患者就开始担心这些石头将来会发生什么情况，担心越长越大而不能消失。痛风石能否消失，要看痛风石发生的时间、大小、多少和硬度。一般对于新发生的、小的、单个的、尚软的痛风石，在发生的初期经过积极的治疗，血尿酸水平长期控制在正常范围内，痛风石有可能消失。因为在痛风石发生的初期，由于时间比较短，沉积的尿酸盐结晶尚未硬化，还能够与血液中的尿酸盐，进行交换，经过排尿酸治疗以后，痛风石内的尿酸可能被血液吸收，经过肾脏随着尿液排出。但是，对于那些较大、时间较久、石头较多、已经发生纤维化和钙化而变硬的痛风石即使经过抗尿酸治疗，也不可能变小，更不可能消失。

（七）怎样能使痛风石消失

那么，有没有什么办法能让痛风石消失呢？想让痛风石消失就是要将已经形成的尿酸"石头"逐渐消融，这也不是完全不可能的，需要患者与医生的共同努力。成功的控制血尿酸，将血尿酸水平降至300微摩/升以下，维持半年以上，可使部分痛风石逐渐溶解、缩小，甚至完全消失。当然，也不是所有的石头都能消失，只有部分患者的痛风石可望消除。所以，要保证较长时间血尿酸水平控制良好且保持稳定，这是痛风石消失的必备条件。

另外，要想痛风石消失，除了消融已经形成的痛风石以外，还要防止新的痛风石形成。患者要遵照医嘱长期规范服用降尿酸药、促进尿酸排泄的药物、坚持低嘌呤饮食等，多饮水，保证每天的尿量在 2000 毫升以上，维持尿的 pH 在 6.0 左右，就可望防止痛风石的新形成。

（八）痛风石有轻重之分

1. 轻度痛风石　药物治疗为主。痛风石生长缓慢，大小稳定，只累及单一关节；关节无异常的分泌物；无侵袭性的团块或结缔组织破坏。

2. 中度痛风石　药物治疗为主。痛风石生长缓慢，大小稳定，但累及 2 ～ 4 个关节。

3. 重度痛风石　手术治疗为主。痛风石生长迅速，痛风石累及的关节数超过 4 个；关节有异常的分泌物；有侵袭性团块或结缔组织破坏；以及严重的慢性痛风性关节炎。

（九）重度痛风石需要做手术

一般对于轻度、中度的痛风石，以内科非手术治疗为主，即排尿酸治疗，不建议手术。但是，对于重度的痛风石，出现以下情况时，可以选择手术治疗。但术后，仍要接受痛风的规范治疗，否则，还可以长出新的更多的石头。以下情况，可遵照医嘱，选择手术治疗。

1. 痛风石破溃，经久不愈者。

2. 痛风石破溃，合并感染者。

3. 机械性损伤，创面长期不愈合。

4. 关节严重畸形，影响关节功能。

5. 特殊部位的痛风石，如眼球后、心脏、脊柱等。

6. 痛风石压迫神经，出现压迫症状者。

【病例】　痛风石越长越大，将手背皮肤撑破

患者，男，63 岁，饮酒史 40 年，每天 2 两白酒。痛风病史 30 余年，全身多处发生痛风石。最大的是在左手背上，约 5 厘米 ×5 厘米 ×4 厘米大小，内有密集的痛风石颗粒，因痛风石不断增大，手背的皮肤张力过大，皮肤菲薄，最终发生破溃。

专家点评 **破溃的皮肤长期不愈，不得已进行植皮手术**

由于伤口太大，伤口内的尿酸盐结晶不断溢出，刺激伤口边缘的皮肤，且发生感染，伤口长期未能愈合，直接影响正常的工作和生活。经过一段时间的抗尿酸、抗感染治疗和局部换药处理，感染得到控制，伤口仍然不愈。后转至美容科从大腿上取下一块皮肤，进行植皮手术后，伤口慢慢愈合。

（十）痛风石破了要到医院治疗

如果痛风石破了，不管什么原因所致，一定要及时到医院处理。

1. 痛风石难以自行愈合，不要在家治　一些患者的痛风石破了以后，想自己在家中消消毒，等它慢慢愈合，几乎是不可能的。临床上，有时发现即使很小的伤口也难以自行愈合，而且，痛风石越大、伤口越大，越难以愈合。

2. 清理痛风石必须无菌操作，以防感染　如果想让伤口尽快愈合，必须将痛风石清理干净。但是，清理痛风石是一项无菌操作，若操作不当，容易感染，自己在家里处理，由于条件所限，很难做到无菌操作，甚至加重感染。

3. 有的痛风石非常坚硬，难以清理　有些痛风石与组织紧密相连，单纯消毒换药，很难清除干净，有时需要借助器械处理，甚至需要外科清创处理或进行手术，家里难以完成。

4. 一旦发生感染，需要住院抗感染治疗　出现发热、白细胞增多等感染表现时，需要对分泌物进行培养，选择有效的抗生素进行抗感染治疗。

【病例】 **痛风石破溃感染，伤口间断流脓，盼望医生手到病除**

患者，男，36岁，痛风病史十余年，双足有多处大小不等的痛风石，双足红肿，包括小腿也肿胀疼痛。不能穿鞋，不能行走，每天躺在床上，疼痛呻吟，情绪低落，闭目不语。其中，右足踝上端皮肤破溃合并感染，有黄色脓性分泌物不断溢出。为减轻患者的疼痛，家属一边不停地为患者用手轻轻抚摸着肿胀的皮肤，一边用祈求的眼神望着查房的大夫，询问有没有能治好的"针"，多贵也打。

专家点评 冰冻三尺非一日之寒，有些情况医生也爱莫能助

　　有些患者平时不听家人的劝阻，长期喝酒吃肉，挥霍着自己的青春和健康。他们错误地认为，不管发生什么情况，只要到大医院，花大钱，找好医生就能治好自己的病，殊不知，病情早期，医生能帮助患者消除痛苦。当病情发展到一定程度，医生也束手无策，只能给予一定的安慰、对症处理等。所以，最好的医生还是自己，对可能出现的问题，加以预防为妙，而不要等到了无可挽回的地步而懊恼不已。

【病例】 每次清理痛风石如同刀刮骨头，患者后悔当初吃过了头

　　患者，男，单位小老板，因双手、双脚多发痛风石，影响正常的工作和生活，到医院请求医生为其清理痛风石。医生告诉他，清理时可能会很痛，因为有些石头与皮下组织紧密相连，难以剥离。患者治疗心切，表示只要能清理掉这些"障碍"，再痛自己也能忍受。可是，每次清理时，患者自述如同用刀子在刮自己的骨头，告诫邻床的病友，不该吃的还真不能吃啊！

专家点评 硕固的痛风石，清理干净没那么简单

　　痛风石，不是一朝一夕突然冒出来的，而是一粒粒微小的痛风石结晶日积月累层层增加，密密麻麻，凝结而成，密度高，硬度也高，就因为硬如石头，才称痛风石。所以，清理起来并不简单，需要极大的耐心与细心，用力轻了，清理不掉；用力重了，痛得要命。一次两次，解决不了问题，有时需要多次甚至无数次清理、换药，才能清除一部分，也不一定全部清理彻底。所以，早期不注意预防，后面就要付出痛苦的代价。

五、痛风性眼病：痛风也会连累眼

（一）痛风可以引起眼部多种疾病

　　痛风结晶可沉积在眼部，造成眼压过高，发生葡糖膜炎等。痛风石在眼部容易沉积在眼眶、眼睑、角膜、结膜、巩膜、虹膜、球后、眼外肌等部位，引

起眼部炎症等，既影响眼部功能，又影响美观。但是，目前很多人并没有认识到痛风还会导致痛风性眼病。

（二）痛风性眼病的表现

痛风性眼病最常见的症状是巩膜和结膜血管充血导致的双侧红眼。痛风性眼病，眼睛表面的血管可变得迂曲、充血、增粗，以及持续性的结膜下出血。另外，还可出现葡萄膜炎、眼压增高和青光眼、巩膜炎及慢性结膜炎、干眼等眼部表现。据报道，痛风可导致视网膜和血栓形成。而且，可能是白内障进展的主要因素，痛风病程的长短也与白内障的患病率有关。

（三）防治痛风性眼病

1.控制尿酸水平，防止尿酸盐在眼部的沉积。

2.控制血压水平，防止眼部血管发生变硬、变脆等病变。

3.控制血脂水平，防止眼部血管发生粥样硬化。

4.定期到眼科检查眼部，及早发现眼部早期病变，及早处理。

5.最好到较大医院找相对经验丰富的医生检查，因痛风性眼病的检查和治疗，需要一定经验的积累，才能辨别和诊治。

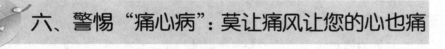

六、警惕"痛心病"：莫让痛风让您的心也痛

痛风脚痛已是痛中之极，不要再让您的心也跟着痛。

（一）痛风引起的心脏病

1.痛风性心肌病　少见。如果痛风治疗不当，持续的高尿酸血症可使过多的尿酸盐结晶沉积在心脏，破坏心脏的正常结构和功能，可以导致痛风性心脏病。

2.痛风合并冠状动脉粥样硬化　多见。尿酸盐可直接沉积于动脉血管壁，损伤动脉内膜，刺激血管内皮细胞增生，诱发血脂在动脉管壁的沉积，而引起或加重动脉粥样硬化。患者可出现胸闷、憋气、心前区不适等症状，严重者可发生急性心肌梗死。

（二）痛风容易引发心脏疾病

1.痛风多合并肥胖，肥胖者心脏负担加重，心脏活动空间减小。

2. 痛风多合并高血压，增加左心室负荷，导致左心室肥大，易发生高血压性心脏病。

3. 痛风多合并血脂紊乱血管内壁增厚，容易发生冠状动脉粥样硬化。

4. 痛风患者血小板表面活性增强，血液呈高凝状态，促使血栓形成，易发生心脏缺血。

（三）预防痛风血管并发症，从心开始

为了保护心脏，应当做到以下几点。

1. 控制体重，减轻心脏负担

（1）正常人的心脏如同自己的一个拳头大小，机体通过这么一个小小的心脏，要将新鲜含氧的血液分别输送到全身各个角落，周而复始，一刻不停。减轻体重，可以减少心脏的劳动负担。

（2）肥胖患者，特别是中心型肥胖的患者，过多的脂肪包裹着心脏，心脏在层层包围下工作时既要努力泵出血液，又要在收缩与舒张的过程中分散一定的能量对抗脂肪对心脏的束缚，增加心脏负荷。

2. 控制血压，减少心脏事件

（1）控制血压对于痛风合并高血压患者来说，与控制尿酸达标同样重要。控制血压也不能依靠有无异常感觉来决定是否服用药物降压，而要经常监测血压，发现血压高于140/90毫米汞柱，就应寻求医生帮助，必要时服用降血压药物治疗。

（2）为防止血压波动，要保持情绪稳定，避免不良刺激。

（3）低盐饮食，血压正常的患者每天盐的摄入量要少于6克（约1啤酒盖），而高血压患者要更少，要求少于3克。不仅包括烹调用盐，也包括面包、酱油等食物中含有的隐形盐。

（4）最好家中购买血压计，养成定时监测血压的习惯，出现头晕、头痛等不适要随时检测，并做好记录。家中常备降血压药，发现血压异常增高要及时服用降血压药并保持情绪稳定，及时到医院检查。

3. 控制血脂，减少心脏风险

（1）控制血脂的意义等同于与血糖、血压的控制。血压和血脂的控制对减少痛风并发症的发生风险具有重要作用。

（2）每年应至少检查一次血脂（包括三酰甘油、总胆固醇、高密度脂蛋白 - 胆固醇和低密度脂蛋白 - 胆固醇）。

（3）低脂饮食，饮食清淡，多食纤维丰富的食物，防止动脉粥样硬化。

4. 其他　已经发生心肌梗死、心功能不全者，痛风急性发作期要避免使用环加氧酶2（COX-2）抑制药。

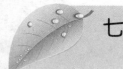

七、痛风还会"中风"：及早干预，重视脑卒中风险

（一）尿酸越高，越容易卒中

近年发现高尿酸血症与脑卒中（中风）密切相关，是缺血性脑卒中的危险因素，在伴有高血压的患者中更危险，可能与脑白质损伤有关。血尿酸水平越高，脑白质损伤越严重。研究发现，血清尿酸可使卒中风险增加31%，可见，尿酸高不仅可引起痛风，也可引起卒中。而且，尿酸每升高0.1毫摩/升，卒中以后好的转归概率就降低22%。也就是说，尿酸水平越高，脑卒中往好的方向的转归越困难。

（二）痛风患者特别容易发生脑血栓

脑血栓多见于老年患者，近些年来，脑血栓逐渐出现年轻化的趋势。在相对年轻的脑血栓患者中，部分是合并痛风、糖尿病、肥胖或代谢综合征的患者。那么，这些患者为什么更容易发生脑血栓呢？这是因为，一方面，糖尿病患者的血糖高，使得血液变得黏稠；加之肥胖患者多存在动脉粥样硬化，使得血管腔变得狭窄；另一方面，痛风患者多存在高血脂，血液黏稠度增高，使血液变得稠厚；同时存在微血管基底膜增厚，加上痛风合并动脉粥样硬化的患者压力感受器长期失灵，不能及时调整大脑的血液灌注量，导致脑部的血流量下降。长期的糖、脂代谢紊乱加速了动脉粥样硬化的发生和发展，又黏又稠的血液遇到寒冷、紧张、缺水等因素的诱发下，血管痉挛，血液流到痉挛、弯曲、狭窄的血管处容易出现流动缓慢，形成血栓并堵塞脑血管，而发生血栓。

（三）痛风患者也会发生脑出血

痛风患者不仅可能发生脑血栓，也有发生脑出血的可能。脑出血多发生于痛风病史较长，病情控制不理想的中老年患者。这是因为，一方面痛风患者多伴有肥胖，高脂血症，使脑部的动脉发生粥样硬化、狭窄，使血管壁的弹性下降；另一方面，痛风患者多伴有高血压，高血压使得血管壁变硬、变脆。在情绪激动、剧烈活动、排便用力、咳嗽等因素诱发下，相对狭窄、脆硬的脑血管如同弹性减低的胶管发生裂隙而破裂出血。

（四）痛风患者预防脑卒中的措施

1. 控制尿酸长期达标，防止血液中垃圾过多，容易沉积。

2. 控制血糖长期达标，防止因血糖过高使血液变得黏稠。

3. 控制血压长期达标，防止血压过高使血管壁变硬变脆。

4. 调节血脂达到正常，防止血液变得稠厚，动脉粥样硬化。

5. 遵照医嘱规律服用抗血小板凝集的药物，防止血栓形成。

6. 低糖、低盐、低脂、低嘌呤饮食，保证每天饮水量充足，每天 2000 毫升以上，心肝肾等功能衰竭者除外。戒烟限酒，保持大便通畅，预防便秘。

7. 加强运动，减轻体重，避免晨起空腹运动，避免剧烈运动和运动幅度过大。

8. 保持情绪稳定，避免情绪激动。

9. 避免突然用力过猛，如提重物等，突然增加脑血管的压力。

八、痛风可以致残，想要不残不简单

痛风容易复发，反复发作后，可累及多个关节，形成痛风石，痛风石大小、形状不一，不能溶解的痛风石持续存在而导致关节畸形、手足畸形，不能正常工作和生活，甚至失去劳动能力而致残。试想，一名三四十岁的青壮年，手上或脚上总有没有愈合的伤口，有的伤口因为感染还在不断地溢液、红肿、疼痛，而且，痛风的伤口多是时间较久的慢性伤口，长年累月。或者，手指间不规则的大小不一的石头，脚上的较大的石头，有的连鞋子不能穿，甚至寸步难行。但是，这些情况只发生于那些不注意防治的患者。

九、痛风可能导致过早死亡，寿命缩短

痛风长期得不到合理而规范的治疗，是会导致过早死亡的。死亡原因如下。

（一）尿毒症

痛风可造成肾脏发生病变，肾功能受到损害，随着病情的进展，可发展为慢性肾衰竭直至尿毒症而死亡。尿毒症是痛风患者发生死亡的主要原因，约占痛风患者死亡原因的四分之一。痛风患者因肾衰竭死亡以慢性肾衰竭多见，只有极少数的痛风患者，在痛风急性发作期，由于血尿酸水平明显升高，在短时间内发生急性肾衰竭而死亡。

（二）感染

痛风石破溃后，治疗不及时或治疗不当，合并细菌感染。细菌随着伤口的血流进入全身血液系统而发生菌血症和败血症，没有得到及时而良好的控制，也可以导致死亡。这种情况存在，但比较少见。

（三）肾脏疾病

痛风性肾结石、膀胱结石等未得到及时发现和重视，容易发生肾盂积水、肾盂肾炎和反复的泌尿系统感染。感染迁延不愈，反反复复，可能导致脓肾、坏死性肾乳头炎、败血症等，也可能导致患者死亡。

（四）合并疾病

痛风从不独来独往，多伴发糖尿病、高血脂、高血压、肥胖等多种疾病，所患疾病越多，因各种疾病导致死亡的可能性越大。这些疾病所导致的死亡在痛风患者死亡原因中占据着不小的比例。例如，因合并糖尿病、高血脂发生急性心肌梗死而死亡；因合并高血压发生急性脑出血而死亡；因合并糖尿病、高血脂发生急性脑梗死而死亡等。

第8章 痛风从不独来独往

痛风是一种代谢性疾病，与生活方式密切相关。痛风很少单一存在，多合并一种、两种或多种的并发症。这些并发症先后出现或同时发现，常相互影响，彼此加害，使病情更复杂，治疗更困难。常见的并发症有高血压、高脂血症、糖尿病、动脉粥样硬化、冠心病、脑血管疾病等。所以，有人说，痛风不是一种病，而是一串病，非常恰当。

一、痛风与糖尿病亲如兄弟

糖尿病患者中，有近 1/3 出现高尿酸血症；20% ~ 50% 的高尿酸血症者，同时患有糖尿病。

（一）什么是糖尿病

糖尿病是由于胰岛素分泌不足和（或）胰岛素作用缺陷而导致糖类、蛋白质、脂肪三大物质等代谢紊乱，可引起眼、肾、心脏等多脏器的慢性损害。主要表现为"三多一少"症状，即多饮、多食、多尿和消瘦。

（二）痛风患者容易患糖尿病

痛风与糖尿病亲密无间，有的人先有糖尿病后有痛风；有的先有痛风后有糖尿病；也有的痛风和糖尿病同时发现。血糖高，经过尿液排出的尿糖多，同时排出的尿酸也多。

1. 共同的发病基础——肥胖。糖尿病病因不明，发病除了与先天遗传因素有关以外，主要还与后天的环境因素有关。后天的环境因素包括患者的饮食不科学，热量超标或结构不合理、体力活动不足，造成的体型肥胖，肥胖可导致胰岛素抵抗。痛风患者的病因也不完全清楚，其发病也与先天的遗传因素和后天的饮食等环境因素有关。痛风也多发生于肥胖的患者，肥胖可导致血尿酸水平升高。

2. 尿酸盐结晶可沉积在胰岛组织，破坏胰岛 B 细胞的功能，减少胰岛素的分泌，升高血糖。

3. 尿酸盐结晶沉积在组织，如肌肉组织和脂肪组织等，会增加这些组织对胰岛素的抵抗，使胰岛素的敏感性下降，导致血糖升高。

（三）痛风合并糖尿病可谓雪上加霜

长期过高的高尿酸血症可以直接损害胰岛 B 细胞的功能，使胰岛素分泌减少，发生糖尿病；同时，糖尿病早期因高血糖和高尿糖在肾脏近曲小管的竞争抑制了尿酸的重吸收，也会加重痛风。两者相互影响，互相加害，可谓雪上加霜。

1. 痛风性关节炎的患者主要表现为关节及关节周围软组织的红肿热痛，疼痛难忍，痛风合并糖尿病，高血糖会加重组织的疼痛和肿胀，增加痛苦，延长病程。

2. 痛风石一旦破溃，不宜愈合，容易合并感染。若合并糖尿病，高血糖会使感染加重，更难控制，甚至诱发酮症酸中毒。

3. 痛风肾病最终发展为尿毒症，是痛风患者的主要死亡原因；糖尿病肾病也是糖尿病患者的主要而严重的慢性并发症之一，最终结局也是尿毒症。两种疾病对脆弱的肾脏共同损害，使尿毒症的风险大大增加。

4. 尿酸盐沉积在眼部组织，如角膜、结膜和球后组织等，可导致痛风性眼病出现视力下降，视物模糊等；糖尿病视网膜病变的患者，也可导致视物模糊，甚至失明。

5. 痛风和糖尿病均容易合并高血压、血脂紊乱等，发生动脉粥样硬化，共同促使发生心脑血管疾病的风险增加。

6. 在胰岛素抵抗状态下，糖酵解过程中的中间产物向 5- 磷酸核糖及磷酸核糖焦磷酸转移，导致血尿酸生成增多。

（四）患了痛风也可能再患糖尿病

痛风和糖尿病均是代谢性疾病，两者均为终身性疾病，一旦发生，可能伴随一生，不能根治，而且，会出现全身各系统的多种严重并发症。单纯一种痛风疾病的折磨就已经使患者痛苦不堪，如果再患上糖尿病，真的是苦不堪言。疾病本身带来的双重痛苦自不必说，每日三餐的饮食选择范围受到很大限制；经济支出的成倍增加；来自家庭、社会、工作等方面的心理压力，以及对未来的担忧、并发症的困扰等，都不是 1+1=2 那么简单，而是 1+1 远远大于 2 的不良结果，所以，一旦发现痛风，就要积极治疗，并查找原因，减轻体重，积极学习疾病相关知识，分析可能出现的问题，不要让甜蜜的杀手再给饱经风霜的身体捅上一刀。

（五）痛风合并糖尿病的治疗

1. 科学减肥，消除致病因素　前面说过，肥胖是导致痛风和糖尿病的共同发病基础。所以，及时减肥是治疗痛风和糖尿病的重要手段，减肥就是为胰岛和肾脏等脏器减轻负担，就是为全身减负，也是保护胰岛和肾脏等重要脏器功能免受进一步损伤的措施。

2. 早期治疗，两病兼治　因为两种疾病均是进展性疾病，随着病程的延长，会发生各种慢性并发症，并发症一旦发展到一定程度，就不可逆转，所以要抓住时机，重在预防，阻止或延缓并发症的发生。既不能为了治疗痛风而忽视血糖的管理，也不能为了治疗糖尿病而轻视高尿酸血症的控制。痛风患者要关注血糖，糖尿病要关注尿酸，两病兼治。

3. 先急后缓，先重后轻　如果两种疾病当中，其中一种病情发生变化或加重，则秉承先急后缓或先重后轻的原则。例如，当血糖明显升高，发生酮症酸中毒时，而血尿酸水平相对稳定，因酮症酸中毒进一步发展有发生酮症酸中毒昏迷甚至死亡的可能，此时，应积极治疗酮症酸中毒。如果血糖控制不错，却发生了急性痛风性关节炎，则应采取有效措施积极止痛，减轻患者痛苦为重。

（六）痛风合并糖尿病的饮食难题

糖尿病患者饮食有很多注意事项，痛风患者饮食又有很多限制，致使一些痛风合并糖尿病的患者，不知该怎样吃饭了，到底以糖尿病为主，还是以痛风为主呢？

1. 根据病情决定饮食治疗方案

（1）如果是痛风急性发作期，而血糖相对控制平稳，则饮食以控制痛风为主，降低血糖为辅。主要以低嘌呤饮食为主，同时，注意低热量、低糖、低脂肪饮食。

（2）如果是痛风间歇期，而血糖过高或发生酮症酸中毒等糖尿病急性并发症，则以控制血糖为主，预防痛风复发为辅。主要是控制总热量，保证饮食结构合理，并注意选择中低嘌呤饮食。

（3）如果血糖和尿酸均控制不佳，则两者兼顾，既要预防痛风发作，又要保证平稳控制血糖。在控制总热量的基础上，选择低嘌呤饮食，防止痛风复发；同时选择低热量饮食，防止血糖升高。

（4）如果血糖和尿酸均控制良好，也不能放松，继续坚持合理饮食，防止血糖或尿酸升高。可以选择中低嘌呤饮食，并注意监测血糖的变化。

2. 痛风与糖尿病饮食的相同之处

（1）两种疾病的饮食首要原则均是控制总热量：凡是能够产生热量的食物，均要控制，如糖类、蛋白质和脂肪。以保证每天的总热量只要能够达到机体的需要即可，而且不能超标，以免增加身体的负担，特别是胰腺和肾脏的负担。对于肥胖的患者，每千克体重每天的热量还要比正常体重少 5 千卡。

（2）主食均要控制高热量食物：如面包、点心、蛋糕、蜜饯、糖果等甜食，以及馅饼、油条、炸糕等油炸食品。

（3）蛋白质均要控制，选择优质蛋白：选择优质蛋白，而且每天每千克体重控制在 0.8 ～ 1.2 克，平均每千克体重 1 克。优质蛋白多存在于动物蛋白当中。蛋白质摄入过多，对两种疾病均不利。因为糖尿病患者容易出现糖尿病肾病等慢性并发症，痛风最容易发生痛风肾病等慢性肾损害。蛋白质在体内代谢过程中，产生的好东西——氨基酸可以被身体吸收利用；而那些不好的东西——尿素等则随尿液经过肾脏排出体外。所以，吃的蛋白质越多，经过肾脏排出的垃圾越多。两种疾病已经给肾脏增加了双重负担，此时，再摄入过多的蛋白质，可能导致肾脏不堪重负。痛风合并糖尿病的患者蛋白以牛奶和鸡蛋为主。

小知识　优质蛋白

优质蛋白：人体所需要的常见氨基酸有 20 种，其中，有 12 种是机体能够自身合成的，另有 8 种是不能合成的，必须从食物中摄取。优质蛋白就是指含有自身不能合成的 8 种氨基酸的蛋白质。蛋白质分为两类，一类为植物蛋白，如豆腐；另一类为动物蛋白，如牛奶、鱼虾、瘦肉等。

（4）脂肪两者均要控制：脂肪属于高热量食物，每克脂肪能够产生 9 千卡的热量。如动物内脏、肥肉、坚果等。而且，脂肪多是高嘌呤食物，痛风合并糖尿病要少吃，避免油炸食品。

（5）两者均要保持饮食结构合理：如糖类占每天总热量的 50% ～ 60%，蛋白质占 15% ～ 20%，脂肪占 25% ～ 30%。糖类为主是因为足够的糖类可以防止脂肪分解而产生酮体，且有利于尿酸的排出。脂肪摄入过多，会导致血压、血脂升高，体重增加，也加重肾脏负担；但是，如果脂肪摄入不足，就会导致体内的脂肪分解，脂肪在分解过程中会产生酮体，这些物质会阻碍尿酸的排泄，使血尿酸水平升高。而蛋白质摄入不足，会导致机体营养不良，消瘦，机体抵抗力下降，对健康不利。当然，如果蛋白质摄入过多，必然会加重肾脏负担。所以，保持三大物质的合理分配，是糖尿病和痛风两者的共同要求。

（6）两者三餐均要合理分配：有的患者能做到每天的总热量不超标，甚至三大物质的分配也得当。但是，不能科学分配三餐，甚至把一日的蛋白质主要放在某一餐进食，或一日三餐的某一餐不吃，另一餐就大吃特吃，这些都是不可取的。早、中、晚三餐可根据个人情况按照 1/3、1/3、1/3 分配，或 1/5、2/5、2/5 分配；容易饥饿者，可少食多餐，适当加餐，但是，加餐不加量，加餐的量要从总热量中扣除。

（7）两者均要多吃蔬菜，每天 500 ～ 800 克：对于糖尿病患者来说，多数蔬菜属于低糖、低热量、高膳食纤维，对控制血糖有利；对于痛风患者来说，蔬菜多属于碱性和低嘌呤食物，对控制尿酸有利。而且，蔬菜含有丰富的维生素、无机盐、微量元素，以及植物化合物等，有利于防治各种慢性并发症。

（8）两者均不建议喝菜汤、肉汤等：对于糖尿病患者来说，菜汤中油盐成分多，热量高，喝了以后升血糖明显，不利于血糖控制。对于痛风患者来说，菜汤、肉汤中嘌呤含量高，升高血尿酸水平，不利于尿酸的控制。而且，糖尿病、痛风患者多合并血脂紊乱和高血压，菜汤、肉汤中的油脂和盐等，容易加重高血压和高血脂。

（9）两者均建议多饮水：糖尿病患者多饮水是由于糖的高渗透性利尿作用，导致尿量增多，需要补足水分。痛风患者多饮水是为了使体内的过高的尿酸随着尿液排出而达到降低血尿酸水平的目的。鼓励痛风合并糖尿病的患者，每日饮水量至少 2000 ～ 3000 毫升以上。

（10）两者均要戒烟：烟对身体有百害而无一利。不管对糖尿病还是对痛风患者，有吸烟嗜好者，均建议戒烟，越早越好。戒烟有利于防治疾病并发症，以及高血压的控制。

3. 痛风与糖尿病患者饮食的不同之处　常有人说，痛风与糖尿病在一起，这饭没法吃，因为有些方面自相矛盾，的确如此。

（1）主食选择不同：糖尿病患者建议多吃粗粮，痛风患者建议多吃细粮。糖尿病建议多吃粗粮，是因粗粮含有膳食纤维，可延缓糖的吸收，升血糖慢。痛风建议少吃粗粮，是因有些粗粮比细粮的嘌呤含量高，不利于尿酸的控制。所以，痛风合并糖尿病的患者，宜选择细粮或选择嘌呤含量低的粗粮，如玉米、小米、高粱等。

（2）侧重点不同：糖尿病患者严格限制甜食，痛风患者严格限制高嘌呤饮食。糖尿病患者要严格限制甜点、糖果、蜜饯等甜食，因属于加工食品，能迅速升高血糖；痛风患者要严格限制动物内脏、肉类、啤酒、海鲜等，因能明显升高尿酸，诱发痛风。

（3）蛋白质选择：糖尿病患者以鱼虾类为主，痛风患者以蛋奶类为主。糖尿病患者建议选择优质蛋白，以鱼虾、瘦肉为主，因热量低，蛋白优，对血糖影响小。痛风患者不建议选择鱼虾、瘦肉等，因嘌呤含量高，而建议选择牛奶、鸡蛋等嘌呤含量低的蛋白质来源。

（4）水果选择：糖尿病患者选择低热量水果，痛风患者选择低果糖水果。糖尿病患者建议选择低热量水果，如西瓜等，最好以西红柿、黄瓜代替水果。痛风患者建议选择嘌呤含量低且果糖含量少的水果，如草莓、樱桃、柚子等。

（5）蔬菜选择：糖尿病患者以叶类蔬菜为主，痛风患者以瓜果类为主。糖尿病患者建议选择白菜、大头菜、菠菜等蔬菜，因热量低，膳食纤维丰富，升血糖慢。痛风患者建议选择冬瓜、黄瓜、洋葱等蔬菜，因嘌呤含量低，有利于尿酸的控制。

（6）早饮选择：糖尿病患者不建议喝粥，痛风患者可以喝粥。糖尿病患者不建议以各种粥类作为早餐饮品，因喝粥如同喝糖水，升血糖很快，建议糖尿病患者以豆浆或牛奶作为早餐的饮品；痛风患者可以喝粥，也可以喝奶，在尿酸控制良好的情况下，也可以喝豆浆。但是，两种疾病如果均伴有肾功能不良的情况，就不要喝豆浆。

（7）酒类选择：糖尿病患者可以喝红酒或啤酒，痛风患者仅可选红酒。两种疾病患者，如果没有饮酒嗜好，均不建议饮酒。特别是白酒。但是，糖尿病患者在血糖控制良好（空腹血糖 ≤ 7 毫摩 / 升，餐后 2 小时血糖 ≤ 11.1 毫摩 / 升，且稳定 1 周以上），可以饮酒，提倡戒烟限酒，可选择红酒，也可以选择啤酒。痛风患者建议戒酒，如果患者特别想饮酒，在尿酸控制良好（血尿酸 ≤ 300 微摩 / 升）的情况下可以少量饮用，只能选择红酒，不能喝啤酒。

（七）痛风合并糖尿病的运动

1. 合理运动，主动运动　对于痛风伴有糖尿病的患者，有利于控制血糖，也有利于降尿酸，鼓励患者在病情许可的情况下，主动运动，增加热量的消耗，控制血糖，减轻体重，降低尿酸，改善关节功能和脂质代谢紊乱等。

2. 运动适度，有氧运动　不管是痛风还是糖尿病均适宜有氧运动，如快走、跑步、游泳等，并要注意运动的时间、形式、强度等，量力而行，避免运动时间过长、运动量过大、运动强度过高等，以免发生低血糖或诱发痛风发作。

3. 运动安全，要有保障　运动贵在安全，若因运动不当，出现意外，得不偿失。

（1）痛风急性发作期、糖尿病合并急性并发症、血糖过高或过低、严重的心、脑、肾、眼等并发症的患者，不适宜运动。若要运动，必须在医生的指导下进行。

（2）运动避免受伤，选择宽敞、平坦场地，穿舒适鞋袜，随身携带糖果和水杯，结伴运动，餐后 1 小时运动，避免空腹运动、餐前运动等。

（3）运动过程中出现不适或受伤，均要立即停止运动，适当休息，并查找原因，及时正确处理，必要时到医院救治。

（4）运动时要携带水杯和糖果，及时补充水分，发生低血糖时，要及时进食糖果。并保持电话畅通，便于与家人取得联系。

（八）痛风合并糖尿病药物治疗的建议

1. 痛风急性发作期，痛风合并糖尿病的患者，不要选择激素治疗，因激素会升高血糖，增加食欲，不利于血糖控制等。

2. 尽量不选用可以升高尿酸水平的胰岛素和胰岛素促泌剂，若病情需要，必须使用，要遵医嘱与胰岛素增敏剂、双胍类、α - 葡萄糖苷酶抑制药等联合使用，以减少胰岛素的剂量。

3. 为保护肾脏，免受两种疾病对肾脏的双重伤害，不要擅自增加药物的种类和剂量，服用任何药物之前，一定征得医生的许可，要主动告知医生所服用的所有药物的名称和剂量，以免服用不同医生开出不同名称而作用相似的药物。

二、痛风与血脂异常形影相随

随着生活水平的提高，中国成人血脂异常总体患病率高达 40.40%（见《2016 中国成人血脂异常防治指南》），较 2002 年呈大幅度上升。有研究显示，75% ～ 80% 的痛风患者伴有高脂血症，60% ～ 80% 的高脂血症患者伴有高尿酸血症。三酰甘油水平越高，血尿酸水平就越高，可能与高三酰甘油具有降低肾脏对尿酸的排泄能力有关，从而导致血尿酸水平升高。而体内尿酸水平升高又可导致脂蛋白酶活性降低，使三酰甘油的分解减少，造成血中三酰甘油水平升高。

（一）认识血脂，从基础开始

1. 血脂指的是什么　血脂是指血清中的胆固醇、三酰甘油和类脂（如磷脂）等的总称，与临床疾病密切相关的血脂主要有两项，一项为胆固醇，一项为三酰甘油。大家常说的去医院查查血脂，包括以下内容。

（1）血清总胆固醇（TC）：血液中各种脂蛋白所含胆固醇的总和。胆固醇在人体内主要以游离胆固醇及胆固醇酯的形式存在。提起胆固醇，大家比较熟悉，而且并不喜欢它。因为没有它，就没有动脉粥样斑块形成，也就不会发生动脉粥样硬化性心脏病、脑梗死等。其实，它也不是一无是处，它的好处是，它是身体许多种激素的合成原料，如雌激素、雄激素、孕激素等。

（2）血清三酰甘油（TG）：血浆中各种脂蛋白所含三酰甘油的总和。三酰甘油是甘油分子中 3 个羟基被脂肪酸酯化而形成。三酰甘油是人体储存能量的重要方式。当人体能量不足时，它就会分解为游离的脂肪酸和甘油，供身体利用。减肥运动中常常提及的燃烧多余的脂肪，其实，就是指通过运动，消耗能量，能量不足时，分解三酰甘油，达到消耗脂肪，减肥的效果。

（3）血清低密度脂蛋白 - 胆固醇（LDL-C）：低密度脂蛋白增高，发生冠心病的风险就高。所以，这个指标，化验单上的箭头朝上不好。低密度脂蛋白是一种"坏"的胆固醇，它的主要作用是从肝携带坏的胆固醇到全身的血管，特别是心脏的冠状动脉，使过多的胆固醇在血管壁上沉积，导致动脉粥样硬化。

（4）高密度脂蛋白 - 胆固醇（HDL-C）：高密度脂蛋白 - 胆固醇是一种"好"的胆固醇，它的主要作用是将沉积在血管壁上的多余的胆固醇运回肝脏进行代谢，具有抗动脉粥样硬化的作用。所以，如果这项指标升高，提示发生冠心病的危险性和病死率都会降低。

【病例】 为什么他的血不是红色的

患者，男，27 岁，身高 170 厘米，体重 70 千克，患有高血压、糖尿病、血脂异常、高尿酸等代谢综合征。血液主要由血细胞和血浆两部分组成。如果将血液抽取到普通的干试管中，停留一段时间，血液会自行沉淀，并逐渐凝固，试管中的血液会自然成为界限分明的两段，下段约 2/3 部分是已经凝固的红色血液；上段约 1/3 甚至更少，析出少量清亮、黄色的血清。奇怪的是，此患者的血液与常人不同，下段为红色的，只有 1/5，上段皆为黄色或红色与黄色的混合。

小知识　血脂太高，导致血液变色

生化检查结果显示，患者的血糖、血脂、血尿酸、胆固醇均明显高于正常，究其原因是患者长年随心所欲的饮食习惯所致。患者是独生子，家长从小非常溺爱，一切以口味为重，喜欢什么就吃什么，直到吃够为止。特别是喜欢吃肉食和油炸食品，长年累月的高脂饮食，导致患者的血液变厚、变色。

2. 什么是三酰甘油　三酰甘油，又称为甘油三酯，与胆固醇和磷脂等共同组成人体的脂类物质。

三酰甘油，广泛存在于人体的各个组织器官、内脏和体液中，但98%以上存在于脂肪组织中。人体的三酰甘油是从哪里来的呢？主要是来源于食物的摄入和肝脏的合成。那么，体内的三酰甘油，又到哪里去了呢？三酰甘油一部分被转运到需要的组织、器官，为人体的生命活动提供能量；剩下的部分则以脂肪的形式储存起来。当人体需要时，储存在体内的三酰甘油水解，释放热量，供组织器官使用。

3. 什么是胆固醇　胆固醇与三酰甘油、磷脂等共同组成人体的脂类物质。胆固醇存在于血液和人体的细胞中。但是，胆固醇不溶于水，必须与脂蛋白结合才能完成出入细胞的转运过程。人体内的胆固醇是从哪里来的呢？主要从食物中摄入和在肝脏等脏器内合成，在肝脏合成的胆固醇占70%～80%。适量的胆固醇对维持生命活动，促进人体的发育和健康具有非常重要的作用。如果胆固醇过低，就会影响人体的正常活动，甚至发生一些疾病。但是，有实验证明，血液中的胆固醇水平越高，发生动脉粥样硬化的可能性越大。胆固醇不高，就不容易得冠心病。

4. 脂蛋白　血脂，无论是胆固醇还是三酰甘油，均不溶解于水，无法在血液中运转并进入细胞内，必须与一种特殊的蛋白质（即载脂蛋白）结合形成脂蛋白，才能溶解于血液，被运输到身体的各个组织，进行代谢。载脂蛋白与胆固醇和三酰甘油，所组成的可溶于水的物质就是脂蛋白。

脂蛋白分为：乳糜颗粒、极低密度脂蛋白、中间密度脂蛋白、低密度脂蛋白和高密度脂蛋白等。由于空腹血中一般不含乳糜颗粒，所以，血脂化验单中也没有这一项目。中间密度脂蛋白在血液中含量很低，时间很短，也不作为参考依据。所以，我们在化验单上常见的主要有三酰甘油、胆固醇、低密度脂蛋白和高密度脂蛋白四项。

5. 什么是饱和脂肪酸　经常听医务人员说，要少吃饱和脂肪酸？饱和脂肪酸是什么东西？有什么害处？都在哪里呢？脂肪酸包括饱和脂肪酸和不饱和脂肪酸，建议大家少吃饱和脂肪酸，是因为饱和脂肪酸对人体有害，如果体内的饱和脂肪酸升高，就会升高血脂，导致发生心脑血管疾病的风险增高，所以，要少吃。

那么，什么是饱和脂肪酸呢？这要从脂肪酸说起，脂肪酸链是由碳原子所组成的大分子物质，一端为甲基，一端为羧基。饱和脂肪酸的碳原子之间均为单键（又称饱和键）。饱和脂肪酸主要存在于动物油脂（如牛油、猪油、奶油等）、棕榈油和椰子油中，所以，要少吃使用这些油类烹制的食物，就可以减少饱和脂肪酸的摄入。

6. 什么是不饱和脂肪酸 不饱和脂肪酸链中碳原子含有一个或一个以上的双键（又称不饱和键）的脂肪酸称为不饱和脂肪酸。不饱和脂肪酸又分为单不饱和脂肪酸和多不饱和脂肪酸。

单不饱和脂肪酸具有降低血中胆固醇的作用，有利于防治心脑血管疾病。单不饱和脂肪酸主要含在橄榄油、菜籽油、玉米油、花生油、茶油中，所以，有些人强迫自己只吃口味不好的橄榄油，不吃香味可口的花生油，是没有必要的，因为花生油中的不饱和脂肪酸含量也不少。

多不饱和脂肪酸是指脂肪链中碳原子之间含有两个或两个以上的双键（不饱和键）的脂肪酸，多不饱和脂肪酸含有对人体有利的某些成分。如亚油酸、α-亚麻酸等。

亚油酸也具有降低胆固醇的作用，主要存在于玉米油、葵花籽油、大豆油和红花油中。α-亚麻酸具有调节免疫等作用，主要存在于核桃等坚果，以及大豆和一些野菜中，如山野菜——马齿苋也含有 α-亚麻酸的成分，血脂异常的患者可以适量选择食用。

7. 什么是反式脂肪酸 尽量减少反式脂肪酸的摄入。这个东西很坏，很多人并完全不认识它的真面目。甚至使用它加工的零食和甜点，还是许多年轻人的最爱。

（1）认识反式脂肪酸：反式脂肪酸是对植物油进行人工氢化处理后而制成的一种不饱和脂肪酸，称为氢化油，是由德国化学家所发明，并于 1902 年取得发明专利。反式脂肪酸包括两大类，一类是有意生产出来的，这种生产起于1910 年，目的是为了让液体的大豆油可以变成固体，以猪油或黄油的硬度，甚至石头的硬度，便于长期保存和运输。另一类是自然产生的，是使用液体的油脂用 180℃的温度长时间加热，如油炸、油煎等过程中产生的，加热的时间越长，产生的反式脂肪酸越多。

（2）反式脂肪酸的危害是非常大的，能不吃就不吃：反式脂肪酸不是人体所需要的营养素，且只有坏处没有好处。世界健康管理机构早已经建议，将反式脂肪酸的摄入量降低到最低点。

近年来，美国、丹麦等发达国家的食品店和超市等，国家政府纷纷要求，在食品的生产和加工过程中停止使用反式脂肪酸。但是，我国大众对反式脂肪酸的认识并不够，很多人并不晓得什么是反式脂肪酸，也没有阅读食品成分的习惯，含有反式脂肪酸的点心、饼干、零食等随时可见。甚至把氢化植物油当成植物油，所以，我们中国人需要普及一下有关反式脂肪酸的害处，以引起重视。

（3）细数一下反式脂肪酸有多坏，看看多少疾病都是因为它而引起。

①致心脏病：能增加坏的胆固醇，减少好的胆固醇，增加动脉粥样硬化和心脏病的危险。有研究显示，如果摄入的反式脂肪酸每天超过5克，心脏病的概率就会增加25%。5克是个什么概念啊，一两是50克，只有一两的十分之一呢！

②致癌：降低人体抵抗癌症的酶系统活性，增加罹患多种癌症的危险。

是啊，前不久，一个只有30岁的新娘，刚刚结婚才只有半年，既往身体健康，就是属于肥胖体型，1.70米的身高，体重85千克，因为不孕，到医院检查，不料想确诊为腹腔肿瘤广泛转移，腹膜后的转移瘤已经达到直径10厘米，肝脏等部位也发现有转移。患者及家人坚决不相信呢，这怎么可能呢？辗转多家医院，一家比一家大，得到的答复都是，已经晚了，不能手术了，只能回家等了。患者的丈夫不忍心放弃，拿着病理切片到北京请大专家看看，还没返回患者就离开了人世。从发现疾病到死亡总共不到30天，只有三十岁。追问家人，患者就是习惯每天吃零食，特别是油炸的小零食。这些零食中的反式脂肪酸都非常高。我们无法判断患者罹患癌症的原因到底是什么，至少可以肯定，患者每天摄入了一定的反式脂肪酸。看来，喜欢吃零食的年轻人，一定要关注反式脂肪酸。

③致肥胖：反式脂肪酸属于脂肪，脂肪是三大物质中产生热量最高的物质，是相同量的糖类和蛋白质产生热量的两倍多。热量摄入过多，不能及时被机体代谢掉，就会转化成脂肪储存在体内，使体脂增加，导致肥胖，特别是腹型肥胖。

④致糖尿病：反式脂肪酸还能干扰胰岛素受体的功能，降低胰岛素的活性，导致血糖升高，增加罹患糖尿病的风险。

⑤致不孕不育：摄入大量的反式脂肪酸可能降低男性精子密度，导致不育；育龄妇女可能面临不孕的风险。

⑥致病：反式脂肪酸还能降低机体的免疫力，使人体抵抗力下降，而罹患各种疾病。另外，还能妨碍人体 ω-3 脂肪酸的利用，增加发生哮喘和过敏的危险。

⑦致害：如果孕妇或哺乳期妇女摄入过多的反式脂肪酸，对胎儿和婴儿均有害。

（4）尽量远离反式脂肪酸。

①认识反式脂肪酸的真面目：到超市购物时，养成阅读食品成分表的习惯，凡是含有下列成分的，都是反式脂肪酸。如氢化植物油、部分氢化植物油、氢化脂肪、氢化菜油、固体菜油、酥油、精炼植物油、氢化棕榈油、人造酥油、代可可脂、植物黄油、人造黄油、麦淇淋、雪白奶油、起酥油、肉酱粉、糕饼粉等，均含有反式脂肪酸，要注意。

②少吃快餐食品：如汉堡包、炸薯条，以及所有油炸食品，多含有反式脂肪酸。

③少吃甜点：如蛋糕、面包、点心、糖果、巧克力等。

④少吃零食：威化饼干、曲奇饼、各种派、薯条、炸鱼片、泡芙、奶油面

包、比萨、麻花、爆米花等，这些零食可保存 1 年以上，保质期时间越长，含反式脂肪酸度可能性越大。

⑤少吃油炸食品：油脂反复加热会产生更多的反式脂肪酸，所以，炸过的油类不能反复使用。

⑥少在外面用餐：路边的小摊和小店等有的为节省成本使用氢化的固体油脂煎炸食物，尤其是反复使用的回锅油，因煎炸过程使脂肪结构发生改变，反式脂肪酸有增无减。在家烹饪时，油烧七分热，不要等到油冒烟了才开始烹制食物。并选择新鲜的烹调用油，烹制新鲜的饭菜，多吃凉拌菜，少吃各种加工食品。

⑦烹调用油宜选用含有单不饱和脂肪酸和多不饱和脂肪酸的食用油，如橄榄油、茶籽油等。但是，当高温或长时间烹饪时，越是富含单或多不饱和脂肪酸的油类，越容易产生反式脂肪酸，因为不饱和脂肪酸更容易被氧化。所以，这些油，适合凉拌、炖煮或烹饪不冒烟的快炒菜。

【病例】　年纪轻轻下肢血管斑块形成

患者，男，37 岁，肥胖病史近 20 年，发现血脂紊乱和糖尿病 5 年，高尿酸血症 4 年，痛风发作一次。在一次下肢血管病变的检查中，发现已经有斑块形成，且下肢血管部分位置出现狭窄。这在有些老年患者身上也不一定出现的情况，发生在 30 多岁的年轻人身上，实属过早。

专家点评　斑块形成与反式脂肪酸有关

经了解患者的饮食习惯，患者最爱的，几乎天天要吃要喝的食物有三种，一种是饮料，一天至少 1～2 瓶，甜点等糕点类的食物每天必吃，还有动物内脏如猪肝、猪大肠等，外出就餐必点的品种。其实，患者工作性质并不是久坐不动型，每天走路很多，餐后还有意多走。分析原因，发生下肢血管病变与摄入大量的反式脂肪酸有关，因为糕点类及动物内脏都含有过高的反式脂肪酸。当然，也与患者天天喝饮料导致血糖升高也有关系。

8.各种脂肪酸的摄入比例应该是多少

（1）饱和脂肪酸：摄入量不应超过饮食总热量的 7%，如肉、蛋、奶。

（2）单不饱和脂肪酸：单不饱和脂肪酸是较好的膳食脂肪来源，在总脂肪摄入中的供能比应达到 10%～20%。

（3）多不饱和脂肪酸：多不饱和脂肪酸摄入不宜超过总热量的 10%，适当增加富含 ω-3 脂肪酸的摄入。ω-3 脂肪酸主要存在于各种植物油和坚果中。

（二）血脂异常

血脂异常 = 高脂血症 + 低高密度脂蛋白血症。

高脂血症一般是指血清胆固醇和三酰甘油水平，两者都升高或者只有其中一项升高。高脂血症是一种进行性病变，可引起心、脑及外周血管等动脉粥样硬化。

低高密度脂蛋白血症是指高密度脂蛋白降低，因为高密度脂蛋白是好的胆固醇，如果这项指标降低，会增加动脉粥样硬化的风险。

血脂异常有很多种情况，高脂血症是血脂异常中的一种，除高胆固醇血症、高三酰甘油血症外，还有低高密度脂蛋白-胆固醇血症、高低密度脂蛋白-胆固醇血症等。有的患者同时具有两种或两种以上的血脂异常，称为混合型高脂血症。异常的指标越多，心脑血管疾病的风险越大。

（三）血脂异常为"隐形的杀手"

血脂异常通常被医务人员称为"隐形的杀手"，或者"沉默的杀手"，就是因为它对人体的损害是悄无声息的，而且有时是致命的。特别是早期，患者没有任何不适的症状，"脂肪君"们已经埋伏在心脑血管等重要血管的血管壁上，为自己的战斗堡垒添砖加瓦。直到某一天，在某些诱发因素下，可以令人猝不及防而发生急性心肌梗死或者脑血栓等，有可能造成生命危险或者致瘫、昏迷。所以，定期查体非常重要，能够及早发现血脂异常而及早调理。

【病例】 为给太瘦的自己补补身子，患者吃鸡脂补充营养

患者，女，56 岁，身高 160 厘米，体重 49 千克，50 岁以前，没有任何疾病，天天上班工作，生活规律。50 岁以后，退休在家，反而觉得今天这儿不舒服，明天那儿不舒服。到医院检查，没有发现大碍。因其体型消瘦，中医医生建议她买两只鸡炖汤吃，补补身体。患者起初炖了一只鸡，喝汤吃肉。感觉这样补得太慢，就自发奇想，不如直接吃鸡脂，这样补得还快。

> **专家点评** **营养非但没有补上，多项血脂检查异常**
>
> 患者专门找杀鸡的地方买鸡脂吃，鸡脂其实就是鸡的脂肪，鸡身上黄色的部分，不但没有多少营养，而且有害无益。患者却认它是最有营养的东西，断断续续吃了几个月以后，体重的确长了几斤，可是，身上更难受了，整天头昏脑涨。再到医院检查，发现胆固醇、低密度脂蛋白－胆固醇、三酰甘油都高，而且高出不少。所以，血脂异常主要与不正确的饮食有关，患者不要胡吃乱吃，吃进去容易，排出来难。也不要瞎补，补不正确，反而对身体有害。

（四）高尿酸血症和痛风容易合并高脂血症

临床发现，高尿酸血症和痛风多伴有高脂血症。有大约一半的高尿酸血症和痛风患者伴有高三酰甘油血症等。可能与两者均多见于肥胖的患者有关，肥胖的患者多存在不正确的饮食习惯，摄入高热量、高脂肪等饮食，且运动不足，机体不能将过多的热量代谢而转变成脂肪储存在体内。另外，痛风合并肾功能减退而使用噻嗪类利尿药的患者，该类药物也能增加高三酰甘油血症的可能。

（五）痛风合并血脂异常的危害

1. 增加心脑血管疾病的危险　胆固醇或三酰甘油升高，血液黏稠度增高，血管壁增厚，血管变得狭窄，血流速度减慢，能促进脑血栓和心肌梗死的发生。

2. 增加肾脏的负担　痛风患者本身肾脏负担已经不轻，高脂血症加重了肾脏血管病变，增加代谢产物在肾脏的沉积，可谓给肾脏以双重负担。

3. 增加了肝脏的负担　异常的患者，内脏的脂肪组织也会增加，肝脏也不例外。同时，一些治疗痛风的药物和调血脂药需要在肝脏解毒和代谢，可能损害肝脏的功能。

4. 加重或使痛风复发　痛风合并血脂异常，脂肪代谢会产生更多的尿酸，加速尿酸在关节、肾脏的沉积，可能加重或使痛风复发。

（六）痛风合并高脂血症的措施

如果您是一名痛风患者，通过检查，发现血脂也存在问题，如胆固醇或三酰甘油升高等，应该注意以下几点。

1. 分析原因，有的放矢　找出造成自己血脂升高的原因，如是饮食不当，还是运动不足，是两者均有，还是药物或疾病因素所致，便于有的放矢地解决危害健康的根源问题。

2. 合理饮食，至关重要　多数高脂血症伴有肥胖，肥胖的发生与高热量、高脂肪饮食密切相关，所以，提倡清淡饮食，限制动物脂肪、内脏、黄油等高脂肪食物。合理的膳食可以使血清中的胆固醇降低 2%～8%。可以吃素食，但不是唯素食不吃，因为，如果长期素食或完全素食，可能造成某些营养成分不足，且会引起内生性胆固醇增高，反而对病情不利。

3. 运动治疗，也不能少　单纯依靠饮食控制是不能达到理想的治疗效果的，必须配合适当的运动才是最佳搭档。因为，通过运动，能够减轻体重，增加代谢，改善组织缺氧，提高细胞的通透性，减少尿酸等代谢产物在体内的沉积，从而降低血脂和尿酸的水平。

4. 药物治疗，遵照医嘱　如果单纯依靠饮食和运动，在一段时间内未能将血脂降低到安全水平，长期的血脂紊乱会对身体埋下许多隐患，所以，有些情况需要甚至必须使用调血脂药治疗，才能取得满意效果。但是，调血脂药种类繁多，有的是单纯降胆固醇的，有的是单纯降三酰甘油的，也有的是兼而有之的，而且，代谢途径也有差别，由于每名患者的病情、肝肾功等不同，所以，不能盲目选用，必须遵照医嘱服用。

（七）痛风合并高脂血症的饮食

1. 限制高脂肪饮食　如肥肉、黄油、奶油、动物外皮、油炸食品、香肠等加工食品等。炒菜时宜用植物油，不要用动物油。脂肪摄入量每天控制在 25 克以下。

2. 避免高胆固醇饮食　如鸡肝等动物内脏、鱼子、蟹黄、贝壳类等。

3. 限制高热量饮食　如甜食、加工食品、油炸食品等。选择低热量饮食，如牛奶、蔬菜等。甜食摄入过多，热量超标，体型肥胖。

4. 限制含糖饮料　如可乐等含糖高的碳酸饮料，对健康有害，且容易发胖。

5. 多食蔬菜和水果　热量相对低，纤维素丰富，有利于机体的代谢，保持大便通畅，控制体重。

6. 主动定时多喝水　有利于增加尿液，增加尿酸、毒素等体内垃圾的排出。

7. 适合的烹饪方法　避免油炸、快餐食品等，减少煎炒和带馅食品，多采取蒸、拌、煮等方法，并弃汤食肉，减少油脂和嘌呤的摄入。

8. 介绍几种具有降血脂作用的食物

（1）牛奶：含有丰富的乳清酸和钙质，既能限制胆固醇沉积于动脉血管壁，又可减少胆固醇的产生。热量低、嘌呤低、营养丰富，可作为痛风合并糖尿病患者的主要蛋白质来源之一。可选择低脂或脱脂牛奶。

（2）洋葱：含有前列腺素 A，有舒张血管，降低血压的功能。洋葱含有的另一种成分是称作二烯丙基三硫化合物的物质，和少量的硫氨基酸，可预防动脉粥样硬化，且具有降血脂的作用。热量低、嘌呤低，可作为痛风合并糖尿病患者的主要蔬菜之一。

（3）冬瓜：具有利尿和减肥的功效，能够帮助身体消除多余的水分和脂肪，还有降低血压的作用。热量低，水分大，非常适合痛风合并糖尿病患者。

（4）大蒜：是含硫化合物的混合物，能够降低血中的胆固醇水平，预防血栓形成，并有助于增加高密度脂蛋白胆固醇。但痛风患者不能生吃大蒜，以免刺激性过强，诱发痛风发作。

（5）苹果：富含果胶、纤维素和维生素 C，具有非常好的降血脂作用，能降低对身体有害的低密度脂蛋白 - 胆固醇，并升高对身体有利的高密度脂蛋白 - 胆固醇。且苹果的嘌呤含量少，痛风合并糖尿病的患者在血糖控制良好且稳定的情况下，可以食用。可作为痛风伴有糖尿病患者的水果选择。

（八）检查血脂的间隔时间

1. 20 — 40 岁的成年人至少每 5 年查一次血脂（四项）。

2. 40 岁以上男性和绝经后女性每年查一次血脂。

3. 有冠状动脉粥样硬化病史的患者，每 3 ～ 6 个月查一次。

4. 痛风患者，特别是服用调血脂药的患者，均要遵照医嘱定时查血脂。

（九）学会简单解读血脂异常的化验单

1. 血清总胆固醇（TC）　合适的水平是 ≤ 5.2 毫摩 / 升，边缘升高 5.20 ～ 6.2 毫摩 / 升。当 ≥ 6.2 毫摩 / 升，说明升高。这项指标升高，容易引起动脉粥样硬化性心脏病、心肌梗死、脑血栓等。导致这项指标升高的因素很多，如高热量、高脂肪饮食、吸烟、饮酒、紧张等生理性因素，以及高脂血症、肾病综合征、糖尿病、慢性肾衰竭等疾病因素。

2. 血清三酰甘油（TG）　合适水平应 ≤ 1.7 毫摩 / 升，边缘水平 1.7 ～ 2.3 毫摩 / 升。当 ≥ 2.3 毫摩 / 升时，属于升高水平。

发现这项指标升高，就应该进行生活方式干预或者药物治疗，以减少冠心病发生的风险。糖尿病、痛风、高脂血症等代谢性疾病均会出现此项指标的升高。

3. 血清低密度脂蛋白 - 胆固醇（LDL-C）　每个医院检查设备不同，指标的上下限也略有差异。这项指标升高，也是发生动脉粥样硬化的重要危险因素之一，主要见于遗传性高脂蛋白血症、甲状腺功能低下、肾病综合征、慢性肾衰竭等，也可见于糖尿病、痛风等疾病。这是血脂异常防治的首要目标。最理想的水平是控制在 2.6 毫摩 / 升以下；< 3.4 毫摩 / 升属于合适水平；3.4 ～ 4.1 毫摩 / 升属于边缘增高；≥ 4.1 毫摩 / 升，属于升高水平。

4. 高密度脂蛋白 - 胆固醇（HDL-C） 最好 ≥ 1.04 毫摩 / 升，因其能抗动脉粥样硬化，如果低了，≤ 1.0 毫摩 / 升，发生冠心病的风险就会增加。

所以，高密度脂蛋白 - 胆固醇高一点儿好；低密度脂蛋白 - 胆固醇低一点儿好。

（十）服用调血脂药的注意事项

1. 遵照医嘱服药 是否需要服用调血脂药、选择调血脂药的种类和剂量，以及服用调血脂药的频次等均要按照医嘱服用。服用调血脂药的种类因人而异，有降低胆固醇的，也有降低三酰甘油的，还有降低低密度脂蛋白的，也有具有多重作用的。医生需要根据你的血脂化验结果，做出正确选择。不要看着别人吃什么就自己照着买着吃，因为适合别人的不一定适合自己。

2. 坚持生活方式干预 服用调血脂药期间，仍要坚持饮食和运动治疗。清淡、低脂、高维生素、高纤维素饮食，多饮水，避免油炸、高热量饮食。加强运动，减轻体重，以减少药物服用量。

3. 定时复查和检验 定时复查血脂的各项化验指标，为医生调整治疗方案提供参考。

4. 注意药物的不良反应 任何药物均有其不同程度的不良反应，调血脂药主要的不良反应是消化系统、神经肌肉系统、心理等方面，要定时复查肝功能、肌酶，症状明显者，及时与医生沟通。有的需要减量，有的需要更换药物，也有的必须停药并增加保护肝功能的药物。

（十一）漏服调血脂药的措施

根据半衰期不同，调血脂药有的一天只服用一次，也有一天服用三次的。如他汀类药品，由于药效维持时间长，一般一天一次，医嘱多在晚上服用一次或早晨服用一次；也有患者血脂轻度增高，隔日服用一次。如果忘记服用，可以根据服用次数和时间决定补服的剂量和时间。当然，最好遵照医嘱按时服药，以保证安全和药效。

1. 漏服一天一次的 例如，瑞舒伐他汀（可定）等调血脂药，如果医嘱是白天服用一次，只要睡前想起，随时可以补服；如果医嘱是晚上睡前服用，次日想起，也可以补服。但是，不能在同一天服用两次。一般此类药物多在晚上睡前服用。

2. 漏服隔日服用一次的 如阿托伐他汀钙片（立普妥），如果忘记服用，当天想起可以随时补服；次日想起也可以补服；但如果在第三日想起，不必补服。

3. 漏服一天三次中的早餐或午餐调血脂药　均可随时补服，并相应延长下次服用时间，保证一定的时间间隔。但是，漏服晚上的调血脂药，半夜想起也可补服。次日想起，不必补服。次日保证次日的药物能按时服用。

（十二）注意常用的调血脂药的不良反应

药物能够治病也能致病。不同药物有不同的不良反应，要提前了解并注意观察，发现异常，及时与医生联系。

1. 非诺贝特或吉非贝齐　可引起消化不良、胆石症、肌病，以及肝脏转氨酶升高，所以，肝功能不良、消化不良和胆石症的患者不宜使用。

2. 他汀类的调血脂药　除了以上不良反应以外，还可能出现腹痛、恶心、腹泻等消化系统症状和头痛、失眠、抑郁等，所以，服用此类药物时，如果患者出现上述症状，不排除是药物不良反应的可能，及时与医生沟通。

3. 转氨酶升高者　大多数调血脂药属于上述两类，均存在引起肝脏转氨酶升高的不良反应。那么，转氨酶已经升高的患者血脂高选用什么调血脂药呢？依折麦布，除了头痛、恶心外，很少出现转氨酶升高的不良反应。

4. 考来烯胺、考来替泊等　主要有胃肠不适、便秘等不良反应。

5. 烟酸缓释片　高尿酸血症和痛风患者不宜选用，因为除了可引起胃肠不适、颜面潮红、高血糖以外，还有升高尿酸和诱发痛风的可能。特别是痛风合并糖尿病的患者要避免使用。

三、痛风与代谢综合征骨肉相连

（一）痛风与高尿酸血症是代谢综合征家族的成员之一

代谢综合征，顾名思义，是多种代谢异常的综合。包括糖耐量异常、脂代谢紊乱、高血压、高尿酸血症以及肥胖等，一名患者只要同时具备以上三项，就是代谢综合征。如高尿酸＋肥胖＋糖耐量异常；或高尿酸＋肥胖＋高血压；或高尿酸＋高血压＋血脂紊乱；或高血压＋高血脂＋高血糖等，都属于代谢综合征。

代谢综合征加重高血糖、高血压，直接促进动脉粥样硬化性心血管疾病的发生，也增加了发生痛风的风险。

所以，代谢综合征不是一种单一的疾病，而是一组以肥胖、高血糖（糖尿病或糖调节受损）、血脂异常［高三酰甘油血症和（或）低高密度脂蛋白 - 胆固醇血症］，以及高血压等聚集发病、严重影响机体健康的临床症候群，是一组在代谢上相互关联的危险因素的组合。

（二）代谢综合征被称为"无形的杀手"

代谢综合征的病情比单纯的痛风、糖尿病、高血压、血脂紊乱等更复杂，后果更严重，治疗起来更困难，治疗费用更多。而且，除了身体肥胖肉眼能够看到，像高血糖、高血压、高血脂等，在疾病的早中期没有明显症状，如果不通过检验不容易发现。所以，当发现这些指标异常时，往往对血管的损伤已经存在，而且，有不少患者是因为突发心脏或脑血管疾病才被发现，直到发现的时候，还不知道到底是因何致病，所以，被称为"无形的杀手"。

代谢综合征具有"三多一广"的特点，"三多"是指老年患者多、肥胖者多、代谢指标异常的多，"一广"是指发病的人群广，从 20 － 80 岁，都可发病。近年来，随着生活水平的提高，代谢综合征的发病年龄越来越年轻化，最近发现有不少十几岁的青少年患者，所以，需要引起每一个家庭的高度关注。

（三）看看你是不是代谢综合征

很多高尿酸血症和痛风患者均属于代谢综合征。代谢综合征的诊断标准尚未在全球完全统一，目前我国人群代谢综合征的具体诊断标准如下。

只要具备以下任何三项或三项以上，即可诊断为代谢综合征。

1. 腹型肥胖　腰围男性≥ 90 厘米，女性≥ 85 厘米。

2. 高血糖　空腹血糖≥ 6.1 毫摩 / 升或糖负荷后 2 小时血糖≥ 7.8 毫摩 / 升和（或）已确诊为糖尿病并治疗者。

3. 高血压　血压≥ 130/85 毫米汞柱和（或）已确认为高血压并治疗者。

4. 三酰甘油异常　空腹 TG ≥ 1.70 毫摩 / 升。

5. 高密度脂蛋白 - 胆固醇异常　空腹 HDL-C ＜ 1.04 毫摩 / 升。

（四）代谢综合征的防治

目前，代谢综合征防治目标主要是预防临床心血管疾病及 2 型糖尿病的发生，对已有心血管疾病者则要预防心血管事件再发。积极且持久的生活方式治疗是达到上述目标的重要措施。代谢综合征的治疗原则首先启动生活方式治疗，然后才是针对各种危险因素的药物治疗。

1. 生活方式干预　保持理想的体重、适当运动、低盐低脂饮食，改变饮食结构以减少热量摄入、戒烟和不过量饮酒等，不仅能减轻胰岛素抵抗和高胰岛素血症，也能改善糖耐量和其他心血管疾病危险因素。

2. 其他 针对各种危险因素如糖尿病或糖调节受损、高血压、血脂紊乱及肥胖等的药物治疗，治疗目标如下。

（1）体重在一年内减轻降低 7% ～ 10%，争取达到正常 BMI 和腰围。

（2）血压 < 140/90 毫米汞柱。

（3）低密度脂蛋白 - 胆固醇 < 2.60 毫摩 / 升、三酰甘油 < 1.70 毫摩 / 升、高密度脂蛋白 - 胆固醇 > 1.0 毫摩 / 升。

（4）空腹血糖 < 6.1 毫摩 / 升、负荷后 2 小时血糖 < 7.8 毫摩 / 升，以及糖化血红蛋白（HbA1c）< 7.0%。

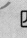

四、痛风与高血压冤家路窄

痛风是高血压的危险因素，痛风在高血压患者中的发病率为 12% ～ 20%，大约 50% 未经治疗的高血压患者会合并高尿酸血症，而且先于高血压存在。大量的研究证明，血尿酸与高血压的发生、发展和预后密切相关。

（一）血压多高算是高血压

正常人收缩压是 90 ～ 140 毫米汞柱，舒张压是 60 ～ 90 毫米汞柱，血压 ≥ 140/90 毫米汞柱，就符合高血压的标准。

（二）痛风与高血压相互影响

1. 高血压可造成微血管损害，发生缺氧，导致乳酸水平升高，而乳酸对尿酸盐的排泄存在竞争抑制作用，从而抑制尿酸的排泄，导致血尿酸水平升高。

2. 高血压可引起高血压性动脉硬化，使肾脏血流阻力增加，引起肾小管受损，肾的有效血流量减少，从而引起高尿酸血症。

3. 治疗高血压的药物有很多种，当使用利尿类降血压药治疗高血压时，会使肾对尿酸的重吸收增加，抑制尿酸的排泄，导致血尿酸水平增加。

4. 尿酸水平升高可促进和加重高血压。研究发现，血尿酸水平每升高 5 毫摩 / 升，高血压的发生风险就增加 13%。高尿酸血症能够诱发血压升高与尿酸激活肾素 - 血管紧张素系统有关。当这个系统被激活以后，血管的张力就增加，从而导致血压升高。这种作用，在高血压的早期，就已经开始。

（三）痛风合并高血压的饮食

1. **要严格限制钠盐的摄入**　食盐的摄入多少与血压的高低密切相关。食盐摄入过多，会使小动脉痉挛，血压升高，加速肾小动脉的硬化。减少食盐的摄入，可减少体内的水钠潴留，降低血压。

正常人，每天的盐的摄入量要控制在 6 克以下，对于痛风伴有高血压的患者，食盐的摄入要更少，每天 2 ～ 3 克。这 2 ～ 3 克盐，不仅仅是烹饪时所加的食盐，还不能忽视一些隐形盐。就是我们看不到的盐，如酱油中的钠盐，每 3 毫升就约含 1 克盐，不可忽视。还有咸菜、咸鸭蛋、腐乳、腌制品等都是使用大量的盐腌制而成，最好不吃。甚至一些面包、饼干等加工食品中也含盐，选择时不要选择咸味的。有些蔬菜钠的含量也不少，如茼蒿、空心菜等，尽量少吃，以免盐的摄入超标。

2. **要减少脂肪和胆固醇的摄入**　高脂肪、高胆固醇饮食，容易导致动脉粥样硬化；而且，高脂肪饮食，还能阻碍肝肾排泄尿酸的作用，引起血尿酸水平升高。低脂、低胆固醇饮食，有利于血压和尿酸的控制。

烹饪时选用植物油，避免使用动物油。因植物油中含有亚油酸和维生素 E，能够增加血管的弹性，防止因血管硬化、血压过高导致的血管破裂，发生脑出血等。烹调用油多选择橄榄油、玉米油、芝麻油、菜油、花生油等。少吃奶油、牛油、羊油、肥肉等动物油，以及动物内脏、鱿鱼、墨鱼等含胆固醇高的食物。烹饪时能不用油就不用，能少用就少用。将每天脂肪的摄入量控制在 50 克（1 两）以内，烹调用油的摄入量控制在 20 克以内（2 调羹）。

3. **要减少每天的总热量**　要减少高热量饮食，避免体重增加或肥胖。饮食中产生热量的物质除了蛋白质和脂肪以外，就是糖类。少吃甜食，如点心、蛋糕、糖果、蜜饯等；少喝甜饮料，如可乐、雪碧、果汁等。因甜食含糖量高，不能消耗的热量可转化为脂肪在体内储存起来，导致血脂和体重升高。肥胖可加重高血压，并导致尿酸水平升高。所以，要低热量饮食，多食含纤维素丰富的蔬菜和粮食，预防肥胖或减轻肥胖。

4. **要适量摄入蛋白质**　蛋白质是人体必需的三大物质之一，蛋白质摄入不足，会降低机体的抵抗力。所以，每天必须摄入一定的蛋白质，如果肾功能没有异常，以每天每千克体重 1 克为宜。蛋白质以鸡蛋和牛奶为首选，因为这两种蛋白质的嘌呤含量很低。减少含有脂肪的肉类摄入，代之以含有蛋白质多且嘌呤含量低的新鲜水产类，如海参、海蜇等。非痛风急性发作期，每周吃 2 或 3 次低嘌呤的鱼类，有利于降低血压。因鱼类中含有丰富的蛋氨酸和牛黄酸，能使血钠排出增加，从而降低血压。

5. 要戒烟戒酒　香烟中的尼古丁，可引起血管痉挛，使血管收缩、屈曲、变细，升高血压。高浓度的酒精会引起血脂升高，导致动脉粥样硬化，加重高血压。而且，酒精能够升高尿酸，诱发痛风。所以，痛风伴有高血压的患者要戒烟戒酒。

6. 可选择具有降血压作用的食物　有些食物也有利于血压的控制，如坚果类中的核桃、杏仁等；蔬菜中的芹菜、荠菜、黄瓜、萝卜、冬瓜、番茄、茄子、葫芦、洋葱等；还有水果中的西瓜、柠檬、山楂、香蕉、苹果、橘子等。但是，由于痛风患者多伴有高血糖、高尿酸，所以，选择时要综合考虑，除了考虑其有利于降低血压的因素外，还要考虑其对血糖和尿酸的影响。

7. 多食含钾丰富的食物　钾是人体必需的一种电解质，正常值为 3.5 ～ 5.5 毫摩 / 升，血钾过高和过低对身体均不利。摄入含钾丰富的食物，可对抗钠盐引起的升高血压和损伤血管的作用。含钾丰富的食物主要存在于一些蔬菜和水果中，如土豆、西蓝花、芹菜、海带、油菜、茄子、白菜等蔬菜；以及香蕉、猕猴桃、桃、梨、橘子、苹果、杏、葡萄、西瓜等水果。一些粮食和肉类中也含有丰富的钾，如瘦肉、禽类、鱼类等。但要选择既嘌呤含量少又含钾丰富的食物。钾多存在于各种食物中，要注意饮食多样化。

（四）服用降血压药的注意事项

1. 遵照医嘱服用　是否需要服用降血压药，服用何种降血压药，以及服用降血压药的种类、剂量、频次要遵照医嘱，患者不可擅自决定。例如，患者血压 160/100 毫米汞柱，医生建议患者服用降血压药，但是患者以自己没有任何不舒服为由拒绝服用降血压药。长期高血压状态会使患者的血管变硬、变脆而增加发生脑出血和肾动脉硬化的危险，不可大意。

2. 配合饮食治疗　坚持低盐、低脂饮食，严格限制饮食中的钠盐，少吃含钠高的食物，才能达到理想的降血压效果。

3. 定时监测血压的变化　发现血压异常升高或降低，均要及时到医院复查，调整治疗方案。

4. 保持情绪稳定　避免过度兴奋、激动和悲伤等，减少血压波动。

（五）漏服降血压药的措施

1. 漏服每天 1 次的降压药，如吲达帕胺缓释片，医嘱是每天早晨服用一次，饭前服用。如果忘记服用，饭后可以服用。最好能够按时服用，以保证规律服用。如果上午或下午甚至晚上才想起，可以补服。如果次日想起，不必补服，次日需要常规服用次日的降血压药，不能同时服用两天的药量，以免血压过低。

2. 漏服每天 2 次之一的降压药，如果早晨的忘记服用，下一次服用前想起，可以随时补服；但要相应延长下次服用的时间。如果晚上想起，不能同时服用两次的，只能按时服用晚上的降血压药。次日不要补服，以免与次日的药物作用叠加。

3. 漏服每天 3 次之一的降压药，漏服一天中的早餐或午餐降血压药，随时发现，随时补服，并相应延长下次服用时间，保证一定的时间间隔。次日想起，不必补服。以免与次日的药物作用叠加。造成血压波动过大。

4. 任何一次补服降血压药之前，均要监测血压，若血压正常，可以暂不服用。血压高者，需要补服。

5. 需要做一些特殊检查要求空腹时，如肠镜，为避免过度紧张，升高血压，发生意外，早晨可只用一口水帮助将降血压药服下，不要随意停服。

（六）了解常用的降血压药的种类

常用的降血压药种类有多种，主要有血管紧张素转化酶抑制药、血管紧张素Ⅱ受体拮抗药、钙通道阻滞药、利尿要、β 受体拮抗药等，为你选择和使用哪一种医生会从药物疗效、心肾的保护作用、药物的安全性、患者服药的依从性及对代谢的影响等多个因素综合考虑。当使用一种降血压药不能良好控制血压时，医生会考虑使用两种甚至两种以上的药物联合治疗，达到降低血压的目的。但是，并不是任意两种降血压药就可以随意组合的，多是选择血管紧张素转化酶抑制药或血管紧张素Ⅱ受体拮抗药为基础的降血压药治疗方案，联合使用钙通道阻滞药、吲达帕胺类、小剂量噻嗪类利尿药或小剂量选择性 β 受体拮抗药。所以，患者不要看到别人吃什么降血压药效果好，自己就效仿购买服用，因为每个人的病情是不一样的，需要医生进行全面评估。

（七）注意降血压药的不良反应

服用降血压药的患者，要避免突然更换体位或剧烈活动，以免血压波动明显。卧位、蹲位或坐位改为站位时，动作要缓慢，防止因发生直立性低血压而摔倒。每一种降血压药均有其不同的不良反应。

1. 凡是药名最后两个字是"普利"的，如卡托普利等，均有咳嗽、血钾升高和血管性水肿的不良反应。

2. 凡是药名最后两个字是"沙坦"的降血压药，如替米沙坦等，要注意电解质的变化并定时复查血钾等变化。

3. 药名中有"地平"两字的，如硝苯地平缓释片等，可能会出现头痛等不良反应。

4. 药名中有"洛尔"两字的可能会导致心功能抑制或支气管痉挛等，如美托洛尔等。螺内酯等利尿类降血压药有直立性低血压等不良反应。

5. 特别要注意氢氯噻嗪和吲达帕胺片及吲达帕胺缓释片等，容易导致血尿酸水平升高，高尿酸血症或痛风患者不宜选用。

所以，服用降血压药一定要先看药物说明书，注意观察药物的不良反应，一旦发生低血钾等，可能导致非常严重的后果。

小知识　*血钾*

血电解质主要包括血钾、钠、氯等。钾是细胞内的主要阳离子，体内98%的钾，存在于细胞内，心肌和神经肌肉都需要相对恒定的钾离子浓度来维持正常的应激性。血钾的正常值是 3.3 ～ 5.5 毫摩 / 升，血钾低于 3.5 毫摩 / 升，为低血钾；血钾高于 5.5 毫摩 / 升，是高血钾。严重的低血钾和高血钾，都很危险，均可导致心搏骤停。

【病例】　**长年服用降血压药，突然心搏骤停**

患者，男，60 岁，痛风合并高血压，长年服用降血压药。第一次医生开出降血压药以后，服用一段时间，到社区医院量血压，血压控制不错。以后，患者吃完就到诊所或药店购买，继续吃，再没有到过医院。某日，患者突然出现恶心、呕吐，自服"黄连素"等药物不见好转，继而全身无力，说话、喘气也感觉困难。家人将其送到医院，刚到医院，就突然发生心搏骤停。经及时抢救，患者转危为安，急查血电解质，血钾 2.5 毫摩 / 升。

专家点评　*服用降血压药，一定要定时查血钾*

幸亏发生在医院，否则后果不堪设想。降血压药的种类有很多种，有的升高血钾，有的降低血钾，不管是高血钾，还是低血钾，都很危险。特别是具有利尿作用的降血压药，在利尿的同时，也多带走一部分钾。但是，血钾的高低肉眼是看不到的，必须抽血化验才能知道。患者本身因为长期服用利尿类降血压药，造成血钾降低，再加上恶心、呕吐、食欲缺乏，摄入的钾不足，排出的钾依然过多，导致严重低血钾。所以，服用降血压药的患者，一定要定时到医院复查，并监测血钾的变化，以免发生意外。

115

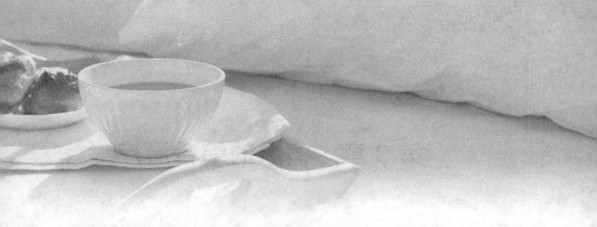

第四篇　患了痛风怎么办

不管何因，罹患痛风，都要学习；
学会吃饭，学会运动，学会监测；
学会吃药，自我管理，防并发症；
遵照医嘱，综合治疗，战胜疾病。

第9章 痛风的综合治疗

一、治疗痛风需要综合管理

大家知道，治疗糖尿病有"五驾马车"，其实，痛风与糖尿病大同小异，也需要使用"五驾马车"，综合治疗，长期全程管理，才能取得满意的治疗效果，缺一不可。

1. **饮食治疗** 控制总热量，限制高嘌呤饮食，严禁饮酒、多饮水等。

2. **运动疗法** 适当运动，控制体重，防止超重或肥胖，降低尿酸。

3. **药物治疗** 遵照医嘱使用消炎镇痛药、避免使用抑制尿酸排泄的药物，如噻嗪类利尿药等。

4. **加强监测** 定时复查血尿酸、肾功等，及时调整治疗方案。

5. **主动学习** 学习与痛风相关的知识，学会痛风自我管理，提高痛风的自我管理水平。学会减压，保持心情平和，避免情绪激动或抑郁。

二、痛风治疗要达到一种什么目标

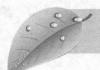

1. 迅速终止急性关节炎发作，减轻痛苦，防止复发。

2. 预防痛风并发症，如尿酸盐结石形成或肾衰竭。

3. 降低尿酸，预防尿酸盐沉积。血尿酸水平＜ 360 微摩 / 升。对于有痛风发作的患者，＜ 300 微摩 / 升。

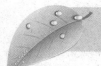

三、痛风的控制管理原则

1. 对于不合并以上危险因素的高尿酸血症患者，当血尿酸＜540 微摩 / 升，首先进行生活方式干预，如果 3 ～ 6 个月，未达标，则继续生活方式干预 + 药物治疗。

2. 对于不合并危险因素的高尿酸血症患者，当血尿酸＞540 微摩 / 升，生活方式干预 + 药物治疗。

3. 对于合并危险因素的高尿酸血症，生活方式干预 + 药物治疗的基础上，还要积极治疗与血尿酸升高相关的疾病，如肾脏疾病等。

四、痛风不同阶段，治疗对策有所不同

（一）单纯的高尿酸血症：生活方式干预治疗为主

要想治疗痛风，得从源头开始。高尿酸血症是痛风的生化基础，所以，痛风的治疗要从高尿酸血症开始。而且，痛风是一种终身性、进展性疾病，不同的阶段治疗也应有所不同。

1. 高尿酸血症的治疗目标是预防痛风发作　高尿酸血症的患者不一定会出现痛风，此阶段最主要的治疗目标是预防痛风发作。但是，高尿酸血症并不仅仅会引起痛风一种疾病，而会引起一连串的疾病，如痛风肾病、痛风性肾结石、动脉粥样硬化，甚至尿酸毒症等，所以，关键是找到导致血尿酸水平升高的原因，把高尿酸血症这个苗头，扼杀在萌芽状态。

导致高尿酸血症的原因，除了遗传因素是没有办法可以改变的，其他多是可以人为控制的。此期主要的治疗方式是进行生活方式干预治疗，如低嘌呤饮食、戒烟戒酒，加强运动、控制体重等。

单纯高尿酸血症多是无症状的，也不需要药物治疗。但是，如果血尿酸水平持续增高，当血尿酸水平高于 560 微摩 / 升，即使没有症状，也需要遵照医嘱，口服药物治疗，将血尿酸水平降至正常。否则，后患无穷。

2. 高尿酸血症的治疗措施

（1）学习有关高尿酸血症的相关常识。了解高尿酸血症的原因、危害与防治。

（2）在专业人员的指导下，制定并遵循个体化的饮食治疗方案。

（3）在专业人员的帮助下，制定并坚持个体化的运动治疗方案。

（4）全面检查，筛查并及早发现有无痛风并发症，并对各种并发症加以预防。

（5）高尿酸血症涉及多个脏器，多个学科，需要综合治疗，相互兼顾，防止顾此失彼，尽量避免使用引起尿酸升高的药物。

（6）使用药物治疗的患者，需要长期控制，使血尿酸水平持续达标，并需要药物与生活方式干预配合治疗。

（7）患者需要不断学习高尿酸血症与痛风知识，提高自己与疾病抗争的能力。

（二）痛风急性发作期：最好住院治疗

痛风初次发作时，有些患者随意买点止痛药吃，因为每次痛风发作，7 ～ 14天的病程，有的患者不痛就不去医院了，只有痛得忍无可忍时才想到到医院看病。这种对待疾病的态度和方法，将给患者带来难以预料的不良后果。因为不懂，所以想不到。其实，痛风急性发作时，很有必要住院治疗，住院达到以下治疗目标。

1. 合理缓解疼痛，避免误诊误治。

2. 分析痛风发作的诱因，避免诱发因素，防止再次复发。

3. 通过住院，学习痛风防治知识；特别是与病友的交流，感性认识到痛风的危害，提高痛风的自我管理意识和水平，防止并发症的发生。

4. 了解痛风的药物知识，避免走入误区。如应在痛风急性发作期后，再开始降尿酸治疗，初始进行药物降尿酸治疗的患者，应遵照医嘱，同时使用预防痛风发作的药物。但是，已经接受降尿酸治疗者，在急性发作期无须停药。

5. 学习化验单的识别，定时复查，发现异常，及时就诊。

6. 全面检查，筛查并发症，及早发现肾损害，及时治疗。痛风肾病是隐匿的，有时已经发生，却没有感觉。有感觉时，可能已经错过治疗的最佳时期。

7. 生活方式干预，如饮食控制、合理运动、平衡心态等应贯穿于整个治疗过程的始终。

（三）痛风间歇期，防痛风六不得

痛风间歇期，一般不需要住院观察治疗，但为预防复发，应做到"六不得"。

1. 高不得　尿酸越高，痛风发作的风险越大。所以，定时复查，规范治疗，不要让血尿酸水平长期居高不下，要努力争取达标。

2. 急不得　尿酸水平骤然降低，会导致沉积在关节及其周围组织的不溶性尿酸盐结晶落下来，诱发急性痛风性关节炎发作。

3. 猛不得　运动过猛，容易诱发痛风发作。欲速则不达，要循序渐进，量力而行。

4. **忘不得** 规律服药，不要忘记服药。急性痛风常备药的药名、剂量、用法等要牢记，一旦痛风突然发作，能够在最短的时间内服用药物，减轻痛苦。

5. **馋不得** 酒、高嘌呤饮食看到要管住嘴，嘴越馋，吃得嘌呤含量越多，发生痛风的频率越多。

6. **懒不得** 不能因为痛风发作过，就不去工作；不能因为关节不适就不运动。否则，体重越来越高，持续肥胖时间越长，发生痛风风险越大。

（四）有并发症的高尿酸血症

除了高尿酸血症以外，已经发生过急性痛风性关节炎、甚至出现痛风肾病、肾结石等痛风并发症的患者，仅仅依靠生活方式干预治疗是不能解决问题的，此阶段必须遵照医嘱，进行药物治疗。并注意定时监测血尿酸水平，定时复查，做好自我管理。并发症的早期，如痛风肾病，经过治疗，病情可以逆转，但是，发展到一定阶段，就不可逆转，只能向着尿毒症方向发展。所以，发生过痛风性关节炎的患者，切不可不痛了就不管了，而要主动到医院检查，遵医嘱服药，长期把尿酸控制在理想水平，并注意监测肾功能，避免使用损害肾脏的药物，防治并发症的发生和发展。不要到了不可控制的地步，而后悔不已。

（五）有伴发疾病的高尿酸血症

有伴发疾病的意思是患者除了患有痛风这种疾病以外，还有高血压病、糖尿病、心脏病、脑血管病、肾脏疾病、痛风性眼病等两种或两种以上的多种疾病。这个阶段，仅仅找内分泌代谢疾病科医生看病是不够的，因为各种疾病的治疗具有其专业性特点，必须进行多个学科的综合治疗。如痛风找内分泌代谢疾病科医生调理，心脏病有时就需要找心血管内科医生治疗，而肾脏疾病有时也需要找肾脏内科医生看病，痛风性眼病的一些问题只有眼科医生才能解决。各个学科既不孤立只看一种疾病，也不独立全看所有疾病。身体是一个复杂的整体，医学是相互渗透、相互兼顾的科学。在降尿酸治疗的同时，积极降血糖、调血脂和降血压治疗。

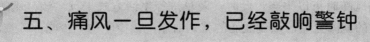

五、痛风一旦发作，已经敲响警钟

由于个体差异等原因，有的人尿酸水平持续多年，处于较高水平，并没有发作过。但这不代表永远不会发作，而且，前面讲过，高尿酸血症的危害，要积极干预，努力将尿酸降至正常水平。但是，如果已经发作过急性痛风，就是给您敲起了警钟，此时，不能再任其发展，必须尽最大努力与医生配合，争取将第一次发作定格为最后一次。否则，有了第一次，就会有第二次，而且，两次之间的间隔时间会越来越短。另外，手足结石形成，造成残疾的日子就会越来越近。这是能感受到的，也是能看到的。对身体危害最大的是既不能感受又不能看到的，就是对内脏的伤害，特别是肾脏的伤害，将是你始料不及的。

六、这几个时间段，痛风容易高发

痛风发作的时间和频率比较集中的几个时间，要特别警惕。

1. 春节以后到正月十五前后。
2. 中秋节及国庆节期间。
3. 患者及家人生日等重大节日。
4. 参加聚会、宴请、婚宴等。
5. 冬季吃火锅后。
6. 夏季吃烧烤后。
7. 夜间。
8. 运动后。
9. 受凉后。
10. 劳累后。

七、不要等开始痛了，才想到要治疗

痛风重在预防，不想体验痛风的痛楚，就应当在痛风发作之前，将痛风发作的隐患及早消除。高尿酸血症是痛风发作的前奏，当高尿酸血症发生时，意味着痛风随时可以来袭，此时，及早进行生活方式干预，该减肥的就减肥，该降血糖的就降血糖，该调血脂的就调血脂，该少吃的就少吃，该戒酒的就戒酒，该喝水时就喝水，该运动时就运动。很多情况下，不需要药物治疗，就可以防止痛风的发作，而且减少尿酸在体内的浓度，减轻尿酸对身体各脏器的慢性损害。

八、关节不痛了，不等于痛风治好了

痛风来时匆匆，去时无影。痛风发作起来，几乎没有人能坚持不予理睬，顺其自然，让它自生自灭。而会在最短的时间内寻医问药，治病止痛。其实，痛风发作后，即使不接受治疗，一周以后，炎症和疼痛也会自行减轻并完全消失。当感觉不到疼痛的时候，很多患者以为自己的病已经完全治好了，自行停药，随意吃喝，不到医院复查，也不再继续治疗。过段时间以后，痛风复发，在所难免。

痛风不痛了，只能说明患者的病情暂时得到缓解，并不能肯定尿酸得到控制，痛风得到治愈。因为痛风是一种终身性疾病，应当在医生的指导下，定时复查，控制尿酸，以预防痛风的发作。

九、痛风患者治疗常见的错误倾向

（一）重视治疗，轻视预防

急性痛风性关节炎一旦发生或出现并发症，一些患者才开始手忙脚乱，查阅书籍，多方打听，主动了解痛风知识；寻医问药，想方设法，甚至远走他乡，不惜重金，治疗痛风。其实，痛风本是一种可以预防的疾病，痛风的并发症在早期也是可以预防的。只要拿出在痛风及其并发症治疗上的精力、时间或金钱的万分之一，在痛风确诊之前或在并发症出现之前，主动学习有关高尿酸血症的相关知识，就可以预防痛风及其并发症。但是，多数人因为没有认识到预防的重要性而错过了最佳的治疗时机。

（二）重视补充营养，忽视营养均衡

痛风的发生多与营养过剩导致的肥胖有关。多数人过分重视营养的供给，总是担心会不会营养不良。为补钙，天天喝牛奶；为长个儿，天天不缺肉；为增长智力，经常吃鱼虾；为增强体重，就经常补充营养。却从没考虑在补充营养的同时，带来了体重的增加，肥胖的发生。由于摄入过多，热量超标，结构不合理，导致营养失调，营养不均衡。

123

（三）重视药疗，淡化食疗

一旦发生急性痛风性关节炎，因疼痛难忍，不得不到医院看病、开药和治疗，而且，宁可多花钱，也要医生开最有效的药物。有的求医心切，购买广告药上当受骗，也在所不惜。其实，药物治疗仅是综合治疗的一个方面，饮食治疗是首选的、基本的、长期的治疗。当饮食治疗不能达到良好控制尿酸的情况下，增加药物治疗时，仍应坚持饮食控制。不注意控制饮食，即使再好的药物也达不到理想的治疗效果，但是，很多患者宁可多吃药，也不能少吃饭。嘴上，一点儿不能亏待自己。

（四）重视治病，漠视检查

一些患者买药，花上千元一点儿也不感到心痛，可是，如果让他做个检查，只要几十元就犹豫不决。他们认为吃药打针才是治病，化验检查纯粹是浪费。有时，医生开出检查申请，患者也会自我放弃检查。或者，按照以前的病历买药治疗。因为尿酸等指标不是固定不变的，再有经验的医生也不可能对你身体内部的变化看准看透，他们需要借助检查结果做出正确诊断，才能选择最佳的治疗方案。

（五）重视急性期，放松间歇期

痛风是一种终身性疾病，更需要终身调理、自我护理。而很多痛风患者不注意平时的自我护理，总是等痛风发作了，痛得受不了了，才想到医院检查治疗。病情好转后，又不注意。如此反复几次，致使痛风发作的次数越来越频繁，间隔的时间越来越短。其实，痛风患者长期的个人卫生、皮肤清洁、眼睛防护、足部护理等方面的日常护理更为重要，如果不注意，容易发生不同部位的感染。

（六）重视看病，轻视学习

痛风是一种必须自我学习的疾病，学习也是性价比最高的方法，不能单纯依靠医生被动的治疗。如果主动学习痛风的相关知识，参与到痛风的整个治疗过程当中，就可以少走弯路、少花钱、少出并发症、少痛苦。但是，一些患者经常到医院复查，挂号、检查、取药，就是不爱学习。临床发现，爱学习的患者，发生并发症和复发的明显少于不学习的患者。当然，已经有越来越多的患者及其家属认识到主动学习的重要性，咨询教育人员，并阅读相关书籍。

（七）重视住院，忽视管理

住院时，患者意识到自己的病情不是想象的那么简单，比较重视，在医院里吃住，服药打针，监测血尿酸，与医生沟通，听护士讲课，积极配合治疗，争取各项指标达标。出院后，有的患者就忘了自己是患者的身份，回归社会，忘乎所以，不注意自我管理。待出现严重问题，不得不再次住院，如此反复。所以，住院治疗仅仅是痛风患者一生中极为短暂的治疗时间，更多的时间需要患者在院外进行长期的自我管理。要学会自我管理，必须主动学习和掌握相关知识。

十、主动学习哪些知识

1. 主动了解痛风是一种生活方式性疾病，痛风是完全可以预防的。

2. 了解高尿酸血症与痛风之间的关系，尿酸高，有可能发生痛风。

3. 了解痛风与糖耐量异常之间的关系，高血糖者易合并痛风。

4. 了解痛风与血脂异常之间的关系，血脂异常者易患痛风。

5. 了解痛风与高血压之间的关系，高血压者易伴痛风。

6. 了解肥胖与痛风的关系，肥胖者容易合并痛风。

7. 主动学习，如何避免以上因素的存在或减轻以上情况的程度。

8. 了解痛风可能出现的并发症，应该怎样防治。

9. 了解治疗痛风的方法，如饮食、运动，所使用的药物名称、剂量、注意事项等。

10. 掌握痛风的饮食治疗，低嘌呤饮食的选择和运动的方式、强度等。

十一、痛风患者自我管理的 "多" 与 "少" 的小结

多喝水，少喝汤；多喝奶，少喝酒；

多吃菜，少吃肉；多细粮，少粗粮；

多吃蛋，少吃鱼；多水果，少果糖；

多白肉，少红肉；多天然，少人造；

多排尿，少出汗；多清淡，少油腻；

多复查，少复发；多学习，少弯路。

多碱性，少酸性；多活动，少懒床；

多预防，少治疗；多保暖，少受凉；

多动脑，少动嘴；多花样，少热量。

第 10 章　痛风患者居家饮食管理

一、饮食治疗的目的

1. 减少嘌呤的摄入，减少尿酸的生成。
2. 提供合理的膳食，保证营养均衡。
3. 促进尿酸的排出，降低血尿酸水平。
4. 保持尿酸合理水平，预防痛风发作或复发。

二、饮食营养治疗的十大原则

1. 低嘌呤饮食，减少尿酸形成。
2. 控制总热量，保持理想体重。
3. 主食足，蛋白精，脂肪少，胆固醇低。
4. 多饮水，增加尿酸的排泄。
5. 维生素丰富，多食碱性食物。
6. 烟酒嗜好者，要戒烟、禁酒。
7. 伴有高血压者，要减少盐的摄入。
8. 伴有高脂血症者，要限制脂肪的摄入。
9. 伴有高血糖者，要限制热量的摄入。
10. 伴有肥胖者，要控制减肥的速度。

三、了解食物嘌呤含量，便于选择食物

为便于大家选择食物，根据嘌呤含量大体分为四个类别。

（一）红色灯是禁区

任何时期不能闯，闯了红灯要受罚。

超高嘌呤食物，嘌呤含量最多，每100克嘌呤含量超过150毫克；痛风和高尿酸血症的患者应当完全避免这些食物。具体举例如下。

1. 动物内脏类　如肝、肾、脑、脾、胰等。

2. 水产品类　部分嘌呤含量高的水产品如沙丁鱼、鱼子、小虾、凤尾鱼、三文鱼、小鱼干、带鱼、鲳鱼、蛤蜊、牡蛎、鳗鱼、鲢鱼、干贝等。

3. 高汤类　浓鱼汤、浓肉汤、海鲜火锅汤、羊肉火锅汤等。

4. 蔬菜类　如干香菇、紫菜等。

（二）橙色灯是预警区

急性发作不能闯，稍不注意进禁区。

中高嘌呤食物，嘌呤含量较多，每100克嘌呤含量75～150毫克；患者应当严格限制量，在急性发作期不能食用。缓解期也要注意严格限制摄入量。具体举例如下。

1. 肉类　各种畜肉如猪、牛、羊等；禽肉如鸡、鸭、鹅、鸽子、鹌鹑、火鸡等。

2. 水产类　草鱼、鲈鱼、鲤鱼、鲫鱼、鳗鱼、鳝鱼、鲍鱼、鳕鱼等。

3. 贝壳类　螃蟹、牡蛎、扇贝、蚌蛤、虾。

4. 干豆类　黄豆、黑豆、绿豆、红豆等。

5. 蔬菜类　扁豆、豌豆、蚕豆、菜花、黄豆芽、银耳、龙须菜等。

6. 干果类　花生、白芝麻、腰果等。

7. 饮料类　啤酒等。

动物性食品含水量70%～80%，干豆类含水量10%。干豆类因为水分少，相对嘌呤含量高；如果豆类用水泡过之后再排序，就可能排到第3类。因为经过水分的泡发，一些豆类的嘌呤溶于水而流失，就大大减少了干豆类的嘌呤含量。

（三）黄色灯是缓冲区

急性发作不能选，慢性期可限量吃。

低嘌呤含量的食物，嘌呤含量较少，每100克嘌呤含量25～75毫克。具体举例如下。

1. 水产类　水枪鱼、龙虾、白鱼等部分水产类。

2. 豆类　嫩豆类蔬菜如毛豆、嫩豌豆、嫩蚕豆、四季豆等，豆腐，豆腐干，豆浆。

3. 蔬菜类

（1）花类蔬菜（西蓝花、白色菜花等）。

（2）深绿色、嫩茎叶蔬菜（菠菜、油菜、韭菜、茼蒿等绿叶菜、芦笋等嫩茎）。

（3）未干制的菌类：各种鲜蘑菇如金针菇、蘑菇等。

4. 干果类　黑芝麻、无花果、莲子、板栗、枸杞、杏仁等。

5. 肉类　猪皮等。

（四）绿灯安全区

嘌呤含量相对低，其中热量莫忽视。

低嘌呤含量食物，嘌呤含量很少，每100克嘌呤含量低于25毫克。但是，尽管嘌呤含量低，但由于痛风患者多合并肥胖、糖尿病等，也不能随意吃，这类食物所含的热量也用计算到每日的总热量中。具体举例如下。

1. 奶类　鲜奶、牛奶、酸奶、奶油、奶酪、炼乳。

2. 各种蛋类　如鸡蛋、鸭蛋、鹅蛋、鹌鹑蛋、鸽子蛋等。

3. 水产品类　海参、海藻、海蜇皮。

4. 蔬菜类

（1）叶菜：大白菜、圆白菜、娃娃菜、芹菜。

（2）根茎类蔬菜：土豆、芋头、甘薯、萝卜、胡萝卜、莴苣、洋葱等。

（3）茄果类蔬菜：番茄、茄子、青椒、西葫芦等。

（4）瓜类蔬菜：冬瓜、丝瓜、黄瓜、南瓜、苦瓜等。

5. 水果类　如梨、杏、苹果、葡萄、橙、西柚、柚子、草莓等各种水果。

6. 各种粮食　大米、小米、白面、玉米、馒头、精白面包、面条、通心粉、苏打饼干、粉丝、藕粉、土豆、山芋、南瓜等。

7. 干果类　葡萄干、桂圆干、核桃、瓜子、糖及糖果等。

8. 饮料　淡茶等。

四、痛风不同时期，选择食物不同

（一）痛风急性期

急性发作期，只能选用绿灯安全区，禁用红、橙、黄色灯区内的食物。

每日嘌呤摄入控制在 150 毫克以下（正常人 600～1000 毫克），最好控制在 100 毫克以下。为减少体内尿酸来源，蛋白质每天每千克体重控制在 0.8 克，蛋白质来源以植物蛋白和牛奶、鸡蛋为主，另外，谷薯类也可以提供一部分蛋白质。每日饮水 3000 毫升以上。

（1）可进食谷类、蔬菜、水果、鸡蛋、牛奶和适量植物油。

（2）不吃富含嘌呤的鱼肉类：如动物内脏、鹅肉、海鱼、肉禽、野味、贝壳、鱼、鱼汤等。

（3）不吃富含嘌呤的蔬菜：如香菇、芹菜、菜花、青菜、龙须菜等。

（4）不吃嘌呤含量高的豆类：如扁豆、豌豆等。

痛风患者平时不注意饮食节制，大吃大喝，毫不含糊，但是，真到了痛风发作的时候，很多人什么也不敢吃了，生怕吃不好，痛风加重或再次发作。常常好几天忍饥挨饿，非常谨慎，吃任何东西之前，先问问敢不敢吃。所以，平时饮食稍微注意一下，就不致痛风发作时为一日三餐小心翼翼，担惊受怕。表 10-1 是急性发作期的食谱参考，全天用油 20 克。

表 10-1　痛风急性发作期一周食谱

	每日食谱
周一	早餐：大米稀饭＋鸡蛋＋白面馒头＋凉拌白菜丝
	午餐：黄瓜炒鸡蛋＋白米饭＋荠菜蛋花汤
	晚餐：清水煮面条＋清炒洋葱土豆条
周二	早餐：牛奶＋花卷＋凉拌木耳
	午餐：西红柿炒鸡蛋＋烙饼＋凉拌苦瓜
	晚餐：小米稀饭＋白面馒头＋醋熘白菜
周三	早餐：大米稀饭＋蒸山药＋凉拌黄瓜
	午餐：二米饭（大米＋小米）＋青椒炒鸡蛋＋葱花蛋花汤
	晚餐：甜薯＋醋熘土豆丝

	每日食谱
周四	早餐：牛奶＋苏打饼干＋凉拌胡萝卜丝
	午餐：白米饭＋苦瓜炒鸡蛋＋清炒山药
	晚餐：清水煮面条＋西红柿鸡蛋汤＋凉拌芹菜
周五	早餐：二米稀饭（大米＋小米）＋蒸芋头＋凉拌白萝卜丝
	午餐：白面馒头＋丝瓜炒鸡蛋＋凉拌大头菜
	晚餐：山药汤＋花卷＋清炒茄子
周六	早餐：大米稀饭＋蒸南瓜＋醋熘土豆丝
	午餐：烙饼＋西葫芦炒鸡蛋＋黄瓜木耳汤
	晚餐：荠菜素包子＋冬瓜蛋花汤
周日	早餐：土豆汤＋海参＋生菜＋馒头
	午餐：白米饭＋大头菜炒鸡蛋＋荠菜蛋花汤
	晚餐：清汤面＋芹菜炒土豆

（二）痛风缓解期

禁止选红灯区食物，限量选择橙、黄灯区；选择绿色灯区类食物为主。每日食物摄入嘌呤 300 毫克以下。

疼痛缓解以后仍要禁止进食高嘌呤食物，可以适量选食中等嘌呤含量的食物，而不仅仅局限于低嘌呤饮食。因为饮食中的许多成分是生命活动必不可少，长期过度限制，对身体不利。油脂每天只要少于 30 克，肉类每天不超过 120 克，中等嘌呤含量的食物就可以纳入每天选择的范围。但是，高嘌呤的食物仍然应该拒之口外。如动物内脏、肉汤、沙丁鱼、凤尾鱼、肉馅等。在原有的低嘌呤饮食选择基础上，可适量增加鸡、鱼、肉等蛋白质类；麦片、麦麸、面包等主食；以及菜豆、菠菜、菜花等蔬菜。表 10-2 是缓解期的食谱参考。

表 10-2　痛风缓解期一周食谱

	每日食谱
周一	早餐：牛奶＋面包＋鸡蛋＋凉拌黄瓜
	午餐：米饭＋鸡丝炒芹菜＋菠菜鸡蛋汤
	晚餐：馒头＋白菜炖豆腐

续 表

	每日食谱
周二	早餐：海参＋稀饭＋馒头＋凉拌木耳 午餐：火烧＋炖青鱼＋清炒卷心菜 晚餐：面条＋西红柿炒鸡蛋
周三	早餐：麦片＋鸡蛋＋蒸玉米 午餐：米饭＋菜花炒肉＋黄瓜鸡蛋汤 晚餐：馒头＋红烧土豆和芸豆
周四	早餐：豆浆＋蒸南瓜＋凉拌萝卜丝 午餐：烙饼＋鸡肉炒茭白＋西红柿鸡蛋汤 晚餐：稀饭＋菜包
周五	早餐：牛奶＋鸡蛋＋蒸山药＋小咸菜 午餐：米饭＋茄子炒肉＋豌豆汤 晚餐：馒头＋金枪鱼＋凉拌莴苣丝
周六	早餐：疙瘩汤＋海参＋凉拌卷心菜 午餐：玉米饼子＋豆腐炒油菜＋凉拌木耳 晚餐：面条＋黄瓜炒鸡蛋
周日	早餐：稀饭＋鸡蛋＋苏打饼干 午餐：馒头＋海蜇拌黄瓜＋清炒萝卜丝 晚餐：米饭＋豆腐皮炒卷心菜

五、痛风患者的饮食方法

（一）饮食要定量：根据热量确定摄入食物的重量

要想知道痛风患者该吃什么，吃多少？首先应该弄清自己每天应该摄入多少热量，在不超过总热量的前提下，再来确定每天吃多少，吃什么。

1. 热量怎么算　多数痛风患者伴有肥胖，肥胖患者的首要目标是控制热量摄入，减轻体重。

五步学会为自己制定饮食计划。

第一步：计算自己的标准体重，判断自己的体重状况是在正常范围，还是肥胖或消瘦。

公式：标准体重（千克）=身高（厘米）-105

例如，王先生的身高是175厘米，实际体重是72千克，其标准体重（千克）=身高（厘米）-105=175-105=70（千克）。

体重状况=（实际体重-标准体重）÷标准体重×100%。

第二步：实际体重在标准体重的±10%，属于理想体重，要注意保持。实际体重＞标准体重的20%，属于肥胖，要减肥，多数患者属于肥胖。实际体重＜标准体重的20%，属于消瘦，要增加营养，但极少数患者属于消瘦。

第三步：根据工作强度和体型，参考每日每千克体重所需要的热量，计算每天的总热量（表10-3）。

表10-3　不同体力劳动的热量需要量［千卡/（千克·天）］

体型	卧床或休息 [a]	轻体力 [b]	中体力 [c]	重体力 [d]
消瘦	25	35	40	45
正常	20	30	35	40
肥胖	15	20～25	30	35

a. 卧床休息：如骨折、偏瘫、行动不便卧床的患者；b. 轻体力劳动：以坐着或站着为主，少量走动的工作，如电脑编程、保安等；c. 中体力劳动：从事中等强度的体力劳动，如学生的日常活动、快递人员等；d. 重体力劳动：如体育运动、搬运工、砸石工、非机械的建筑工、伐木工等

这里需要提醒的是，中重度体力劳动者发生痛风者少，发生痛风多是那些轻体力劳动的肥胖患者。

第四步：算出三大营养物质的量，并换算成两。

糖类=（每日总热量×50%～60%）÷4，除以4是因为1克糖类能产生4千卡的热量。

蛋白质=（每日总热量×15%～20%）÷4，除以4是因为1克蛋白质能产生4千卡的热量。

脂肪=（每日总热量×20%～25%）÷9，除以9是因为1克脂肪能产生4千卡的热量。

最后，将克数除以50就得出三大物质的两数。

第五步：对三大物质进行合理分配。一般将三大物质根据自己的生活习惯按照早餐1/3、午餐1/3、晚餐1/3分配。或者将三大物质按照早餐1/5、午餐2/5、晚餐2/5分配。

加餐者，也可将餐次分为 4 次、5 次或 6 次。4 次：一日三餐＋睡前加餐；5 次：一日三餐＋上午加餐＋下午加餐；6 次：一日三餐＋上午加餐＋下午加餐＋睡前加餐。

举例：王先生，40 岁从事厨师工作（属轻体力强度工作者），身高 1.65 米，体重 75 千克（千克）痛风病史 2 年，无并发症，无烟酒嗜好，下面帮助王先生制定一份饮食计划。

第一步：计算标准体重并判断体型。

标准体重＝165（厘米）－105＝60 千克（千克）

第二步：王先生的体重状况＝[(75 － 60)]÷60×100%＝25%，超过理想体重的 20%，属于肥胖。

第三步：根据王先生的劳动强度，确定其每日每千克体重所需要的热能并计算出其每天的总热量。

查表 10-3 不同劳动强度的热能需要量得知：肥胖的轻体力强度工作者每天每千克体重需要的热量为 20 ～ 25 千卡。

根据公式：每日总热量＝标准体重×每日每千克所需要的总热量

王先生一天的总热量＝（20 ～ 25 千卡）×60 千克（千克）=1200 ～ 1500 千卡

第四步：计算王先生三大营养物质的克数并换算成两。

糖类＝（每日总热量×50% ～ 60%）÷4，得出王先生每日所需要的糖类的量＝每日总热量（1200 ～ 1500 千卡）×（50% ～ 60%）÷4=150 ～ 225（克）。

蛋白质＝（每日总热量×15% ～ 20%）÷4，得出王先生每日所需要蛋白质的量＝每日总热量（1200 ～ 1500 千卡）×（15% ～ 20%）÷4=45 ～ 75（克）。

脂肪＝每日总热量×（25% ～ 30%）÷9，得出王先生每日所需要脂肪的量＝每日总热量（1200 ～ 1500 千卡）×（25% ～ 30%）÷9=33 ～ 50（克）。

由于 1 市斤＝500 克，所以王先生每天所需要的糖类、蛋白质、脂肪三大物质量分别除以 50，得到 3 ～ 4.5 两、0.9 ～ 1.5 两和 0.6 ～ 1 两。

2. 三大物质分配合理　痛风患者主食要足，蛋白质要精，脂肪要少。

（1）主食足：占每天总热量的 50% ～ 60%。如果主食摄入不足，人体为满足每天的生理需要和饱腹感，势必会相应地增加蛋白质和脂肪的摄入，由于蛋白质与脂肪更容易增加尿酸的形成，所以，主食一定要足够，应占 50% 以上。

（2）蛋白精：占每天总热量的 12% ～ 20%。蛋白质摄入过多，高蛋白食物中含有大量的细胞核，使核酸分解过多，产生尿酸增多。这里主要指肉类、水产类等。当然，有些蛋白质几乎不含嘌呤，如牛奶、鸡蛋等，不在过度限制范围。

（3）脂肪少：占每天总热量的 25% ～ 30%。脂肪摄入过多，脂肪分解增加，酮体浓度升高，抑制肾脏尿酸的排泄。应占 30% 以下。脂肪主要指肥肉、烹调用油、坚果类。

3. 每餐结构要合理　有的人，每天进餐的总量并不多，但进餐不规律，遇到可口的就大吃特吃，遇到自己不喜欢吃的就一点不吃或吃得很少。饱一顿，饥一顿。正确的是不仅每天要定量，每一餐也要定量，而且，每一餐既要有一定量的糖类，也要有蛋白质，保证每餐的饮食结构要合理。

（二）确保生活质量

因为富含优质蛋白的食物多是高嘌呤食物，如果痛风患者严格忌口，嘌呤含量高的食物这不能吃，那也不能吃，连身体最基本的营养都不能满足，还谈什么生活质量？其实，只要保证在热量不超标的情况下，学会自己计算每天的嘌呤含量，就能帮助你选择既可口又放心的食物。但要选择某种饮食时，不妨先这样算一算。

举例：西红柿鸡蛋面

配料：西红柿 2 个（200 克）、鸡蛋 2 个（120 克）、挂面 100 克（2 两）。

查表：食物嘌呤含量表可知西红柿每 100 克含有 4.6 毫克嘌呤；鸡蛋每 100 克含有 4 毫克；挂面每 100 克含有 19.8 毫克。

计算嘌呤量

西红柿嘌呤量＝ 200×4.6 毫克 /100 克＝ 9.2 毫克

　鸡蛋嘌呤量＝ 120×4 毫克 /100 克＝ 4.8 毫克

　　挂面嘌呤量＝ 100×19.8 毫克 /100 克＝ 19.8 毫克

则这顿饭的嘌呤量＝ 9.2+4.8+19.8 ＝ 33.8 毫克

以此类推，一日三餐的嘌呤总量就是三餐嘌呤之和。

学会计算每天的嘌呤量，就可以做到吃饭心中有数，防止因嘌呤摄入过多而诱发痛风发作或复发。学会计算每天饮食的嘌呤量以后，患者就可以选择自己喜欢吃的食物，嘌呤含量高的少吃一点儿，嘌呤含量低的就可以多吃一点儿，只要不超过每天嘌呤的总摄入量。

（三）痛风患者饮食以低嘌呤为主

正常成人，每天嘌呤的摄入量为 600 ～ 1000 毫克。为减少体内尿酸的来源，急性痛风患者每日食入嘌呤含量 100 ～ 150 毫克，约为正常人的六分之一，可进食谷类、蔬菜、水果、鸡蛋、牛奶和适量植物油。缓解期可适当放开。

1. 控制痛风患者饮食的嘌呤含量至关重要　大家知道，糖尿病患者要控制血糖，就要控制热量的摄入。痛风患者控制尿酸就像糖尿病患者控制血糖一样重要，因为嘌呤是形成尿酸的主要物质。所以，控制痛风患者饮食中的嘌呤含量在痛风治疗中至关重要，特别是有家族史的痛风患者，更应及早养成科学的饮食习惯，减少嘌呤的摄入。饮食治疗是基础治疗，也是最基本的治疗，是治疗成败的重要措施，是从尿酸升高的源头开始治疗，会达到事半功倍的效果。

2. 低嘌呤饮食的五大益处

（1）降低血尿酸水平：可使血尿酸水平降低 59.5 ～ 119 微摩 / 升（1 ～ 2 毫克 / 分升）。

（2）减少痛风急性发作：血尿酸水平降低，痛风发作的风险也降低。

（3）延长间歇时间：痛风发作次数减少，必然延长间歇的时间。

（4）减少痛风石的形成：血液中尿酸水平降低，沉积在关节、肾脏等组织的尿酸盐减少，形成结石的可能性也相应减少。

（5）减少降尿酸药的应用：尿酸水平下降，使用降低尿酸的药物剂量减少，同时，减少药物治疗的经济支出。

3. 低嘌呤饮食方法

（1）糖类：可促进尿酸排出。患者可食用富含糖类的米饭、馒头、面食等。由于痛风患者多伴有肥胖等代谢综合征，如果不是急性发作期，尽管粗粮嘌呤含量稍微多一些，但粗细粮适当搭配着吃，更有利于控制热量和体重。少吃甜点等高热量食物。因如果摄入热量越多，身体代谢的产物越多，肾脏要排出代谢产物的负担就越重。而且，过高的热量不能及时消耗，转化成脂肪在体内储存，对痛风不利。

（2）蛋白质：每千克体重摄取 0.8 ～ 1 克蛋白质，蛋白质来源以牛奶、鸡蛋为主。牛奶也应限制量，每天 300 ～ 500 毫升，蛋黄每天或隔日一个。蛋白质长期摄入不足可导致消瘦、贫血、抵抗力降低，甚至导致痛风患者抵抗力下降，病情恶化。提倡痛风患者选择优质蛋白。优质蛋白包括：畜肉、禽肉、鱼类、蛋、牛奶、奶酪和大豆。而谷物类、坚果、蔬菜和水果属于非优质蛋白的食物来源。

小知识　**优质蛋白**

优质蛋白：某些蛋白质中由于含有丰富的必需氨基酸，生理价值高，利用率高，评分（经蛋白质消化率校正的氨基酸评分）高且能够提供 9 种必需氨基酸，被称为优质蛋白。

（3）脂肪：脂肪可减少尿酸排出，导致尿酸水平升高，痛风并发高脂血症者，脂肪的摄取应控制在总的 20% ～ 25% 以内。鼓励低脂或无脂饮食，脂肪的来源有动物性脂肪和植物性脂肪。动物性脂肪熔点高，除鱼油外，含饱和脂肪酸多。饱和脂肪酸摄入过多，可导致胆固醇增高而引起动脉硬化，故应限制动物性脂肪的摄入。植物性脂肪富含不饱和脂肪酸多，有降低胆固醇和防止心血管疾病的作用，因此，植物性脂肪应占脂肪总摄入量的 40% 以上。不饱和脂肪酸又分为单不饱和脂肪酸和多不饱和脂肪酸。玉米、大豆等植物油是多不饱和脂肪酸的主要来源，但容易氧化对机体不利，摄入量不应超过总热量的 10%，富含单不饱和脂肪酸的橄榄油、茶籽油是理想的脂肪来源，应优先选用。

膳食脂肪摄入不当时，易引发或加重高脂血症，进一步发展则导致血管病变。

痛风患者应少食富含胆固醇的食物，如心、肺、肝、脑等动物内脏。痛风患者应减少饱和脂肪酸、反式脂肪酸和胆固醇。近年来，美国膳食指南提出，研究发现胆固醇与心脑血管疾病发生无确切关系，很多人误以为可以不需要控制胆固醇的摄入，但是动物内脏、肉类属于胆固醇含量高的食物，而这些食物中的嘌呤含量高，美国人不食用动物内脏，对于习惯食用动物内脏的国人，特别是痛风患者，还是需要控制的。

（4）肉类：急性发作期不吃肉，缓解期每天 50 ～ 100 克，限制牛羊猪肉（牛肉所含的嘌呤最低），烹饪方法煮为宜，煮沸后弃汤吃肉，不宜炖、煎、炸、熏、烤等。

（5）豆类：急性期要避免摄入一些干豆类，缓解期可适量摄入豆制品（如豆腐、豆浆、豆腐干等）。每天可摄入 1 杯豆浆或 100 克豆腐。

（6）水产类：禁食高嘌呤的，如沙丁鱼、贝类等；可食低嘌呤的海参、海蜇皮、海藻等（每 100 克少于 50 毫克）。

（7）水果：不吃果干、果脯等高含糖量、高嘌呤水果；可吃富含维生素 C 的水果，如樱桃，樱桃中含有丰富的花青素，可以促进血液循环，有助于尿酸的排泄，缓解因痛风、关节炎引起的不适。

（8）蔬菜：多吃新鲜蔬菜，不吃干香菇、紫菜、鲜豆类、金针菇等富含嘌呤的蔬菜。

（9）饮料：避免高糖饮品的饮料，特别是果糖饮料（如汽水、果汁等）、酒精（如白酒和啤酒）及天然果汁等。

（10）调味品：减少酵母、盐等嘌呤含量高的调味品的摄入量。但是，有专家提出，尽管酵母的嘌呤含量高，实际每次发面的时候只加入微小的量，平摊到每一个馒头中的含量更小，所以，没有必要严格限制，不吃馒头。

（四）增加碱性食物的摄入

因碱性环境有利于尿酸盐结晶的溶解和排出，所以，鼓励痛风患者多食碱性食物。那么，什么是碱性食物呢？所谓碱性食物就是指那些经代谢后产生钠、钾、钙和镁离子较多，能在体内产生较多的碱，使体内碱量增加，尿液的 pH 升高，增加尿酸在尿液中的溶解度，从而促进尿酸的排泄。新鲜的蔬菜和水果多为碱性食物，特别是高钾低钠的碱性蔬菜。一般碱性食物嘌呤含量都比较低，如芥菜、花菜、白菜、黄瓜、茄子、洋葱、土豆等蔬菜，以及一些水果也属于碱性食物，如樱桃、苹果、梨、桃、杏、香蕉等。碱性食物也有强中弱之分。

1. 强碱性　葡萄、葡萄酒、茶叶、海带等。
2. 中碱性　萝卜干、红萝卜、大豆、番茄、香蕉、橘子、草莓和柠檬等。
3. 弱碱性　苹果、洋葱、红豆和豆腐等。

（五）多饮水

与吃药同样重要，详见第 11 章，关于饮水部分。

六、合理饮食，掌握吃的学问

（一）高嘌呤和高蛋白饮食会增加痛风患病风险

多少年来，医务人员和患者均认为高嘌呤和高蛋白饮食会增加痛风的患病风险，但是，并没有确凿的证据。这个情况，得到了国外一项研究的肯定。Hyon K. Choi 博士领导的课题组，对 47 150 名没有痛风病史的人群进行了长达 12 年的随访研究，观察这些人当中将来发生痛风的患病率。结果发现，其中，有 730 人最终被诊断为痛风。结果也证实，高嘌呤和高蛋白饮食与痛风发作存在密切的关系，因为，食用海产品最多者比最少者患痛风的可能性增加了50%；食用肉类最多者患痛风的可能性增加了 40%。

（二）痛风患者选择食物不能唯嘌呤而要综合考虑

临床上发现部分患者，选择什么，只看嘌呤多少，嘌呤多的就不吃，嘌呤少点的就多吃。其实，这是非常片面的。每一种食物均含有不同的多种成分，除了嘌呤以外，还有糖类、蛋白质、脂肪、胆固醇、膳食纤维、维生素等，特别是患有痛风的患者，除了血尿酸水平高以外，还可能伴有高血糖、高血压、血脂紊乱、肥胖等代谢异常情况。例如，听说粗粮嘌呤含量高就只吃细粮，其实，粗粮的膳食纤维含量高，有利于延缓餐后血糖升高，也有利于增加饱腹感，减少食物的摄取量，有利于减肥。所以，应该综合考虑。

（三）痛风患者选择食物不能唯嘌呤而忽视营养

蜂蜜的嘌呤含量比一些粮食低，如小米、高粱、玉米等，但是，蜂蜜除了能提供热量和口感等益处外，几乎没有其他的营养价值，而且，蜂蜜属于单糖，血糖指数很高，对糖尿病的控制非常不利，对减肥也很不利，因为，很快吸收入血，在消化系统存留时间短，刺激胰岛素分泌，容易产生饥饿感，对血糖和体重控制非常不利，也对预防糖尿病的各种慢性并发症不利。而各种粮食，含有各种营养素，对身体的营养价值是蜂蜜所不能媲美的。

同样，黄油的嘌呤含量几乎为零，精面包的嘌呤含量也很少，有的患者似乎找到了两全其美的好办法，既满足食欲，又不增加嘌呤含量。其实，吃黄油面包还不如吃馒头鸡蛋。因为，黄油＋面包，黄油属于高脂肪，面包属于加工食品，不利于热量、血脂、胆固醇和体重的控制，不利于心脑血管疾病的防治，还会造成营养不均衡。

（四）痛风患者不能唯嘌呤而忽视热量

痛风和高尿酸血症是一种代谢性疾病，其发病与肥胖、糖耐量异常和血脂紊乱有着难以隔绝的关系。往往在一名患者身上，除了痛风和高尿酸血症，还存在血糖、血压、血脂、体重的异常，这些异常均与饮食有着密切的关系。所以，如果仅仅控制嘌呤，随意或过多摄入高糖、高钠、高脂饮食，就会加重患者已经存在的代谢紊乱或者促进各种代谢紊乱的发生和发展，从而进一步加重高尿酸血症和痛风，相互影响，相互加害。所以，既要控制嘌呤摄入，也要合理控制每天的总热量。

（五）痛风患者不能唯嘌呤而忽视蛋白质的摄入

供应人体热量的物质主要有三种，糖类、蛋白质和脂肪。由于海鲜和肉类含有大量的嘌呤，多数患者进行严格限制，得知鸡蛋和牛奶的嘌呤含量低，而大量摄入鸡蛋和牛奶，甚至一天几袋牛奶或数个鸡蛋，这样也是不可取的，因为蛋白质在分解过程中直接产生尿酸，增加体内尿酸水平。所以，仅仅控制嘌呤是不行的，嘌呤含量低的蛋白质同样也要控制，并非多多益善。

（六）痛风饮食有误区

1. 痛风饮食控制越严越好　痛风的综合治疗离不开饮食治疗，饮食治疗是基础，饮食治疗是根本。但是，并不是饮食控制越严越好，也不是吃得越少越好，更不是吃得越素越好。而要科学饮食，既要减少高嘌呤饮食的摄入，又要兼顾蛋白质、糖类、脂肪、总热量的合理和均衡。因为，再严格的饮食控制，只能降低 70 ～ 90 微摩 / 升的血尿酸。也不能只吃蔬菜和水果，否则，热量供应不足，脂肪分解加速，乳酸增加，更容易诱发痛风。

2. 严格控制饮食，就不用吃药了　经过科学合理的饮食，减少嘌呤的摄入，就能减少尿酸的形成，减少痛风石的发生。严格的饮食控制可使血尿酸水平降低 60 微摩 / 升，24 小时尿中尿酸的排泄量减少四分之一。所以，我们要求痛风患者一定要重视饮食管理。但是，血尿酸水平的升高，只有 20% 来源于饮食，80% 是身体内部尿酸生成增多，所以，单纯饮食控制是不会完全解决你的体内血尿酸水平高的问题。必要时，需要饮食和药物的结合，共同达到降低尿酸的效果。

那么，既然饮食控制不能完全降低体内的尿酸水平，是否可以不控制饮食，只依靠药物控制呢？这也是片面的，因为长期高嘌呤饮食不仅会导致血尿酸水平升高，加速病情的发展，而且，尿酸水平骤然升高，会诱发痛风复发。另外，通过饮食控制，减少尿酸的形成，可以减少使用降尿酸药的种类和剂量，减少药物对肝肾等重要脏器的损害。所以，既进行饮食控制，配合运动，又能遵照医嘱，合理使用药物，才是正确而全面的治疗。

3. 痛风患者只要控制嘌呤就行了　高尿酸血症和痛风是代谢性疾病，仅仅控制嘌呤是远远不够的。因为，痛风不是一种单一的疾病，多合并高血糖、高血压、高血脂、肥胖等。所以，痛风患者在控制嘌呤的同时，还要兼顾以上情况，才能达到综合治疗的效果。例如，高血糖者要低热量饮食、高血压者要低盐饮食、高血脂者要低脂饮食，代谢综合征者既要低热量，也要低盐低脂、低嘌呤饮食。

4. 只有急性期需要控制饮食，急性期过后就没有必要了　有些患者以为，只有在痛风急性发作期间，才要注意控制嘌呤的摄入，促进痛风发作的缓解。待痛风消失后，就没有必要继续控制，不要对自己太苛刻。饮食控制是一项长期的治疗，痛风缓解后虽然没有必要继续像急性期一样，只吃低嘌呤食物，但是，高嘌呤食物还是应当继续限制，中嘌呤食物可以适当摄入。否则，导致血尿酸水平居高不下，达到一定水平，在某些因素诱发下，就会导致痛风复发。

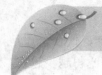

七、减少嘌呤摄入的几个技巧

（一）水果宜鲜不宜干

为什么建议痛风患者多吃新鲜蔬菜和水果？除了蔬果多为碱性食物外，主要是因为水果蔬菜的水分大，相对单个细胞的体积就大，同样大小或重量的食物中，嘌呤的含量也少。如葡萄与葡萄干，葡萄干的嘌呤含量远远大于新鲜的葡萄，就是这个道理，因为，葡萄干经过干燥、浓缩，葡萄中的水分蒸发后，相对嘌呤含量就高。

（二）干货宜先用水泡

同样，干燥的香菇中嘌呤的含量也大于新鲜的蘑菇，也是这个道理。但是，如果把香菇先放到水里浸泡，经过泡发，香菇中的水分增多，香菇的体积增大，香菇中部分嘌呤被分散到水中，经过泡发以后的蘑菇中嘌呤的含量就会明显减少，可能只是原来含量的几分之一甚至十分之一。

鱼干、豆腐干、牛肉干、果干、萝卜干等，都会比其新鲜的状态嘌呤含量高。

（三）吃肉宜选肌肉

肉类要选择生物活性低的。同一种动物的肉类，选择肌肉而不选择内脏，就是因为内脏的嘌呤含量高。而肥肉是嘌呤含量比肌肉还少。因为内脏的代谢活性比较高，细胞体积小而且密密麻麻，细胞数量多，一个细胞一个细胞核，细胞多，细胞核就多，自然，细胞核中能分解成嘌呤的成分就多。肥肉是脂肪组织，细胞代谢活性相对低，而且，脂肪细胞相对体积大一些，嘌呤含量就少。但是，尽管肥肉等脂肪嘌呤含量低，并不建议痛风患者多食肥肉，因为，痛风患者多伴有肥胖等，不利于热量和体重的控制。

（四）吃鱼不宜吃鱼子

鱼子常会成千上万地存在于鱼腹中，每个鱼子其实就是一个卵细胞，将来在不断成长、发育的过程中，慢慢长大，不断分裂，形成更多的胚胎，所以，嘌呤含量很高。不建议痛风患者食用。

（五）蛋白质宜选蛋奶类

痛风患者，医生建议要少吃海产品、肉类，蛋白质是人体必需的三大物质之一，那么，吃什么获得蛋白质呢？建议选择牛奶和鸡蛋作为蛋白质的主要来源是有道理的。这是因为嘌呤是细胞核中遗传物质的组成部分。所以，细胞越多，细胞核也就越多；细胞核多，嘌呤的量就越多。相反，没有细胞，就没有细胞核，没有细胞核，也就没有嘌呤，例如，牛奶就是没有细胞结构的食物，所以，几乎不含嘌呤。另外，蛋类，不管是鸡蛋、鹌鹑蛋还是鹅蛋，无论蛋有多大，任何一个蛋类就是一个大细胞，一个蛋也就只有一个细胞核，一个细胞核也只有一套遗传物质，当然，嘌呤含量要很少。所以，如果单纯从蛋类的嘌呤含量来说，排除胆固醇等因素，吃大个的鸡蛋与吃小个的鸡蛋嘌呤含量几乎一样多。

八、对痛风患者的特别提醒

（一）痛风患者必须少吃这些东西

1. 啤酒　啤酒中含有大量的嘌呤，喝一瓶啤酒可使尿酸升高一倍。

2. 火锅　吃一次火锅比一顿正餐摄入的嘌呤高 10 倍，甚至数十倍。

3. 海鲜　海产品含有较高的嘌呤，如沙丁鱼、带鱼、鲭鱼、蛤蜊、牡蛎、干贝等。

4. 内脏　动物内脏的嘌呤比海鲜更多，最好不吃。

5. 高汤　高汤内脂肪和嘌呤的含量都很高，且为酸性，不利于尿酸排泄。

6. 饮料　各种饮料均含有较高的热量，特别是含糖饮料，如碳酸饮料，更不适宜。

7. 红肉　猪肉、牛肉、羊肉等嘌呤含量高。

（二）痛风患者必须多做这些事情

1. 多喝水　每天 2000 毫升以上，最好是白开水，或者喝点淡茶水。

2. 多吃菜　新鲜蔬菜，属于碱性食品，每天 750 克，蔬菜中含有大量的钾、钙、镁等元素，有利于提高尿液的碱性，促进尿酸排泄。

3. 多碱性　碱性食物可使体内碱量增加，尿 pH 升高，增加尿酸在尿中的溶解度，有利于促进尿酸的排泄。小苏打，即碳酸氢钠，每天吃点小苏打，苏打饼干等食品。

4. **多运动** 中、低强度的运动,可改善人体代谢,增加热量的消耗,减轻体重,利于尿酸的控制和排泄。饮食治疗必须与运动相结合,才能达到理想治疗效果。

5. **多用脑** 吃饭前看到美味佳肴时,不要匆忙张嘴大吃,而是静静用脑思考几秒钟,哪些嘌呤高,哪些嘌呤低,哪些是可以多吃的,哪些是应该少吃的,哪些是不能吃的,应该吃多少,在头脑中大体为自己定种类、定量,养成这样的习惯,一定会为你的饮食治疗带来意想不到的效果。

第 11 章 关于痛风患者的 "喝"

饮食包括两个方面，一个方面是 "饮"，一个方面是 "食"，饮就是喝，食就是吃，所以，饮食就是喝与吃的问题。现在，我们先谈谈关于痛风患者喝的问题。

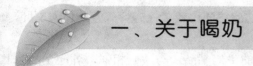

一、关于喝奶

（一）痛风患者可以喝牛奶

1. 牛奶不仅含有丰富的蛋白质、微量元素和钙剂等，可预防骨质疏松，对健康有利；而且牛奶是牛的乳腺细胞分泌的，没有细胞结构和细胞核，也没有遗传物质和核酸，所以，牛奶中嘌呤含量极少，每 100 克中仅含 1.4 毫克嘌呤。另外，牛奶中含酪蛋白和乳清蛋白，可增加尿酸排泄，从而降低尿酸。国外有研究发现，适当奶制品还可轻微降低痛风发作风险。所以，牛奶既是富含必需氨基酸的优质蛋白，又是痛风患者的蛋白质最佳选择。

2. 虽然牛奶特别适合痛风患者，也并非多多益善，一般每天 300 ～ 500 毫升，最多每天 500 毫升。

（二）痛风患者适合喝的奶制品

痛风患者喝脱脂奶好。

1. 脱脂奶脂肪少，因脂肪会减少尿酸的排泄，所以，痛风患者喝脱脂奶好，脱脂奶的脂肪含量还不到 0.5%，是普通牛奶的 1/7，全脂奶脂肪含量是 3%。而且，脂肪热量高，多数痛风患者伴有肥胖，应少吃脂肪，控制体重。

2. 有研究发现，有的脱脂奶含有聚糖肽等成分，有一定的抗炎作用，可减少痛风复发。

（三）痛风患者不适合喝的奶制品

1. 全脂奶　脂肪含量高，能够减少尿酸的排泄。

2. 酸牛奶　发酵而成的酸奶，含乳酸菌较多，且因含发酵菌较多，发酵菌可将乳糖转变为乳酸，而使尿酸生成增多。另外，酸牛奶中的脂肪含量高，3%～5%，其脂肪酸的含量比原料奶多出2倍。乳酸可能干扰尿酸的排出，只可少量食用。

3. 奶粉　不要用奶粉代替牛奶，因每100克奶粉含嘌呤15.7毫克，奶粉的嘌呤含量比牛奶高。

（四）痛风患者要少吃奶酪

1. 奶酪的脂肪含量高　特别是含反式脂肪酸比较多，热量高，容易使人发胖，增加心、脑血管疾病的风险。

2. 奶酪的嘌呤含量高　是一种发酵的牛奶制品，与酸奶相似，乳酸菌的浓度比酸奶还要高，含嘌呤多，可使尿酸生成增多。

（五）痛风患者要少吃冰激凌

因冰激凌是多种添加剂的组合，包括乳制品、蛋制品、甜味剂、香味剂、稳定剂及食用色素等，经冷冻加工而成。冰激凌含有大量的糖和脂肪，热量高，能增加体重，降低尿酸的排泄。

（六）奶油制品

如奶油蛋糕、奶油面包、奶油甜点等，脂肪、热量和反式脂肪酸高，痛风患者不宜食用。特别是伴有肥胖和高血糖、高血脂的患者。

（七）痛风患者奶类饮食小结

奶类嘌呤含量低，痛风首选之蛋白；
脱脂奶的嘌呤低，痛风患者最适宜；
全脂奶的嘌呤高，痛风患者要少喝；
奶粉奶酪酸牛奶，不如选用鲜牛奶；
奶油制品冰激凌，脂肪热量都超标；
高糖高脂和肥胖，这些食品要慎吃。

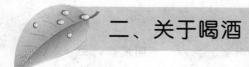

二、关于喝酒

（一）痛风患者最好不要喝酒

酒是各种原料中的糖被酵母菌分泌的酒化酶作用，而转化为酒精。酒大体分为两大类，一类是蒸馏酒，一类是非蒸馏酒，经过蒸馏的酒，嘌呤含量少。蒸馏酒主要是白酒；非蒸馏酒，包括米酒、黄酒、葡萄酒等，非蒸馏酒嘌呤含量高。

酒精在肝脏组织代谢时，会大量利用血液中的水分，血浓度增加，使原来已经接近饱和的尿酸，加速进入软组织，形成尿酸盐结晶。所以，对于痛风急性发作期或控制不佳者，建议戒酒。大量饮酒可加速嘌呤的分解，加快尿酸的生成，而且，酒精饮料不利于肾小管对尿酸的滤出，减少尿酸的排泄。因此，对于痛风患者，不仅要控制啤酒，白酒、红酒一样也要注意。

（二）痛风患者不适宜喝啤酒

啤酒是由大量的麦芽发酵酿造而成，麦芽中含有大量嘌呤。大量饮用后，产生的乳酸容易在体内堆积，影响尿酸从肾脏排泄。

无醇啤酒也不适宜喝，因无醇是指没有乙醇（酒精），嘌呤含量依然很高。

国外有研究显示，每天喝两罐（700毫升以上）啤酒以上，是不喝啤酒者罹患痛风的2.5倍。所以，喝啤酒会大大增加痛风的发病危险。

（三）痛风患者不适宜喝白酒

高度白酒中的酒精经机体代谢产生乳酸，乳酸能抑制尿酸的排泄，对痛风不利，甚至加重痛风。但是，低度白酒因酒精度数小，代谢产生的乳酸也少，对尿酸排泄的抑制作用也低，嘌呤含量少，每100克含嘌呤2毫克，少量饮用比啤酒略好，但也要少喝。研究显示，每日喝两杯以上酒精含量为15克的白酒者，患痛风的风险是不饮酒者的1.6倍。饮用含铅的威士忌可使痛风发病的危险性增加3倍。

小知识

酒精含量的克数＝酒的度数 × 酒的毫升数，所以，不同度数的白酒酒精含量为 15 克的毫升数是不一样的。

例如：

50 度的白酒，含有 15 克的酒精的毫升数 =15 ÷ 50%=30 毫升。

25 度的白酒，含有 15 克的酒精的毫升数 =15 ÷ 25%=60 毫升。

12 度的白酒，含有 15 克的酒精的毫升数 =15 ÷ 12%=125 毫升。

（四）痛风患者不适宜喝白葡萄酒

这是因为，白葡萄酒在酿制过程中，具有抗氧化作用的槲皮酮可被完全消化、吸收，没有槲皮酮则失去了红葡萄酒对心脏的保护作用。

（五）痛风患者不适宜喝药酒

药酒是白酒或黄酒中放入一些药材泡制而成，白酒对人体的危害最大，不仅损伤食管和胃肠，而且，有些白酒是勾兑的，对人体有害无益；即使酒中加入了一定的药材，其危害也远远超过药效。特别是，有些药材不可以同时与酒配伍，若配伍不当，产生毒性甚至剧毒，危及生命安全。

【病例】 自配药酒治病，不幸中毒丧命

患者，男，65 岁，身高 172 厘米，体重 88 千克，农民，因不明原因经常腿痛，自己购买药材（因此人已故，难以核实当时用了哪些药材）放在白酒中泡制服用，每天两次，每次"2 两"。刚开始服用时，是在冬天，服用以后，患者感觉腿痛减轻，认为是舒筋活血，全身温暖。服用过程中，患者不同时期又加入两种不同的药材，继续服用。第二年春天，患者逐渐感觉全身乏力，没有食欲，面色发黄，消瘦明显，家属遂将其送到医院，经检查确诊为药物中毒引起的暴发性肝衰竭，在医院住院 1 周后，死亡。

专家点评 **药物之间有配伍禁忌，随意泡酒有害无益**

临床上，如果应用一种药物疗效不佳时，医生会选择两种或两种以上的药物一起使用，以达到理想的治疗效果。并不是所有的药物配在一起，都是安全的。有的药物相互配伍，会提高药效，这是我们所期望的；但是，如果药效过度提高，超过了身体的承受能力，就会引起一些不良反应。有的药物配在一起，不仅不会提高药效，而且使原有的作用减轻；还有的药物严禁配在一起，一旦配伍使用，将产生严重的不良反应，使毒性反应增强，甚至导致脏器衰竭而死亡。

（六）痛风患者不适宜喝黄酒

黄酒被誉为"酒中之冠"，使用糯米和小麦酿造而成，含有丰富的嘌呤、糖、氨基酸等。由于选用的粮食不同，每 100 克含嘌呤在 25 ～ 150 毫克。陈年黄酒受到氧气氧化后酸度升高，痛风患者更不宜饮用。

（七）痛风患者不适宜喝米酒

米酒，也是非蒸馏酒，原材料也是粮食，嘌呤含量高，痛风患者不宜饮用。

（八）红葡萄酒是痛风患者唯一可以选择的酒类

红葡萄酒富含有抗氧化剂、抗凝剂及血管扩张剂等，这是因为红葡萄酒中有一种成分，被称为槲皮酮，这种成分有明显的抗氧化和抗凝血作用。不仅可以保证血液畅通，保持血管的弹性，减少心脏等疾病的发生，而且可以减轻酒精对尿酸的影响，降低血尿酸水平。国外研究发现，适量红酒可轻微降低痛风发作风险。所以，痛风患者选择酒类时，最好选用红酒。

那么，是不是痛风患者就可以随意喝红酒了呢？当然不是，这是因为，尽管红葡萄酒中嘌呤含量不是很高，每 100 克含 5 毫克，但与含嘌呤的肉类同时食用时也会加重痛风，而且因为酒精能加速尿酸的排泄，有增加痛风发作的风险。

1. 喝酒的时机　痛风患者如果没有喝酒的嗜好，能不喝最好不喝，不仅不喝啤酒、白酒和黄酒，也包括葡萄酒。但是，有的患者喜好喝酒，特别是节假日、生日等，借喝酒助兴。也必须在痛风缓解期或者尿酸控制良好且稳定的情况下，才能少量饮用。尿酸≤ 300 微摩 / 升时，才可以少量饮用红酒。

2. 喝多少　每周不超过两次，每次 50 毫升以内，约 1 两。

（九）痛风患者怎样喝酒危害小

1. 酒的种类　只能喝红葡萄酒，其他酒都不能喝。痛风患者应该禁忌的酒，选择的顺序：陈年黄酒＞啤酒＞新鲜黄酒＞白酒＞红酒。

2. 喝酒的时间

（1）选择下午 3－7 点，也就是晚餐时可以喝酒，早餐和午餐不要喝酒。

（2）早晨、上午、睡前不宜喝酒。

（3）痛风急性发作期及生病时（如感冒、腹泻等）不宜喝酒。

3. 喝酒的技巧

（1）喝酒时，多喝水，可稀释酒精，降低酒精浓度。

（2）喝酒时，喝碱性矿泉水，降低尿酸。

（3）喝酒时，多吃新鲜水果和蔬菜。

（4）喝酒时，少吃肉食，特别是不能以一些腌制或烟熏的肉食加工品或鱼干等作为下酒菜，因为这类食物本身含有较多的亚硝酸盐，容易致癌。如果与酒精发生反应，会加重对身体的危害，如食道、肝脏等。

（5）喝酒时，不要空腹喝酒，不要一饮而尽，可以慢慢斟酌，边吃东西，边喝酒。

（6）喝酒一定要吃主食，特别是痛风伴有糖尿病的患者，吃主食要早吃，不要喝酒临近结束时才吃，以免发生低血糖反应。

（十）痛风患者酒类选择小结

酒精能够升尿酸，痛风患者不要喝；

啤酒白酒和黄酒，还有米酒和药酒；

白葡萄酒也一样，痛风患者都不喝；

如果痛友非要喝，尿酸不能 300 多；

只能选用一种酒，就是红色葡萄酒；

喝酒问题有争议，能不喝时就不喝。

如果能够把酒戒，消除痛风一大碍。

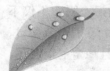

三、关于喝水

（一）喝水就能降尿酸，痛风患者要主动喝水

痛风患者血尿酸水平高，治疗痛风的目标之一就是降尿酸。尿酸主要通过

肾脏随尿液排出，喝水才会有尿，所以，喝水有利于尿酸的降低。另外，痛风发作的主要原因是尿酸盐沉积在关节、肾脏等部位。尿酸盐有一个很大的特性，是易溶于水，也就是说，当这些沉积的尿酸盐结晶遇到水的时候就会溶解，易于排出。所以，痛风患者要多饮水，会饮水，主动饮水。

（二）痛风每天应喝水量

为保证尿酸的顺利排出，每天饮水 2000 ～ 3000 毫升，保证每天的尿量要在 2000 毫升以上，所以，痛风患者要多喝水。但是，并不是喝了 2000 毫升（4 斤，1 斤约 500 毫升）水就能产生 2000 毫升的尿量，因为有的人出汗多，特别是在天气炎热的夏天或运动后，出汗较多时，尿量减少，不能保证每天的尿量达到 2000 毫升以上，则需要增加饮水量或采取一些措施减少出汗量，如适度运动，避免运动过度、过量；使用空调或其他降温措施，减少出汗等。一般装有 500 ～ 600 毫升的矿泉水要喝 4 瓶。痛风患者最好使用带刻度的专用水杯，便于计算饮水量。但是，对于心、肾功能不良或伴有水肿的患者，要适当控制饮水量，以免加重水肿或脏器的负担。

（三）喝水的时间

喝水的时间应避免饭前、饭后喝水，因饱餐后再过多饮水可能导致胃胀不适；饭前可以少饮，如果饭前大量饮水可冲淡胃酸和消化液，影响食物的消化。除此以外，痛风患者其他时间，如早晨、两餐期间、睡前、起夜时等，都可以饮水。睡前饮水可防止夜间尿液浓缩，预防尿路结石，已经存在尿路结石的可在夜间加饮。

（四）喝水的种类

1. 痛风患者适宜饮用矿泉水　这是因为，矿泉水呈微碱性，pH 6.5 ～ 8.5，尿酸在偏碱性环境中易于溶解和排出。而且，人体本身就是一个弱碱性体，适合人体的环境。另外，矿泉水含有人体需要的一些微量元素等成分。目前，常见的几种品牌的矿泉水的 pH ＝ 7.0，尿酸在 pH ＝ 7.0 环境下的溶解度是 pH ＝ 5.0 的 10 多倍。因此，同样的血尿酸水平，如果在酸性的环境中容易结晶，形成结石；在碱性的环境中就不会结晶，也就不会形成结石。但矿泉水不适宜加热或冷冻，以免破坏水中的钙和镁等元素，可以直接饮用。

小知识　pH

　　pH 是指酸碱度，正常人的 pH 应该在 7.35～7.45，即略呈碱性。pH 低于 7.35，属于酸中毒；pH 高于 7.45 属于碱中毒。

　　2. 痛风患者还适宜饮用什么水　白开水、淡茶水、苏打水（少糖、少碳酸氢钠）。

　　用自来水烧开的白开水的酸碱度与矿泉水差不多，pH 6.5～8.5，而且，自来水经过沉淀、过滤、消毒、杀菌等环节进行处理，符合国家《生活饮用水标准》，既安全又卫生。自来水不是直接饮用水，只有烧开的自来水可以饮用，但不能反复煮沸，以免产生致癌物质等。

　　另外，要注意不同区域，自来水的酸碱度不同，例如，北京的自来水偏碱性，上海的偏酸性，要提前有所了解。苏打水痛风患者适合饮用，要选择正规品牌。

　　3. 痛风患者不适宜喝纯净水　纯净水又名"穷水"，欧洲大多数国家禁止饮用纯净水，因纯净水就是将天然水经过提纯和净化的水。纯净水经过一些工序处理，把对人体有害的病菌和毒素处理掉了，也把对人体有益的微量元素、矿物质等，以及水中所有滋养人体的生命离子也去掉了。所以，纯净水并非越纯越好。因为，水中的无机元素是以溶解的离子形式存在，易于被人体吸收，是人体摄入矿物质的主要来源之一。长期饮用纯净水，会使体内的矿物质缺乏。

　　健康人的体液 pH 在 7.35～7.45，纯净水的水质偏酸性，pH ＝ 6.0，痛风患者本身尿酸水平高，喝酸性的纯净水，越喝体液越酸。体液越酸，机体细胞的自我修复就越慢，免疫力越低下。如果 pH ＜ 7.35，就会出现典型的亚健康，所以，本身高尿酸血症的痛风患者不适宜饮用纯净水。

（五）痛风患者要避免脱水，防止尿酸堆积

　　1. 活动要适度，避免大量出汗。

　　2. 运动后及时补充水分。

　　3. 高温炎热天气，避免外出。

　　4. 避免在阳光下直晒。

　　5. 外出时随身携带饮水。

　　6. 进食肉类等蛋白质时要多饮水。

（六）痛风患者怎样喝水

　　这还要问么？谁不会饮水！其实，痛风患者饮水有讲究。

1. 喝水的温度　温水——38 ～ 42℃。不喝过烫的水，容易扩张消化道黏膜的血管，使血管壁变薄，损伤消化道黏膜；也不喝凉水，容易收缩消化道黏膜血管，使血管收缩，影响消化功能。更不能喝冰水，消化道黏膜上的血管突然受到强烈冷刺激，极度收缩，引起消化道不适，减少消化液的分泌和吸收，特别痛风患者最怕受到寒冷的刺激，不仅体表要避免寒冷刺激，也包括内脏更要注意。所以，痛风患者适宜喝温水，既不太热也不太凉，一般 38 ～ 42℃为宜。

2. 喝水的方式　定时定量、主动饮水。

（1）主动喝水：痛风患者要逐渐养成定时定量主动饮水的习惯，不要突然想起来或感到口渴时突然大量饮水。定时定量饮水可以防止体内缺水而导致的血液浓缩，血液中的尿酸水平升高。这里举一个比较形象的例子，你在自己家里养了一盆花，你会根据花的品种每天或 2 ～ 3 天浇一次水。如果你没有按照应有的时间浇水，花盆里的土就会逐渐干燥，结块直至僵硬。此时，你需要花费更多的时间和水分来挽救这棵花，但是，僵硬的土块可能很长时间不能溶解、变软。同样，你长时间不饮水，形成的尿酸盐结晶或已经开始因缺水变厚的血液如同那干燥、凝结的花土，需要大量的长时间滋润才能变软。所以，主动饮水可以预防尿酸水平升高，预防尿酸盐结晶的形成。

（2）定时定量喝水：定时定量饮水是为了保证"细水长流"，避免暴饮。避免暴饮，就是不要在短时间内大量饮水，而要将每天总的饮水量均匀到该喝水的每时每刻。有的患者不喝则已，一喝就喝一瓶矿泉水或一大杯水。一次性大量饮水，会使胃内饱胀不适，血容量短时间内明显增加，加重心脏和肾脏的负担。一天 24 小时，如果早晨六点起床喝一杯水，晚上 10 点睡觉前喝一杯水，按照 2 小时喝一次水计算，则 24÷2=12 次，夜里 12 点、凌晨 2 点、凌晨 4 点是睡觉时间不喝水，每天饮水 2000 毫升以上，去掉这 3 次，还有 9 次。

如果按照每次饮水 250 毫升 ×9=2250 毫升；250 毫升 ×8=2000 毫升；

如果按照每次饮水 300 毫升 ×9=2700 毫升；300 毫升 ×8=2400 毫升；300 毫升 ×7=2100 毫升。

如果按照每次饮水 350 毫升 ×8=2800 毫升；350 毫升 ×7=2450 毫升；350 毫升 ×6=2100 毫升。

如果按照每次饮水 400 毫升 ×7=2800 毫升；400 毫升 ×6=2400 毫升；400 毫升 ×5=2000 毫升。

如上所示，如果每次喝 400 毫升水，只需要每天喝五次水，这显然不符合痛风患者健康饮水的要求，所以，建议痛风患者每天 8 杯水，每次 250 ～ 350 毫升为宜。

（七）痛风患者饮水知识小结

> 喝水喝水再喝水，痛风患者要牢记；
> 喝水效果似吃药，喝水就能降尿酸；
> 白水淡茶矿泉水，痛风患者适宜饮；
> 纯净水质偏酸性，痛风患者不适宜；
> 矿泉水呈微碱性，痛风患者较适宜；
> 忌用饮料代替水，定时定量忌暴饮；
> 主动饮水防脱水，学会喝水必受益。

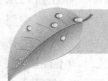

四、关于喝茶与咖啡

（一）痛风患者可以喝茶和咖啡

过去认为，痛风患者不能喝茶和咖啡，理由是茶叶中含有少量的茶叶碱，咖啡中含有咖啡因，茶叶碱和咖啡因均属于甲基嘌呤物质，可转变成尿酸，升高尿酸水平，所以，茶叶和咖啡曾禁用于痛风患者。但是，后来有研究表明，茶叶碱和咖啡因在人体代谢后所生成的甲基尿酸盐，其分子结构与尿酸盐不同，不会沉积到身体的某些部位如关节、肾脏等，形成结石。而且，这两种饮料均呈弱碱性，适量饮用有利于尿酸的排出，因此，有专家认为，禁止痛风患者饮茶和喝咖啡是没有确切的科学依据的。痛风患者可以适量喝淡茶、淡咖啡，并不是喝得越多越好，还是要适当控制。

（二）痛风患者不适宜喝浓茶和浓咖啡

其实，茶和咖啡的嘌呤含量并不高，每100克茶含嘌呤2.8毫克，咖啡1.2毫克，痛风患者要喝淡茶或淡咖啡，避免喝浓茶和浓咖啡，这是因为，一是浓茶和浓咖啡会刺激消化道，加重胃肠道疾病的不适；二是浓茶和浓咖啡容易使人神经兴奋性增高，影响患者的睡眠；三是浓茶和浓咖啡容易使患者产生饥饿感，增加食物的摄取，不利于肥胖或超重患者的饮食控制。研究显示，有喝茶嗜好者，高尿酸血症的检出率为不饮茶者的2.7倍，所以，饮茶不能过浓，不能过量。

（三）喝的时间

避免空腹喝茶或咖啡，刺激胃肠道；也不要饭后立即喝茶，因茶中含有鞣酸，可与食物中的铁结合，影响铁的吸收，时间久了，可能导致缺铁性贫血；更不要睡前喝茶和咖啡，以免过度兴奋，影响睡眠。最好在早餐或午餐后 1 小时开始喝。

（四）痛风患者饮茶知识小结

痛风患者可喝茶，不宜过浓淡相宜；
咖啡也可清淡喝，喝浓咖啡危害多；
两者均不空腹喝，饭后再喝最合适；
喝时注意控制量，多喝可能升尿酸。

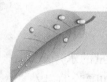

五、关于喝汤

（一）痛风患者可以喝汤

汤中含有大量的水分，痛风患者可以喝汤，以增加水分的摄入量和饱腹感，有利于尿酸的排泄和体重的控制。

（二）痛风患者适合喝的汤

适合喝汤多菜少、少油、少盐、清淡的蔬菜汤，如西红柿汤、黄瓜汤等。

（三）痛风患者不适合喝的汤

以下各种汤，汤中嘌呤含量高，有的油、盐、脂肪含量也高，不利于尿酸控制。
1. 各种海鲜汤，如蛤蜊汤、紫菜汤、虾汤、鱼汤等。
2. 各种炒菜汤，如炒蘑菇，炒笋汤、炒菠菜等。
3. 各种肉汤，如羊肉汤、炖猪肉汤、排骨汤、鸡汤等。
4. 火锅汤，每 100 克中嘌呤的含量高于 150 毫克。

（四）一次喝多少

清淡的汤类每次可喝 250～300 毫升，每天 1 或 2 次，汤的热量要从每天的总热量中扣除。

（五）痛风患者喝汤知识小结

痛风患者可喝汤，喝汤要看什么汤；
喝对能够降尿酸，喝错还能升尿酸；
宜喝清淡蔬菜汤，别喝各种炒菜汤；
还有肉汤火锅汤，痛友千万不要喝；
喝了当心嘌呤高，痛风发作受不了。

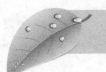

六、关于喝豆浆

（一）痛风患者可以喝豆浆

豆类本是高嘌呤食物，但将豆类磨成豆浆饮用，因加了大量的水，豆子中所含的嘌呤经水分稀释后，嘌呤的含量相对减少，并不会明显增加嘌呤的摄入量，且易于吸收，所以，痛风患者可以喝豆浆。但是，急性期不要喝。

（二）喝多少

豆类属于植物蛋白，大量摄入蛋白质会增加肾脏的负担，所以，每天只喝一次，每次喝200～400毫升为宜。但是，肾功能不良者不要喝。

（三）适合喝什么样的豆浆

1. 喝新鲜豆浆　放置时间过久的豆浆不宜喝。自己磨制的豆浆，在不烫的情况下最好2小时内饮用，最多不要放置4小时。夏天温度高时，为防止变质，应当及时饮用，放置时间更应适当缩短。不建议将未饮用的豆浆放在冰箱里保存隔日饮用，以免保存不当，对健康不利。

2. 喝各种杂豆浆　好于喝黄豆浆，两种或两种以上的豆类制成的杂豆浆营养更丰富。

3. 不要加糖　因痛风患者多伴有肥胖和糖尿病，糖的热量高，不建议加糖。没有糖尿病的痛风患者为控制体重，也不建议加糖，偶尔为了改善口味，要加糖时，一是要注意量一定要小，二是注意只能加白糖不能加红糖。因为红糖含有一些有机酸物质，与豆浆里的蛋白酶结合，不易被人体吸收。

4. 容易产气　豆浆容易产气，消化不良或反酸、嗳气的患者，不宜饮用，以免引起腹胀。

5. 喝熟豆浆　一定要喝煮熟的豆浆，不熟的豆浆有毒，甚至危及生命，一定不能喝未煮熟的豆浆。

（四）痛风患者喝豆浆知识小结

痛风可否喝豆浆，过去否定现许可；

否定是因嘌呤高，许可是因水分多；

经水稀释嘌呤低，每天可以喝一次；

肾功不良不要喝，喝了增加肾负担；

不要加糖新鲜喝，杂豆浆胜纯豆浆。

豆浆一定要煮熟，否则喝了易中毒。

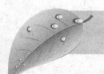

七、关于喝粥

（一）痛风患者可以喝粥

痛风患者如果没有糖尿病是可以喝粥的，各种粥类均可。最好选择小米和玉米粥，因为，小米和玉米是在粮食中含嘌呤最低。其次，是高粱、大米等。

（二）喝多少

每次一碗，250～300毫升，三餐均可，但由于粥吸收快，升血糖快，痛风伴有糖尿病不要喝，痛风合并肥胖者，也要少喝。

（三）根据口味和嘌呤高低制作各种粥

1. 单纯只用一种米做粥，如大米粥、小米粥、玉米粥等。

2. 二米粥，用两种米做粥，如大米＋小米，大米＋高粱米等。

3. 三米粥，大米＋小米＋高粱米，或大米＋玉米＋高粱米等。

4. 菜粥，在粥中添加各种蔬菜，如大米＋萝卜、大米＋芹菜叶、大米＋冬瓜、玉米＋菠菜等。

5. 瓜粥，在粥中添加各种瓜类，如小米＋南瓜，大米＋冬瓜等。

6. 坚果粥，在粥中添加各种坚果，如小米＋瓜子，大米＋花生＋大枣，玉米＋杏仁等。

7. 豆粥，在粥中添加各种豆类，如玉米＋红豆，大米＋绿豆，薏米＋红豆等。

（四）烹饪方法

1. 做粥时，在锅中加入少许食用小苏打。

2. 杂米粥比纯米粥更适合于痛风患者，因为杂粥（如菜粥等）血糖指数低于单一的纯米粥。

3. 做菜粥时，先将菜切碎，在开水中焯洗后，捞出备用，在粥临近煮熟时，将菜放入锅内，煮食，可大大减少粥中的嘌呤含量，同样，也减少了部分营养物质。

举例：红豆薏米陈皮粥

材料：红豆30克，薏苡仁30克，陈皮3克，粳米50克，冰糖适量。

功效：健脾利湿，利水消肿。

红豆：中医里又名赤小豆，有明显的利水、消肿、健脾胃的作用；薏苡仁也是健脾益胃，久服轻身益气，利肠胃，消水肿，治湿痹。粳米调中和胃，陈皮有行气、除胀、燥湿之功。

烹制方法：先把红豆和薏苡仁淘洗干净，用清水浸泡，与陈皮粳米一起放入锅中，加水适量，待粥将成时，加入适量冰糖同煮为粥。痛风合并糖尿病或肥胖者，不要加冰糖。

（五）痛风患者喝粥知识小结

痛风患者可喝粥，各种粥类均可喝；

首选小米和玉米，因其嘌呤量最低；

次选高粱和大米，嘌呤含量也不多；

若是伴有糖尿病，痛风患者要小心；

喝粥如同喝糖水，升高血糖不商量。

粥中加点菜和瓜，血糖指数略减低。

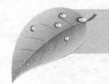

八、关于喝饮料

（一）痛风患者仅仅控制嘌呤是不够的

有的痛风患者，饮食只关注嘌呤，而不注意其他成分，这是不会达到饮食治疗效果的。因为，体内除了嘌呤可以直接生成尿酸以外，还有一种重要的物质，虽然不能直接生成尿酸，但可以间接生成尿酸，同样不能忽视。还有一些痛风患者，伴有糖尿病，要控制热量和含糖量高的食物；伴有高血脂的患者，要控制脂肪；伴有高血压的患者，还要控制钠盐等的摄入。所以，仅仅控制嘌呤是不够的，必须根据个体情况，制订个体化饮食治疗方案，达到综合治疗的效果。

（二）含果糖高的饮料

1. 甜饮料　痛风患者应控制果糖饮料的摄入，因果糖能增加腺嘌呤核苷酸分解，加速尿酸的形成。研究证实，与不饮含糖饮料者相比，每日饮果糖饮料 3 ~ 4 杯者，血尿酸升高 25 微摩／升（0.42 毫克／分升）。尽管高糖饮料本身含有的嘌呤含量往往很低，但是，高果糖浆的摄入量与血液中的尿酸含量呈正相关。另外，高糖饮料的长期摄入过多，吸收后转化成脂肪，还会引起肥胖和胰岛素抵抗，所以，甜饮料对任何人都不建议多喝，尤其是痛风患者。甜的鲜榨果汁、含糖饮料、甜味汽水、含高果糖玉米糖浆的制品，选择饮料时注意避免选用含有这种成分的饮料。蜂蜜的果糖含量最高，凡是含有蜂蜜的饮料或食品均要控制。

2. 果汁　现在，不管在家庭还是在酒店，大家喜欢将各种水果榨成汁，如西瓜汁、苹果汁等，甜蜜可口，很受男女老少的青睐。但是，痛风患者不适合喝果汁。这是因为，水果被榨成果汁，取其汁液，去其残渣，这些残渣恰是水果中的营养成分——膳食纤维，非常可惜。另外，水果中的维生素 C 在压榨过程中，也受到很大破坏，可以说是费时费力，得不偿失。

（三）低嘌呤的饮料

如苏打水、可乐、汽水、矿泉水、茶、咖啡、麦乳精等。这些属于低嘌呤饮料，痛风患者可选择苏打水、矿泉水饮用。但是，茶要清淡，咖啡不要太浓，麦乳精是加工食品，成分不能确定，以及汽水的热量偏高，不建议痛风患者饮用。

（四）痛风患者果糖知识小结

痛风饮食低嘌呤，只是其中的一条；
还有一条莫忽视，就是还要低果糖；
果糖也能升尿酸，果糖饮料不要喝。
果汁虽然嘌呤低，因含果糖不适宜。
果糖最高是蜂蜜，含蜂蜜的要控制；
可以选择苏打水，汽水虽低也不宜；
咖啡茶水宜清淡，可乐不宜痛风喝；
嘌呤果糖这两者，同样都要严控制。

第 12 章　关于痛风患者的"吃"

第 11 章介绍了痛风患者关于"喝"的问题，现在给大家谈一谈痛风患者关于"吃"的问题。痛风患者饮食要"四少一多"：低热量、低嘌呤、低脂肪、低盐、多饮水，并要戒烟戒酒。

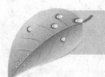

一、关于主食

痛风主食要足量，粗细搭配益处多。

（一）哪些食物属于主食

1. **米类**　大米、小米、玉米、薏米、黑米、糯米、高粱米等。

2. **麦类**　小麦、燕麦、荞麦、筱麦等。

3. **豆类**　黄豆、红豆、绿豆、黑豆、豇豆等。

4. **薯类**　红薯、白薯、紫薯、马铃薯等。

5. **某些蔬菜**　莲藕、南瓜、土豆、芋头、山药等，它们的成分主要是糖类，与粮食相似，只是传统习惯有时将其作为蔬菜烹饪。

6. **用粮食加工的食品**　米饭、馒头、发糕、饼子、火烧、烙饼、面条、面包、点心、蛋糕、饼干、粉条、面筋、米粉、麦片等。

（二）根据嘌呤高低选择主食种类

1. **选择嘌呤含量低的谷薯类**　如土豆、芋头、山药、甘薯、马铃薯等。其中，甘薯最低，每 100 仅含有 2.4 毫克嘌呤，其次是土豆，每 100 克含 5.6 毫克。

2. **选择嘌呤含量低的粗粮**　小米每 100 克含 6.1 毫克嘌呤，玉米每 100 克含 9.4 毫克嘌呤。

3. **少吃嘌呤含量高的粗粮**　谷薯类中，嘌呤含量最高的要数燕麦了，每

100 克含 30.0 毫克；其次是麦片，每 100 克含 24.4 毫克；嘌呤含量在 20 毫克以上的还有糙米，为 22.4 毫克。如各种植物的种子、点心等均要少吃。

4. 选择低嘌呤面食　面粉、米粉、大米、糯米、栗子等每 100 克含嘌呤 10 ～ 20 毫克，按照嘌呤的含量，从高到低，依次为大米、糯米、面粉、栗子、米粉。也属于低嘌呤食物，因为其嘌呤含量每 100 克均在 20 毫克以下。

5. 少吃高嘌呤面食　各种麦麸、米糠和麦胚（植物种子）等属于中等嘌呤含量，还有点心等。

从以上可以看出，即使嘌呤含量高的粮食类，如燕麦最高，也就每 100 克含 30.0 毫克，相对于嘌呤含量高的肉类和海鲜类，就是小巫见大巫了。在很多人认为的痛风患者不要吃粗粮，粗粮的嘌呤含量高，仅仅是与细粮相对而言。所以，痛风患者主食在三大物质（糖类、蛋白质、脂肪），主食是最要保证足够的一种。

（三）每天吃多少主食

一日三餐均要有主食，粗粮占主食的三分之一。每个人的能量需求不同，一般主食（生重）150 ～ 350 克（3 ～ 7 两）。

（四）适宜吃的主食

多数主食在饮食中属于低嘌呤食物，而且，饮食要以主食为主。

对于痛风患者来说，最好的主食还是细粮，也包括一些低嘌呤的粗粮，按照嘌呤多少顺序，依次如下。

1. 玉米及用玉米加工的食品最好　蒸玉米、炖玉米、煮玉米、玉米饼子、玉米稀饭、松子玉米等。玉米虽是粗粮，含嘌呤并不是很高。

2. 小米　小米粥、小米蒸饭、小米面馒头。

3. 高粱米　高粱米稀饭、高粱米面馒头。

4. 大米　大米粥、大米蒸饭。

5. 糯米　粽子、糯米饭、糯米糕、糯米团、年糕等。

6. 用精面粉加工的食品　馒头、花卷、火烧、烙饼、面条、面片等。

7. 栗子　主要成分是糖类，属于主食类，也可以食用。

8. 其他　米粉、粉条、河粉等。

（五）嘌呤含量相对高的主食要少吃

1. 燕麦、麦片、糙米等。

2. 各种植物的种子、点心等。

3. 多数粗粮的嘌呤含量高于细粮。

(六) 加工方法很重要

1. 加小苏打 做稀饭时，在里面加一点小苏打。但做大米稀饭时不要加小苏打。

2. 做二米或多米饭 营养更丰富，对于痛风合并糖尿病患者，升糖相对慢。

3. 少加酵母 做馒头、火烧、玉米饼子、烙饼时，加一点儿小苏打，可做不加酵母的饼类，或适当减少馒头中酵母的量。或包包子时用烫面而非发面。

4. 一种适用于湿热痹阻型痛风的薏米莲子百合粥 薏苡仁50克、莲子30克、百合20克、粳米60克，红糖适量，将薏苡仁、莲子、百合洗净，加水煮烂，再与粳米一同煮粥。

(七) 选择面食要注意

1. 馒头 发酵馒头的嘌呤含量比非发酵性面食高，如馒头比烙饼高等。

2. 面条 面条为非发面，嘌呤含量低，但不要选择拉面，因拉面为高盐、高汤食品，且含有拉面剂等添加剂。

3. 包子、饺子和馄饨 包包子时用烫面而非发面。饺子和馄饨皮本身不是发面，但是，其中的肉馅、肉汤热量和嘌呤含量都高，特别是灌汤小笼包，要少吃。

4. 点心和蛋糕 高热量、高脂肪并且为发酵食品，还是高嘌呤，属于三高食品，要少吃。

(八) 痛风患者吃主食知识小结

一日三餐都得吃，粗细搭配要合理；

细粮嘌呤含量低，粗粮也要占三成；

薯类嘌呤含量低，代替主食最适宜；

玉米高粱和小米，粗粮里面嘌呤低；

粮食里面谁最高？燕麦麦片和糙米；

痛风主食不能少，烹饪方法有技巧。

哪种主食最适合，精制大米是其一；

发酵食品嘌呤高，面条烙饼嘌呤少；

包子馄饨和饺子，嘌呤含量真不少；

拉面点心和蛋糕，高钠高糖热量高。

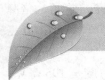

二、怎样吃肉

有的患者因为吃肉痛风发作，见到肉时，想吃又不敢吃。痛风患者是不是不能吃肉呢？当然不是，痛风患者是可以吃肉的，肉属于蛋白质，蛋白质是三大营养物质之一，人体需要一定的蛋白质满足身体的需要。

（一）哪些食物属于肉类

1. 猪肉、牛肉、羊肉、驴肉等。

2. 鸡肉、鸭肉、鹅肉、兔肉、鸽子肉、鹌鹑肉等。

3. 带动物骨骼的肉，如猪排、牛排、鸡架等。

4. 用肉热加工的食品，如腊肉、香肠、火腿、叉烧肉、午餐肉、酱牛肉、烤鸡、烤鸭、糖醋里脊、干炸里脊、烤肉、肉脯、肉松、肉干、肉丸、肉饼等。

5. 动物内脏，如心、肝、肺、肾、大肠、胃、胰等。

6. 其他，如动物的脑、血和外皮等，猪血、鸭血、羊血、猪脑、鸡脑等。

（二）每天吃多少肉

中国膳食指南建议，正常人，每天肉类（包括鱼、蛋、畜肉、禽肉）的摄入量不超过200克，相当于1袋奶+1个鸡蛋+50克肉+100克鱼。对于痛风患者，根据病情，急性发作期不要吃肉和鱼，缓解期要比正常人更少，每天鱼、肉类的摄入只要50～100克（1～2两），不要超过100克。即相当于1袋奶+1个鸡蛋+50克肉+50克鱼。

（三）吃肉的注意事项

1. 选择肉类的种类　白肉比红肉好。白肉指鸡鸭鹅肉，红肉指猪牛羊肉。

2. 选择含嘌呤含量少的部位　如果吃猪肉，选择猪排、猪腿等嘌呤含量相对较低的部位，每100克含75～150毫克。

3. 血的嘌呤含量相对低　如猪血、鸡鸭血等。

4. 其他　选新鲜的畜肉或禽肉。

（四）不宜吃的高嘌呤肉类

1. 动物内脏嘌呤含量最高，急性发作期和缓解期都不要吃。家禽、家畜的肝、肠、心、肚、胃、肾、肺、脑、胰等内脏；如猪肝、猪脑、猪腰、猪肠、猪脾等，每100克含嘌呤150毫克以上。在所有肉类当中，胰脏属第一，每100克含嘌呤的量高达825毫克；其次，是鸭和鸡的肝，分别是301.5毫克和293.5毫克；排在第三位的是猪大肠，为262.2毫克；然后为牛肾200毫克；脑是195毫克；牛肝和猪肝的嘌呤含量也很高，均为169.5毫克。

2. 浓肉汤、肉精、火锅汤等，肉脯、肉馅等，都是含有高嘌呤的食物，痛风患者不要吃。

3. 骨髓、里脊的嘌呤含量也不低。

4. 加工肉制品，如香肠、火腿、腊肠、热狗、腌肉等，盐含量高，不利于痛风和血压的控制。

（五）可以适量吃的

1. **嘌呤含量在100～150毫克** 按照嘌呤含量的高低依次为：鸭心、猪肺、鸡胸肉、猪肾、猪肚、鸡肉、鸡胗、鸡心、猪瘦肉、鸭肠、羊肉和兔肉。急性期不要吃。

2. **嘌呤含量在50～100毫克** 按照嘌呤含量的高低依次为：牛肉、牛肚、雏鸡（58毫克）、鸽子。急性期不要吃。

3. **嘌呤含量最少的肉类，嘌呤含量50毫克以下** 按照嘌呤含量的高低依次为：鹅、母鸡（25～31毫克）、猪皮和猪血，在所有肉类当中，猪血的嘌呤含量最低，每100克仅为11.8毫克。母鸡比雏鸡的嘌呤含量低，所以，痛风患者适合选择老母鸡食用。

（六）注意烹饪方法，减少嘌呤摄入

1. **切丝或切片，不宜切成块** 切好后，先放入已经煮沸的水中，焯一下，可使肉中的嘌呤溶解在水中，将水弃掉，然后进一步烹饪，可减少嘌呤的摄入。因为，肉切得越小，肉与水的接触面积越大，稀释到水里的嘌呤就越多。

2. **吃肉时，注意监测尿酸水平** 特别对于痛风发作后的患者，起初发作时，不敢吃肉，痛风缓解后，尝试吃肉时，要从小量开始，逐步增加到每天的肉摄入量。

3. **烹饪方法** 不宜炸、熏、烤、卤；可以煮和凉拌，其次是炒着吃。煮和炖制则吃肉弃汤。因为煮和炖，肉中的嘌呤溶解于汤中，只吃肉，不喝汤，就会减少大部分嘌呤的摄入。而炸、熏、烤的肉类，外层的肉被加热以后，蛋白质凝固，形成一层保护层，体积变小，肉中的嘌呤被包裹在里面，浓度增高，嘌呤含量增加。卤肉的汤较少，汤中的嘌呤黏附在肉的外表，嘌呤的含量一点没有减少。

（七）痛风患者吃肉类知识小结

肉类嘌呤含量高，痛风发作不要吃；

若是过了急性期，少量肉类可以吃；

动物内脏莫要吃，嘌呤含量数第一；

要吃就吃鸡鹅肉，白肉要比红肉好；

加工肉类不宜吃，弃汤吃肉嘌呤低；

肉馅制品要少吃，猪血嘌呤数最低。

三、怎样吃水产品

（一）哪些属于海产品

1. 鱼类　鲅鱼、带鱼、黄鱼、偏口鱼、鲭鱼、鳕鱼、黄花鱼、鳗鱼、舌头鱼、黄鳝鱼、鲤鱼、草鱼、鲶鱼、沙丁鱼、鲫鱼等。

2. 虾类　对虾、青虾、虾仁、虾虎、虾酱、虾皮。

3. 贝类　蛤蜊、海蛎子、扇贝、海螺、海红、毛蛤蜊、螃蟹等。

4. 海藻类　海带、紫菜等。

5. 加工后的水产类　鱼罐头、鱼丸子、鱼排、鱼干、海米、鱿鱼干、海苔、扇贝柱等。

6. 其他　海参、海肠子、笔管鱼、墨鱼、八带、鱿鱼、海蜇等。

海参、海蜇、海藻、海带、鸡蛋的蛋白部分；既是富含必需氨基酸的优质蛋白，嘌呤含量又低，是痛风患者蛋白质的最佳选择。

（二）吃多少

1. 急性发作期，一点儿不吃。

2. 间歇期可以吃，每周 1 或 2 次，每次 50 克。

（三）痛风患者不适宜吃高嘌呤的海产品

1. 极高　海产品中嘌呤含量最高的当属小鱼干了，每 100 克含有 1638.9 毫克嘌呤，这也是目前含嘌呤最高的食物了，是动物内脏中最高的胰的两倍多；其次是蚌蛤，高达 436.3 毫克，另外，凤尾鱼、白带鱼、蛤蜊、沙丁鱼等，均在 300 毫克左右。

2. 超高　每 100 克含嘌呤 200 毫克以上的也不宜吃，如泥鳅、牡蛎、白鲫鱼、鲢鱼等。

3. 很高　每 100 克含嘌呤 150～200 毫克，如鳗鱼、虾米、虾皮、蟹黄等。

（四）痛风患者可以适量吃中嘌呤的海产品

急性发作期不能吃。

1. 每 100 克含嘌呤 100 毫克以上　如草鱼、螃蟹、虾、鲫鱼、鲤鱼、黑鲳鱼等。

2. 每 100 克含 50～100 毫克　如海带、鳝鱼、乌贼、梭子鱼、大闸蟹、鱼丸、小龙虾、桂花鱼等。

（五）痛风患者可以吃低嘌呤海产品

痛风患者与海鲜无缘吗？其实，有些海鲜的嘌呤含量很低，是可以经常食用的，如海参最低，每 100 克仅含 4.2 毫克嘌呤，海蜇皮也只含 9.3 毫克，龙虾 22.0 毫克，鳜鱼肉 24.0 毫克，蟹 26.0 毫克，金枪鱼 45.0 毫克，海藻 44.2 毫克。可以看出，海参、海蜇等的嘌呤含量甚至比某些主食、蔬菜的含量还低。

（六）烹饪方法很重要

1. 选择新鲜海产品，不要选择鱼干。

2. 吃鱼时弃汤吃肉，不吃鱼皮。

3. 海蜇皮可与白菜萝卜、黄瓜等拌凉菜。

4. 海参切成小碎块可放入粥中或葱爆海参或海参菜汤。也可用海参包饺子、馄饨，替代肉馅。

（七）介绍几种海产品

1. 单体动物嘌呤含量很少　如海参、海蜇等，可以吃。

2. 扇贝　新鲜扇贝嘌呤含量中等，痛风缓解期可以适量食用。但干贝的嘌呤含量很高，痛风患者禁用。扇贝内脏嘌呤多，吃的时候要注意不要食用内脏。

3. 螃蟹和龙虾　中等嘌呤，急性发作期禁用，缓解期可以少量食用，蟹黄的胆固醇很高，要少吃。每周不超过两次，每次 1～2 只足矣。龙虾的胆固醇含量不高，可以在缓解期食用。

4. 鱼子、鱼皮　中等嘌呤，胆固醇含量也高，急性发作期禁用，缓解期可以少量食用。

5. 紫菜　每 100 克紫菜中含嘌呤 274 毫克，属于高嘌呤，痛风患者尽量不吃。

6. 海带　中等嘌呤，缓解期可以食用。含钙、钾、钠、镁等矿物质，属于碱性，有利于尿酸排泄。

7. 海白菜　富含多种矿物质和维生素，尤其是碘和硒，具有保护心脏和降低胆固醇的作用，痛风患者多合并高血压、血脂紊乱，可以适量吃点。

8. 虾　虾是高蛋白，营养均衡。虾中含有 20% 的蛋白质，是鱼、蛋、奶的几倍甚至几十倍。虾中含有丰富的镁，可减少血液中的胆固醇含量，防止动脉硬化。虾的嘌呤含量是每 100 克为 137.7 毫克，属于中嘌呤含量食物。痛风急性期不能食用，缓解期可适量食用。

（八）海产品嘌呤高，改吃河鱼行不行

河鱼：嘌呤含量中等的河鱼（50～150 毫克 /100 克），如鲤鱼、草鱼、鲫鱼、刀鱼等；嘌呤含量高的河鱼（＞150 毫克 /100 克）：白鲳鱼、鲢鱼等。所以，河鱼多是嘌呤含量中或高的食物，与海鱼一样，也不能随意吃。

【病例】 吃海鲜尝了痛风的不能承受之痛，从此见了海鲜再也不敢碰

患者，男，24 岁，急性痛风发作两次。第一次是在夏季啤酒节上，吃了大量海鲜并豪饮啤酒后，突然左脚趾前端疼痛难忍，嗷嗷直叫。因为是在啤酒城露天进餐，以为是被什么动物或昆虫咬伤，仔细检查，并无伤口。难以忍受的疼痛不得不停止欢聚而赶往医院，经检查确诊为痛风，服药后症状消失。一个月后，在家吃鱼后再次发作，从此，再也不敢吃任何海产品。凡是与海沾边的统统拒之口外。

专家点评 痛风并非终身与海产品绝缘，痛风患者可选择低嘌呤海鲜

听说痛风与吃海鲜，喝啤酒密切相关，特别是经历过吃海鲜导致痛风发作的患者，就因噎废食，一点儿海产品也不敢再吃。其实，这也是没有必要的，海产品相对其他食物，的确嘌呤含量过高，如鱼干、干贝、沙丁鱼、带鱼，以及贝壳类，不建议痛风患者食用。但是，像海参、海蜇皮、海藻等，嘌呤含量极少，每 100 克还不到 10 毫克。龙虾、海藻、蟹等的嘌呤含量均在每 100 克含 50 毫克以下，属于低嘌呤食物，所以，痛风患者可以选择性吃海产品。

（九）痛风患者吃水产品知识小结

> 海产品的嘌呤高，不是所有不能吃；
> 急性发作不能吃，间歇期间少量吃；
> 海参海蜇嘌呤低，痛风患者可以吃；
> 鱼干嘌呤数第一，河鱼嘌呤也不低；
> 各种海鲜不一样，吃前一定查高低；
> 蚌蛤嘌呤也很高，痛风患者要少吃；
> 吃鱼弃汤不吃皮，湿的要比干的好。

四、怎样吃豆类及豆制品

（一）哪些属于豆类和豆制品

1. 豆类　红豆、绿豆、黑豆、扁豆、豇豆、黄豆、蚕豆等。
2. 豆制品　豆腐、豆腐皮、素鸡、豆腐干、豆腐渣、豆腐脑、豆豉、豆腐乳等。
3. 其他　豆芽、豆浆、豆包、怪味豆等。

（二）吃多少

大豆做成豆腐后，大部分嘌呤已经消失，痛风患者可以吃豆腐，一次 50 克。

（三）痛风患者不适宜吃的豆制品

嘌呤含量每 100 克含 100 毫克以上的高嘌呤豆制品，不适宜吃。豆类中，嘌呤含量最高的当属黑豆了，每 100 克含有 137.4 毫克嘌呤。其次，豆类中嘌呤含量高的是黄豆，为 116.5 毫克。两者每 100 克含嘌呤的量均在 100 毫克以上。

（四）可以吃要少吃

建议痛风患者吃每 100 克含嘌呤 50 ～ 100 毫克的豆类和豆制品。豌豆、绿豆 75 毫克以上，还有豆腐干、熏干、千张在 66 毫克左右；杂豆、花豆、豆腐、扁豆和红豆，嘌呤 50 ～ 60 毫克。

（五）适宜痛风患者的豆制品

1. 豆芽　发成豆芽菜，嘌呤含量每 100 克仅有 14.6 毫克。

2. 豆浆 磨成豆浆后，每 100 克含量为 27.8 毫克。

3. 豆腐 在制作过程中，很多嘌呤流失，约减少三分之二，属于中等嘌呤含量，急性期不宜吃，慢性期可以适量吃。

（六）烹饪方法很重要

1. 嘌呤易溶于水，可将豆腐或切成小块，放入水中，煮沸 3 ～ 5 分钟，弃汤食用。

2. 豆类 + 米类做成豆米饭，如黄豆加玉米碎、红豆 + 大米、大米 + 绿豆等。

3. 煮粥或做五谷豆浆。

4. 注意烹饪方法。

（1）不要将两种嘌呤含量均较高的食物一起烹饪。如鱼本身的嘌呤含量高，如果再与高嘌呤的豆腐一起做成鱼豆腐食用，对于没有高尿酸血症和痛风的患者，可谓既营养丰富，又热量不高。但是，对于高尿酸血症和痛风患者，就不适合，因为两者烹制而成的鱼豆腐，每 100 克中含嘌呤的量高达 150 毫克以上。

豌豆、蚕豆和扁豆：干豆嘌呤含量高，尤其是干蚕豆比大豆高。但是，新鲜的时候含水量高，嘌呤含量并不高，而且，淀粉量少，可以入菜食用。

（2）腌制的蔬菜要少吃，如酸菜、泡菜、咸菜等，因含钠量高，对痛风不利。

（七）痛风患者可以吃豆类

豆类嘌呤含量高，很多患者不敢吃。其实，有些豆制品是可以食用的。

1. 豆腐 豆腐在制作过程中，嘌呤在水中溶解，大大减少了嘌呤的含量，可减少约三分之二，所以，痛风患者可以吃豆腐。而且，烹饪时，切小块，焯水后食用，嘌呤含量更少。但是，急性期不要食用。缓解期可每周吃 2 或 3 次，每次不超过 100 克。

近年来，国内外均有专家提出，摄入豆制品不会引起嘌呤摄入量的明显增加，并不升高尿酸，可以适量吃，如每天吃 100 克豆腐或喝 1 杯豆浆。痛风患者可以根据自己的情况尝试，但要监测尿酸的变化。

2. 黄豆 黄豆是豆腐的原料，嘌呤含量是豆腐的两倍多。急性发作期不吃，缓解期可以吃，每周 2 或 3 次，每次不超过 50 克。但是，任何情况存在个体差异，如果您每次吃豆腐就容易痛风发作，最好不要吃。

（八）关于豆腐的新旧传说

过去的观点认为，痛风患者不能吃豆制品，因为干豆类属于高嘌呤的食物，吃了以后可能诱发痛风发作。这个观点在一些人的心目中已经留下根深蒂固的印象，所以，一提起豆腐，有些人就会说不能吃。但是，新的观点认为，干豆的确嘌呤含量高，但在加工过程中，经过打磨、粉碎，添加一些成分和水分，致使大量嘌呤流失，可以食用。这样，给食物种类选择范围较少的痛风患者增加了选择的蛋白质种类，特别是喜食豆制品的患者。当然，并不是可以随意吃，还是要控制在每天的总热量和总嘌呤量不超标的情况下，并注意采取减少嘌呤的烹饪方法。

（九）不要用豆类代替肉类

有的患者因为吃肉后痛风发作，就不敢吃肉了，改为吃素。吃素以后，并没有让痛风彻底消失，仍然会再次来袭。肉类的确含有较高的嘌呤，痛风患者不建议过量食用，但也不提倡一点儿不吃。因为，肉类是人体蛋白质的主要来源，一点不吃，时间长了，会导致机体营养不良，抵抗力下降。所以，急性发作期应严格限制肉类摄入，病情缓解后可适量摄入。另外，豆制品的嘌呤含量也高低不同，如豆腐干、黑豆、黄豆等并不低，绿豆芽、豆浆等相对较低，所以，选择豆制品时也要量嘌呤而选，在急性发作期，也不建议用豆类代替肉类，仅在缓解期，可以适量选择豆类及豆制品。

（十）痛风患者吃豆制品知识小结

豆类可不可以吃，新旧说法不一样；
有的说是不能吃，因为嘌呤不太低；
也有说是可以吃，烹饪嘌呤已流失；
干豆嘌呤含量高，患者最好不要吃；
豆腐豆浆可以吃，吃多吃少要控制；
不能代替肉类吃，肉类豆腐交替吃。

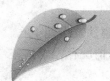

五、怎样吃蛋类

（一）蛋类包括哪些

鸡蛋、鸭蛋、鹌鹑蛋、鹅蛋、卤蛋、茶蛋、咸鸭蛋、蛋挞、松花蛋等。

（二）每天吃多少

每天一个中等大小的鸡蛋（约 60 克）。

（三）鸡蛋是痛风患者最好的蛋白质来源之一

每 100 克仅含 0.4 毫克的嘌呤。

（四）了解蛋类的嘌呤含量

皮蛋黄是蛋类中嘌呤含量最高的，与其他食物相比，还是属于低嘌呤食物。皮蛋黄 6.6 毫克、皮蛋白是 2 毫克；鸭蛋白 3.4 毫克、鸭蛋黄 3.2 毫克、鸡蛋白 3.7 毫克、鸡蛋黄 2.6 毫克。

（五）烹饪方法很重要

鸡蛋含有丰富的蛋白质和矿物质，嘌呤含量低，是痛风患者最佳的蛋白质选择之一。但是，不同的烹饪方法，吸收不同。

1. 煮鸡蛋的吸收率可高达 100%，炒鸡蛋为 97%。痛风患者可选择煮鸡蛋或炒鸡蛋，尽可能吸收鸡蛋的营养物质。

2. 不建议痛风患者吃生鸡蛋，有的患者喜欢用热水直接冲生鸡蛋饮用，这样，一旦鸡蛋不熟，不仅影响鸡蛋营养的吸收，而且有可能鸡蛋携带细菌，不能彻底杀灭，发生消化道感染。

3. 咸鸡蛋含钠高，对肾脏不利。

（六）痛风患者吃蛋类的知识小结

痛风患者吃蛋白，鸡蛋应当为首选；
嘌呤含量非常少，营养丰富吸收好；
皮蛋就算是高的，总的来说也很少；
但是皮蛋含铅高，有病没病都少吃；
就是急性发作期，鸡蛋可以放心吃；
也不可以随意吃，吃多肾脏负担重；
不要选择咸鸡蛋，鲜蛋炒煮都不错。

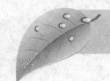

六、怎样吃水果

（一）水果对痛风患者有诸多益处

1. 水果本身营养丰富，富含维生素、矿物质、膳食纤维、水分等，有益健康，老少皆宜。

2. 水果的嘌呤含量很少，是痛风患者的最佳选择之一。

3. 水果多为碱性，适合痛风患者。

4. 水果中含有丰富的维生素 C，可以促进尿酸盐的溶解，水果中的矿物质有利于尿酸的排泄，能提高体内尿酸盐的溶解度，促进尿酸的排泄，有利于降低血尿酸水平。

（二）每天吃多少

一天 200 ～ 400 克，即 4 ～ 8 两。相当于两个中等大小的苹果，水果的热量要从总热量中扣除。

（三）什么时间吃

水果不宜饭后吃，也不宜空腹吃。最好在两餐之间吃。

（四）根据嘌呤含量选择水果

尽管水果的嘌呤含量低，但每一种水果的嘌呤含量也不尽相同，应当了解各种水果的嘌呤含量，选择水果。

1. 不适宜吃的　枸杞是果干当中嘌呤含量最高，每 100 克含 31.7 毫克嘌呤。

2. 要少吃的　榴梿和火龙果嘌呤含量在 25 毫克左右，最好少吃。

3. 适宜吃的　水果的嘌呤含量都很低，杏子最少，仅含 0.1 毫克；石榴 0.8 毫克；苹果、葡萄和凤梨均为 0.9 毫克；西瓜和鸭梨是 1.1 毫克；香蕉 1.2 毫克；桃子、枇杷 1.3 毫克、黑李 1.4 毫克；橙子、果酱 1.9 毫克；橘子 2.2 毫克；柠檬 3.4 毫克；哈密瓜 4.0 毫克；橘酱 4.9 毫克。

4. 果干嘌呤含量高　红枣 8.2 毫克、黑枣 8 毫克、龙眼干 8.6 毫克，葡萄干 5.4 毫克。

（五）水果的选择

水果好吃,源于水果甜美的味道。主要是多数水果里面含有一定量的葡萄糖、蔗糖和果糖。果糖会加速尿酸的合成；蔗糖分解后就会产生果糖，所以，水果并非吃得越多越好。水果的选择既要考虑其嘌呤的含量，还要考虑果糖的含量。

水果为什么吃起来那么甜？就是因为既含有蔗糖又含有果糖这两种物质。大家知道，蔗糖很甜，而果糖比蔗糖还要甜，果糖的甜度甚至是蔗糖的 1.7 倍。所以，痛风患者要选择果糖和蔗糖都比较低的水果，如西柚、柚子、草莓、柠檬等。也就是说，要选那些不是特别甜的水果。

1. 选择含果糖低的水果。因为果糖在体内可增加腺嘌呤核苷酸的分解，转化为尿酸，所以，即使嘌呤含量低，但果糖含量高的水果，也不可以随意食用。

常见的果糖含量较高的水果有：苹果、梨、桃、葡萄、樱桃、西瓜、火龙果、甘蔗、甜瓜等。痛风合并尿路结石的，草莓也不宜吃。特别是果糖在蜂蜜中的含量最高，所以，凡是添加蜂蜜的果汁、食品最好不要选择。

2. 选择碱性水果，如苹果、樱桃、梨、葡萄、香蕉等。欧洲风湿病防治联合会（EULAR）推荐的指南指出，痛风患者多吃碱性食物，如樱桃，是很好的选择，因樱桃可增加肾小球滤过率，或减少尿酸的重吸收而明显降低尿酸。

3. 选择含维生素 C 丰富的新鲜水果，如猕猴桃、番石榴、黑加仑、刺梨、酸枣等，有利于预防痛风的发作。

4. 适当吃紫红色水果，如蓝莓、树莓等。

5. 果脯、果干嘌呤和能量均很高,痛风患者,特别是合并糖尿病的患者不宜吃。

6. 尽管果酱的嘌呤含量并不高，热量却很高，由于痛风患者多伴有肥胖、糖耐量异常等，建议痛风患者尽量不选。

（六）水果生吃还是熟吃好

有的中医建议水果蒸熟吃，如蒸梨、蒸苹果，并在蒸制过程中添加蜂蜜、冰糖等，以达到食疗的效果。但是,对于痛风患者,我们建议生吃,并不提倡熟吃。这是因为，加热会破坏水果的原有结构，使水果的营养减少，糖分更高。如果再添加冰糖、蜂蜜等果糖含量高的成分，对痛风患者不利，特别是合并糖尿病、肥胖者。所以，如果不是脾胃功能不良或牙口不好的老年患者，建议水果生吃。

（七）不知道怎样吃水果了怎么办

学习越多，越不会吃水果了！因为发现很多有矛盾。例如，有的说，吃低嘌呤的水果好，如草莓，但是，又有的地方说，草莓草酸高，容易形成结石，吃多了并不好。有的说，吃含果糖低的水果好，不要吃含果糖高的水果，如苹果和梨等，可是，又有的说，苹果和梨都属于碱性水果，痛风患者吃碱性水果好。香蕉是碱性的，可是含糖量又很高。越吃越糊涂，不知该吃什么水果了！其实，这个问题很正常，任何一种水果的成分不是单一的，各有不同的影响成分。大部分新鲜水果都属于低嘌呤食物，结合自身病情，可多样化选择，适量食用。

（八）介绍几种常见水果

1. 草莓　嘌呤和果糖含量均较高。草莓的草酸含量高，若与含钙高的食物同食，会造成尿路结石，影响尿液的排出，发生或加重肾功能负担。

2. 樱桃　是痛风患者水果的最佳选择。因其含有一种植物成分，花青素，能够清除人体代谢产生的自由基，具有较强的抗氧化作用，而且，具有一定的抗炎作用，急性期也可以吃，可以减轻痛风患者的疼痛。每天可吃 20 颗。

3. 猕猴桃　含有丰富的维生素 C，可以促进组织中尿酸盐的溶解，可以吃。

4. 榴梿　水果之王，属于热性水果，营养丰富。减肥、糖尿病者不宜吃。

5. 山竹　水果皇后，健脾生津、利湿止泻的功效。果肉富含膳食纤维，糖类、维生素，以及镁、钙、磷、钾等矿物质，还含有丰富的蛋白质和脂类。因含钾高，肾病及心脏病者应少吃。

6. 莲雾　具有解热、利尿、宁心、安神等作用。因有利尿作用，尿频者不宜食用。

7. 西瓜　西瓜皮及瓤均有利尿作用，用西瓜皮绿色部分煎汤代茶饮，是很好的消暑代茶饮料。还有降血压作用，适应于痛风伴高血压、肾病者。腹泻者不宜。

8. 梨　含有丰富的 B 族维生素，能保护心脏，减轻疲劳，增强心肌活力，降低血压。具有生津、润燥、清热、化痰、解酒的作用。脾胃虚寒者少吃。梨是多汁、多水分的水果，基本不含嘌呤，且属于碱性食物，急性和慢性期痛风患者均可食用。

9. 香蕉　具有清热解毒、润肠通便、润肺止咳的作用，是人体的开心激素，能减轻压力，解除忧郁，令人快乐开心。有研究发现，可治疗抑郁和情绪不安。香蕉含钾高，钾有利于尿酸排泄，痛风患者可以食用。

10. 橘子　营养价值极高，可降低血液的黏稠度，减少血栓形成，对脑血管疾病如脑血栓、卒中有预防作用。宜常吃不宜多吃。

11. 雪莲果　具有清热解毒、养阴润燥等功效。能降低血压、血脂和胆固醇，还能抗氧化，减少或避免结石症。大量食用会出现胃痛。

12. 苹果　具有生津润肺，除烦解暑等功效，能防止血中胆固醇升高，治疗抑郁，促进睡眠。苹果含较多的钾盐，属于碱性食物，基本不含嘌呤，急性和慢性期患者均可食用。

13. 葡萄　补气血、益肝肾、生津液、强筋骨、利小便等。对痛风兼有肾炎、高血压、水肿的患者适合食用。但糖尿病、便秘、脾胃虚寒者不宜多用。

14. 柠檬　嘌呤含量低，能防治肾结石，痛风患者可放心吃。

（九）痛风患者吃水果的知识小结

水果嘌呤量最低，痛风患者提倡吃；

且为碱性利降酸，痛风选择属第一；

杏子最少零点一，枸杞最多三十一；

果脯果干要远离，嘌呤热量都不低；

蜂蜜果糖含量高，蜂蜜饮料不要理；

最好选择是樱桃，还有西柚和柚子；

新鲜水果嘌呤低，做成果酱不适宜；

水果生吃效果好，榨成果汁很可惜；

水果热量也不低，热量置换莫忽视。

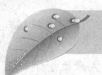

七、怎样吃坚果

（一）痛风患者可以吃坚果

坚果营养丰富，如核桃仁、葵花籽等。坚果的主要成分是蛋白质和脂肪，含有丰富的不饱和脂肪酸，对高血压、血脂紊乱有利，所以，痛风患者可以适量吃嘌呤含量低的坚果。特别是痛风患者急性发作期，不敢吃肉、不敢吃鱼，又不喜欢吃鸡蛋或喝牛奶的患者，坚果可作为蛋白质的补充。另外，多数坚果嘌呤含量不是很高，且为中性或偏碱性，食用后不会导致尿酸明显升高。

（二）每天吃多少

《中国居民膳食指南》建议，每天坚果与大豆类共 30 ～ 50 克为宜，可以每天吃 25 克，或者在缓解期与豆制品交替食用。每周吃两次豆制品，其余 5 天，吃坚果。

（三）根据嘌呤含量选择坚果

1. 嘌呤含量高的坚果不适宜吃　坚果中，嘌呤含量最高的是芝麻、花生和腰果；嘌呤含量在 80 毫克以上。

2. 嘌呤含量中等的坚果少吃　如杏仁、栗子和莲子，嘌呤含量为 30～50 毫克。

3. 嘌呤含量最少的坚果适宜吃　核桃为 8.4 毫克，瓜子 24.2 毫克。还有榛子和葵花籽，嘌呤含量也不高。

（四）怎么吃

1. 早餐吃　因为痛风患者的蛋白质选择受到诸多限制，特别是急性发作期，可选择的以牛奶鸡蛋为主，一些患者感觉食欲差，可选择在早餐吃一小把儿坚果，取代牛奶或鸡蛋。既保证营养，又不容易产生饥饿感。

2. 加餐吃　痛风患者急性发作期，以糖类摄入为主，肉鱼类摄入不足，往往坚持不到下餐进食时间，就已经饥肠辘辘。上午 9－10 点或下午 3－4 点，适量加餐，可避免这种情况。

3. 凉拌菜　为避免诱发痛风发作，尽管葱姜蒜的嘌呤含量低，不建议痛风患者作为凉拌菜的调味品。可选择坚果，花生碎凉拌苦菊、花生碎拌菠菜，瓜子拌芹菜清凉可口，减少炒菜时油脂的使用，减少热量摄入。

4. 炒菜吃　鱼、肉、豆制品都受到限制时，难坏了做饭的家人。每天清炒蔬菜也不是办法，那就选择一些嘌呤相对低的坚果代替相对高的鱼肉豆制品，实为智慧的选择。如松子玉米、腰果西芹等。

5. 煮粥吃　在各种稀饭中加入瓜子、核桃和杏仁等，制作大米瓜子粥、玉米核桃粥、薏米杏仁粥等。

6. 烘焙吃　自制蛋糕、点心时，也可撒在上面或掺在里面一些坚果，如香酥瓜子饼、核桃酥、核桃蛋糕等。但糖尿病、肥胖等患者要考虑点心、蛋糕属于加工食品，避免热量超标。

（五）适合痛风患者吃的常见坚果

1. 葵花籽　属于低嘌呤坚果类，每 100 克含 24 毫克嘌呤。富含人体必需的不饱和脂肪酸（亚油酸），不含胆固醇，有利于防治心脑血管等动脉粥样硬化性疾病。葵花籽中所含的钾、镁等元素，可促进尿酸的排泄，痛风患者选食坚果可以选择葵花籽，特别是伴有动脉粥样硬化的患者。但是，葵花籽的热量也不低，对于痛风合并糖尿病或代谢综合征的患者，要少吃，吃三十几粒瓜子，要相应地减少油脂（约 1 调羹）摄入，以免总热量超标。

2. 核桃　又称胡桃，是嘌呤含量最少的坚果之一，每 100 克仅含 8.4 毫克嘌呤。核桃含有丰富的亚油酸、亚麻酸、大量的不饱和脂肪酸，降低胆固醇，对防治心脑血管疾病有利，且能减轻胰岛素抵抗，有利于降低血糖。所以，核桃适合痛风患者，且合并心脑血管疾病、糖尿病、高胆固醇血症的患者。但是，核桃如其他坚果类一样，油脂含量高，吃 2 个核桃，就要相应地减少油脂（约 1 调羹）摄入，以免总热量超标。

（六）痛风患者吃坚果的知识小结

坚果偏碱营养多，痛风患者可以吃；
但是热量油脂高，痛风患者限量吃；
核桃胡桃嘌呤低，痛风患者可首选；
瓜子榛子和薏仁，痛风患者可次选；
芝麻花生和腰果，痛风患者要少吃。
烹饪方法很重要，烹饪之前要先知。

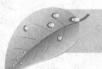

八、怎样吃蔬菜

（一）痛风患者应多吃蔬菜

多数蔬菜嘌呤含量低，含有丰富的维生素、膳食纤维、矿物质、微量元素等，且蔬菜多属于碱性食物，尤其对于代谢综合征的患者，如合并高血脂、糖耐量异常、肥胖等，蔬菜热量低，非常适合。

（二）吃多少

每天 500 ～ 800 克。每天两餐或三餐，但要注意控制油脂类，以免因吃菜而过多摄入油脂，不利于热量控制。可将某一餐改为凉拌菜。

（三）根据每种蔬菜的嘌呤含量选择蔬菜

1. 不宜吃高嘌呤蔬菜　菌类：每 100 克含嘌呤 200 毫克以上。香菇是所有蔬菜中嘌呤含量最高，每 100 克含有 214.5 毫克嘌呤，不宜吃。另外，还有芦笋和紫菜的嘌呤都较高。

2. 少吃　每 100 克含嘌呤 25 毫克以上的蔬菜，急性期不宜吃，如茼蒿 33.4 毫克、四季豆 29.7 毫克、蘑菇 28.4 毫克；韭菜 25 毫克。

3. 适宜吃，要少吃

（1）每 100 克含嘌呤 20 ～ 25 毫克：如菠菜 23 毫克、花椰菜和菜花 24.9 毫克、雪里蕻 24.4 毫克、芫荽（香菜）20.2 毫克。

（2）每 100 克含嘌呤 15 ～ 20 毫克：如芥蓝菜 18.5 毫克、空心菜 17.5 毫克、荷兰芹菜 17.3 毫克。

（3）每 100 克含嘌呤 10 ～ 15 毫克：如小黄瓜 14.6 毫克，青菜叶 14.5 毫克，茄子 14.3 毫克，大葱 13 毫克，白菜 12.6 毫克，荠菜、卷心菜和芹菜 12.4 毫克，丝瓜 11.4 毫克，苦瓜 11.3 毫克，榨菜 10.2 毫克。

（4）每 100 克含嘌呤 6 ～ 10 毫克：如胡萝卜 8.9 毫克，木耳 8.8 毫克，苋菜、青椒和大蒜均为 8.7 毫克，龙须菜 8.0 毫克，腌酸菜 8.6 毫克，萝卜 7.5 毫克，西葫芦 7.2 毫克，姜 5.3 毫克。

（5）每 100 克含嘌呤 5.0 毫克以下：如白菜 5.0 毫克，青葱 4.7 毫克，番茄 4.2 毫克，洋葱 3.5 毫克，黄瓜 3.3 毫克，生菜 3.0 毫克，葫芦（瓢瓜）、南瓜和冬瓜均为 2.8 毫克，圆白菜 2.0 毫克，洋葱头 1.4 毫克。

（四）烹饪技巧

1. 西红柿虽然嘌呤含量低，但中医学认为，痛风属于寒症，应多吃温热性食物，以减轻或消除寒症。但西红柿属于凉性食物，建议少吃生西红柿，炒熟吃好一些。

2. 可将蔬菜放入粥中，既减少粥的升血糖速度，又减少嘌呤的吸收。如南瓜粥、萝卜粥等。

3. 凉拌菜或炒菜前，将蔬菜放入水中焯一下，可以减少蔬菜的嘌呤含量。

4. 可将菜叶放入面粉中，制作蔬菜面饼。

5. 葱姜蒜的嘌呤低，刺激性强要警惕，熟吃要比生吃好。

6. 嘌呤高低依次为：菌类＞豆类＞叶菜（芹菜、青菜）和瓜菜（黄瓜、南瓜）；大蒜＞姜＞葱。

7. 腌制后的蔬菜如酸菜、腌菜、泡菜要少吃，含钠多。

（五）介绍几种蔬菜

1. 菌类

（1）香菇：蔬菜中嘌呤含量最高，每 100 克含有 214.5 毫克，不宜吃。

（2）银耳：属于中等嘌呤含量，可适量吃，每次吃 10 ～ 20 克。

（3）木耳：属于低嘌呤含量，每 100 克仅含 8.8 毫克，可以放心吃。

所以，尽管菌类属于高嘌呤，并不是所有的菌类都不能吃，菌类中木耳的嘌呤含量并不高，痛风患者可以食用。

2. 韭菜　每 100 克含有嘌呤 25 毫克，在各种蔬菜中属于嘌呤含量高的，而且，韭菜像葱姜蒜一样，刺激性较强，容易诱发痛风的急性发作，尽量少吃。

3.菠菜 菠菜含有大量草酸,易引起尿酸升高,与体内的钙结合形成草酸钙,生成结石,如肾结石等。以往不建议痛风患者吃菠菜,除了上述原因外,还是因为菠菜与多数肉鱼类相比,嘌呤含量并不是很高,但在蔬菜系列里面,算是比较高的,所以,当初建议有痛风患者少吃菠菜。但是,有研究发现,蔬菜并不能增加痛风发作的风险,虽然新鲜蔬菜含有嘌呤,但蔬菜多属于碱性食品,碱性有助于排除尿酸,诱发痛风风险低,建议痛风患者可以食用新鲜蔬菜,包括菠菜。很多喜欢吃菠菜的患者开始随意吃,毕竟菠菜是很多家庭、老少皆宜的家常菜。矛盾的是,有的患者说,一吃菠菜就发作怎么办?所以,要根据个体的情况,如尿酸的高低,处于病情的哪一期,吃的量多少、烹饪方法等,综合分析。如果尿酸水平较高或不稳定,就要少吃。相反,尿酸控制非常好,可以适量吃。

【病例1】 只吃菜豆不吃鱼肉,尿酸不降患者犯愁

患者,男,27 岁,查体时发现血尿酸 520 毫摩 / 升,查体报告建议其到医院检查。医生告知患者因没有痛风发作史,不需要口服药物治疗,只要少吃鱼肉,多吃蔬菜,多饮水就行,但如果继续升高,有可能发生急性痛风。因刚结婚急于想要宝宝,患者严格按照医生的说法,每天只吃蔬菜,不吃鱼,也不吃肉。两个月后,再次复查血尿酸,依然 500 毫摩 / 升以上,患者不解,为什么自己的尿酸降得不明显呢?

专家点评 *痛风吃菜要注意,鲜豆菌类嘌呤高*

经了解,患者虽然不吃鱼类、肉类,但因听医生说,蔬菜多为碱性食品,且蔬菜的嘌呤含量低,痛风患者要多吃蔬菜。不吃鱼肉,渐感体力不支,听说豆类是植物蛋白,有意多吃,每天不是黑豆就是黄豆,喝豆浆,吃豆包,蒸豆腐;听说香菇能够防癌,也经常吃,香菇油菜是最爱。殊不知,这两种蔬菜,恰是蔬菜中嘌呤含量最高的,黑豆嘌呤含量每 100 克含 100 毫克以上,香菇每 100 克含 200 毫克以上。所以,并不是所有的蔬菜可以随意吃,一定要了解各种蔬菜的嘌呤含量。国外有研究发现,即使适当进食含嘌呤高的蔬菜,也不会增加痛风发作风险。实践是检验真理的唯一标准,自己吃并监测尿酸变化,就能找到答案。

【病例2】 医生说痛风可以吃菠菜了，为什么一吃菠菜就犯了痛风

患者从小就喜欢吃菠菜，其母亲说，菠菜是绿色蔬菜，含铁，有营养，吃了能长个儿，所以，一年四季，菠菜经常出现在饭桌上。自从发现痛风以来，医生说，不能吃菠菜，因为确实太害怕痛风复发，就很少吃菠菜了。最近，听说痛风可以吃菠菜，患者高兴得不得了，甚至痛骂原来这是哪位高师说不让吃菠菜，害得他好几年没敢吃。母亲买来一大捆，炒了一大盘，几乎让他吃了个一干二净。可是，第二天，就开始犯病。真无语了，到底听谁的呢？

专家点评 吃了以后查尿酸，就知道到底可不可以吃

痛风的发生与患者的尿酸水平相关，尽管患者此前没有发生痛风，但是，尿酸水平接近尿酸的饱和值，此时，大量摄入嘌呤含量高的食物，就会引发痛风。医生的建议要结合自身的情况，不可听风就是雨。所以，要想尝试吃一些很长时间不曾吃的嘌呤含量高或可疑高的食物，第一次吃的时候，先查一下尿酸，如果尿酸不高，可以适量吃而不是大量吃。最好在吃了以后48小时内复查一个尿酸，了解所吃的食物与尿酸的关系，作为以后食物选择的参考。

（六）痛风患者吃蔬菜的知识小结

蔬菜总体嘌呤低，痛风患者宜多吃；
碱性利于降尿酸，诱发痛风风险低；
鲜豆香菇嘌呤高，急性发作莫要吃；
磨成豆浆嘌呤降，每周可以吃二两；
葱姜蒜的嘌呤低，刺激性强要警惕。
若是把它做熟吃，痛友可以适量吃。
腌制咸菜含钠高，痛风患者要少吃。

九、怎样吃调味品

（一）痛风患者少吃调味品

调味品是生活中不可或缺的生活调味剂，在给人们带来无限美味的同时，

也会带来对健康的不确定因素，部分调味品为人工合成，含有各种添加剂、防腐剂等，建议能不用就不用，能少用就少用。

调味品特别是对于含钠量高的调味品，如食盐、酱油、味精、鸡精、骨汤粉、咸菜、腌制品、酱类、腐乳等，因为钠能够促进尿酸在体内的沉淀，不利于尿酸的排泄。另外，刺激性的调味品，如芥末、辣椒、胡椒、辣椒粉、胡椒粉等香辛料，刺激性强，可能诱发痛风发作。

（二）根据嘌呤含量选择低嘌呤调味品

1. 低嘌呤

（1）蜂蜜：嘌呤含量最低，每 100 克含 1.2 毫克。但并不建议痛风患者选择蜂蜜饮料或调味品，因蜂蜜中果糖含量高（约 49%），果糖能加速尿酸的合成。所以，蜂蜜虽然是低嘌呤的，但痛风和高尿酸血症患者仍不宜食用。

（2）醋：是低嘌呤的，口感是酸味，并不是酸性食品，痛风患者可食用。

2. 嘌呤高不宜吃　蚝油、鲍鱼汁、海鲜酱、香菇酱、浓缩鸡汁等，这些调味品，是经提炼、浓缩加工而成，嘌呤含量非常高，食用使用这些调味品烹调的食物后，能迅速升高血尿酸水平，甚至诱发痛风发作。各类酱（虾酱）、调味酱、调味汁、浓汤宝等，鲜味明显的，往往添加核苷酸，不适合痛风患者。

3. 酵母粉、干酵母　干酵母嘌呤含量很高，每 100 克含有 589 毫克嘌呤，所以，一直被建议最好不吃。但是，也有人提出，干酵母的用量很少，即使吃一点儿，也不会明显升高尿酸，只要注意烹饪时要尽可能少放，而不是随意吃。当观点不一时，患者可以少量食用，观察尿酸变化。

4. 鸡精　与味精不同，成分复杂，除了谷氨酸钠以外，还含有核苷酸，每 100 克含嘌呤高达 518 毫克；最好不用。

5. 酱油　以大豆为原料的酱油，嘌呤含量高，而且，很多产品，为了增加酱油的鲜度，特意增加了核苷酸。一般，普通酱油每 100 克含 25 毫克，海鲜酱油每 100 克含 58 毫克，建议选用普通酱油。

6. 味精　味精的主要成分是谷氨酸钠，钠含量较高。嘌呤含量并不高，每 100 克含嘌呤 12.3 毫克，但是，味精并没有直接的营养价值，高温时还容易产生对身体有害的物质，痛风患者烹饪时可尽量不用、少用，或即将出锅前使用。

7. 番茄酱　每 100 克含 3 毫克。嘌呤含量低，痛风患者可以食用。

8. 辣椒、辣椒粉、胡椒、胡椒粉　刺激性强，能兴奋自主神经，诱发痛风。

9. 盐　含钠量高，钠有促进尿酸沉淀的作用，不利于尿酸排出，要少吃，每天食盐建议不要超过 6 克。痛风合并高血压者，每天不超过 3 克。

10. 糖　能量高，特别是精制糖，要少吃。

11. 烹调油　不用动物油、椰子油和棕榈油；可选择橄榄油、菜籽油、茶油、芝麻油、花生油、葵花籽油、玉米油和大豆油。每天 20～30 毫升。

（三）烹饪有技巧

1. 可用葱姜蒜代替调味品，因葱姜蒜不仅嘌呤含量少，而且对身体有利，但要注意葱姜蒜的刺激性，以免诱发痛风。

2. 果酱嘌呤低，可自制番茄酱、果酱、橘酱等果蔬酱类，代替调味品。

3. 尽管味精嘌呤含量不高，建议少用。

（四）痛风患者吃调味品的知识小结

调味品为非必须，能不选择就不选；

因为其利大于弊，只是为了增口感；

特别含钠调味品，能使尿酸更沉淀；

鸡精嘌呤五百多，味精宜少多弊端；

少用刺激性调料，痛风发作可避免；

葱姜蒜等调味品，烹饪熟后较保险；

果蔬酱醋嘌呤低，可作调料之首选。

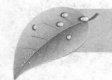

十、关于果糖

（一）果糖与嘌呤一样能够升高尿酸

对于痛风患者，多数人知晓要少吃鱼虾、肉类等嘌呤含量高的食物，却有很多人并不知道还有一种东西像嘌呤一样应该得到痛风患者的重视和控制，这种"东西"就是果糖。因为，不管是痛风患者还是正常人，摄入大量果糖，均会导致尿酸水平升高，痛风患者的尿酸升高更明显。因为大量的果糖进入细胞内，使细胞内的三磷腺苷的合成增加。在其分解过程中，释放较多的嘌呤，使血尿酸水平升高，可诱发急性痛风发作。所以，痛风患者要了解除了含有果糖的果汁、饮料外，含果糖丰富的食物有哪些，并加以控制。

（二）含果糖高的食物

1. 水果　苹果、梨、李子、葡萄、西瓜、荔枝等。其中，尤以梨和苹果的果糖含量最高，一个中等大小的苹果和梨（约 150 克），约含有果糖 10 克。

2. 蔬菜　南瓜等。

3. 加工食品　糖果、饼干、甜点。

4. 蔗糖　有的水果富含蔗糖。因为，蔗糖是由一分子的葡萄糖和一分子的果糖构成的，所以，蔗糖在体内的代谢中也能产生果糖。含蔗糖丰富的水果有蜜橘、脐橙、甘蔗等。

第13章 痛风患者特殊情况的饮食

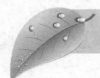 一、痛风合并肾功能不良患者的饮食

（一）蛋白质的要求最特殊

1. 蛋白质的摄入要更少　人体的蛋白质主要来源于食物中的蛋白质，蛋白质在代谢过程中，机体汲取并利用氨基酸等营养成分，将其在代谢过程中产生的废物如尿素等经过肾脏以尿的形式排出体外。摄入的蛋白质越多，产生的垃圾越多，经过肾脏排出的也就越多。由于肾脏是痛风和高尿酸血症最容易伤及的脏器，长期高尿酸血症不仅会引起痛风肾病，还可能导致肾功能不全，甚至发生肾衰竭。所以，痛风患者一定要重点保护肾脏。蛋白质的摄入量要更少，由正常人的每日每千克体重1克，减少为每日每千克体重0.6克。例如，一个标准体重为60千克非痛风患者，如果肾功能正常，每天可摄入60×1克＝60克蛋白质；而出现肾功能不全，其每天的蛋白质摄入量要减少到60×0.6克＝36克。

2. 蛋白质的来源要更严　蛋白质的选择更严格，以动物蛋白为主，尽可能选择优质蛋白，如牛奶、蛋清等，而不要选择豆类等植物蛋白。在保证必需氨基酸的摄入的基础上，减轻肾脏的负担。

3. 蛋白质的选择要更细　肾病患者的饮食原则总的来说，重点是控制蛋白质的摄入，应为优质低蛋白饮食。当然，也不能一概而论，不同分期的饮食应有所不同，随着病情的进展，蛋白质的摄入应该越来越少。肾病分5期，第1、2期不易发现和确诊，但是，到了第3期以后，如果不注意严格控制蛋白质的摄入，将加速肾衰竭的发展，因此，要倍加注意。

（1）第1和第2期，以低蛋白、低胆固醇和不饱和脂肪酸为主，一定要避免高蛋白饮食。

（2）第 3 期（微量蛋白尿期）：肾病早期,临床常规微量蛋白尿检查可以检出,但是普通的尿常规检查不易发现。蛋白质每日每千克标准体重 0.8 ～ 1.0 克,蛋白质的摄入以鸡蛋清、牛奶等为主,避免食用蛋黄和动物内脏如鸡心、猪肝等。

（3）第 4 期（大量蛋白尿期）：患者往往伴有水肿和高血压,蛋白质每日每千克标准体重低于 0.8 克,选择海参、牛奶、蛋清、脱脂奶粉、海蜇皮等含优质蛋白的食物。

（4）第 5 期（终末肾病期）：此时,血尿素氮、肌酐已经升高,饮食要清淡,避免使用豆类等植物蛋白。一星期可连续 6 天低蛋白饮食,建议蛋白质每日每千克标准体重 0.6 ～ 0.7 克,第 7 天自由饮食,以减少氮质潴留,又避免低蛋白血症。

（二）糖类的摄入

1. 糖类的摄入要多一点儿　产生热量的物质只有三种,除了糖类以外,还有蛋白质和脂肪。肾功能不良患者,由于严格限制蛋白质和脂肪的摄入,就需要相应增加糖类的摄入,以保证机体每天对热量的需求。

2. 糖类的摄入要准一点儿　糖类的摄入量既不能多也不能少,总热量以每日每千克体重 30 ～ 35 千卡为宜,其中,糖类占 50% 以上。如果糖类摄入过多,热量超标,会导致肥胖等代谢问题,加重肾脏的负担。反之,如果糖类摄入不足,机体会分解体内的脂肪和蛋白质,会增加血尿酸等代谢产物水平,加重肝脏和肾脏的负担,而且会导致营养不良。

3. 糖类的摄入要严一点儿　虽然建议摄入足够的糖类,并不是主食可以放松随意吃,而要严格筛选。可食用小米、玉米面、高粱米等粗杂粮类,也可选用土豆、芋头、山药、南瓜、藕粉等根茎类蔬菜当作主食。因以上食品相对来说,嘌呤和蛋白质的含量较少。

4. 少油、少盐、少水

（1）少油：油的热量最高,油的摄入过多,热量超标,增加肾脏负担。脂肪产热占总热量的 30%。烹调用油选择玉米油、橄榄油等,避免选用动物油（如用猪肥肉加热后炼制而成）。坚果可选择核桃,但吃核桃,要减少相应量的食用油。

（2）少盐：有高血压和水肿者,应限制钠盐,每日 2 ～ 3 克;水肿明显者,每日应低于 1 克,甚至无盐饮食。因为,盐摄入过多,会加重钠水潴留,使水肿和高血压更加明显。当病情改善,水肿和蛋白尿减轻时,可逐渐恢复盐的摄入,但最多也不应超过每日 5 克（1 啤酒盖的量）。病情越是严重,吃饭越要小心。要警惕一些隐形盐,就是我们肉眼看不到,甚至想不到,实际上它也含有盐的成分。例如，咸鸭蛋、咸菜、面包、方便面等，这些盐还好一些，能够感受到，容易避免。不易察觉的是一些蔬菜中也含盐，如萝卜、芹菜、菠菜等，容易忽视。水肿严重时，要少吃含盐高的菜，如果吃，还应减少每日盐的摄入量。

（3）少水：正常人尿量是 1000 ～ 2000 毫升，平均 1500 毫升。原本痛风和高尿酸血症患者鼓励多饮水，以促进尿酸的排泄。因为我们所摄入的所有食物、药物等，在体内完成一系列的消化、吸收后，均要经过肾脏这条必经之路排出体外，如果没有足够的水分，毒素等代谢产物就不能完全彻底地被清除。

但是，当肾功能不良时，因肾脏的排泄能力减弱，过多饮水反而会加重水肿和高血压。每日尿量多于 1000 毫升并且没有水肿的患者，不必限制饮水，当每日尿量少于 500 毫升时，要严格控制钠盐，并限制水分摄入，每日摄入量要不超过 1000 毫升，甚至 500 ～ 800 毫升。

5. 水果与蔬菜　肾功能不全患者，如果尿量正常，应鼓励多食新鲜水果和蔬菜。一方面，蔬菜和水果嘌呤含量少，而且多属于碱性食品，特别是适当增加水果和蔬菜等膳食纤维丰富的食物，预防便秘，可增加各种毒素从肠道随大便排出，减少经过肾脏随尿液排出的负担。

特别要提醒的是，蔬菜和水果中有一种成分，"钾"的含量比较高。钾是身体中一种非常重要的电解质，摄入过多，加上肾功能不良时排钾能力减弱，会导致高血钾；水肿明显时，医生会使用利尿药减轻水肿，在排出水分的同时，带走一些钾，也可引起低血钾。不管是高血钾，还是低血钾，均可能影响肌肉的功能，特别是心脏的功能，引起发生心搏骤停的危险。所以，必须监测血钾的变化。血钾偏高时，少吃含钾多的蔬菜和水果；血钾低时，选择含钾高的水果和蔬菜，如哈密瓜、香蕉、西瓜、菠萝；马铃薯、芹菜、胡萝卜、竹笋等。

二、痛风透析治疗患者的饮食

执行"四个补充，四个减少"的原则。

（一）四个补充的原则

1. 补充蛋白质　血液透析患者，若透析后病情改善，总热量和蛋白质比例可比透析前适当提高，蛋白质每日每千克标准体重 1 克，可进食鸡蛋、牛奶等动物蛋白。进行腹膜透析的患者，一般隔日一次，会丢失大量蛋白质，尤以白蛋白、氨基酸和免疫球蛋白为主，所以要及时补充。每日每千克标准体重 1.2 ～ 1.4

克。鸡蛋可由原来的每天一个增加为 2 个，牛奶由原来的一天半斤增加为一天一斤，并适当增加鱼、肉的摄入。

2. 补充总热量

尿毒症患者透析后，病情会见好转，热量必须充足。所以，每日摄入的总热量要有所升高。能够提供热量的是糖类、蛋白质和脂肪，比例分别为 60%、10% 和 30%。减少动物脂肪、奶油、椰子油、动物内脏、鱿鱼、蟹黄等食物，以免加重高脂血症，加重动脉硬化。

3. 补充营养　在维持血液透析过程中，每年的失血量在 2.5 ～ 4.6 升，所以，应注意补充铁剂，多食含铁丰富的食物，如黑木耳、海带等，并补充 B 族维生素、维生素 E 等，维生素 C 的补充不宜过多，以免加重酸中毒。

4. 补充钙剂的摄入　肾功能不全的患者，容易出现钙磷代谢障碍，多表现为血液中的钙浓度降低，所以，应补充钙剂，一般每日需要 1200 ～ 1600 毫克。多食含钙丰富的食物，必要时补充钙剂。

（二）四个减少的原则

1. 减少磷的摄入

肾病患者，钙磷代谢障碍，磷的透析效果欠佳，多表现为血液中的磷浓度升高，所以，应减少含磷丰富的食物摄入，如蛋黄、巧克力、干果、海鲜、花生、杏仁等坚果类、奶粉、动物内脏等，菜汤中含有溶解的磷，不要喝，必要时可遵医嘱加用氢氧化铝等药物。

2. 减少饮水的量

肾病透析的患者，由于肾功能严重损坏，体内的代谢产物不像正常人那样，经过肾脏排泄，而是以透析的方式清除体内毒素。透析时不仅透出体内垃圾，也能将体内的有用的东西带出。所以，摄入的水分越多，透出的水分也越多，跟随水分带出的有用物质也越多，容易造成电解质紊乱。所以，透析的患者应严格限制饮水量，每天的饮水量是以"前一天的尿量 +500 毫升"为宜，两次透析之间每日体重差不超过 1 千克。为避免食物中的水分过多，宜选择干食，如煎饼等，避免软食，如稀饭等。

3. 减少钾的摄入　正常人，一般每排出 500 毫升的尿液，带走 1 克钾，透析患者大多尿量减少，容易发生高钾血症。应减少钾的摄入，一般每天 2 ～ 2.5 克，可选用蛋类、猪血、淀粉、面筋、粉皮、藕粉、凉粉、菱角等含钾量低的食物，避免食用动物内脏、肉类、鸡、鱼（鳝鱼等）、虾、海带、花生、蟹、豆类、土豆、菠菜、空心菜、蘑菇、芹菜、橘子、香蕉、柠檬、番茄、桃子等含钾丰富的食物。

还应避免摄入过多的咖啡、浓茶和肉汤等。

4. 减少钠盐的摄入　透析患者应严格限制钠盐的摄入，对于高血压或水肿的患者，每日钠盐摄入量应控制在 2 克以内。每周透析三次者，每天钠盐的摄入量为 4～5 克，且要关注血压的变化。避免选用豆腐、蘑菇、紫菜、虾米、芝麻酱、雪里蕻等；可选择肉类（如鸡肉、牛肉、瘦肉等）、大白菜、花菜、莴笋、西红柿、冬瓜等。

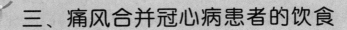

三、痛风合并冠心病患者的饮食

1. 不能吃得过饱　每次进餐不能过饱，以七八分饱为宜，提倡少食多餐。一方面增加心脏的负担，另一方面过分饱胀的胃肠使心脏的活动受限，影响心脏的功能。

2. 不能吃得过咸　痛风患者多合并高血压，吃得过咸会升高血压。吃低钠盐，美国心脏协会对于器质性心脏病或有心力衰竭症状的患者，每天钠盐的摄入要少于 2 克，有助于减轻症状。

3. 不能吃得过腻　清淡饮食，脂肪和胆固醇的摄入过多，会加重冠状动脉粥样硬化，加重病情，甚至诱发心绞痛或心肌梗死。

4. 不能热量过高　合理饮食，控制体重，避免热量摄入过多，多余的热量储存起来，增加体重，发生肥胖，加重心脏负担。减少脂肪、红肉、糖和含糖饮料的摄入，可选择全谷物、禽类、鱼和坚果类食品。适度减重有助于降低血压等。

5. 不能少了蔬果　多吃青菜、水果等富含维生素、矿物质和膳食纤维的饮食，预防便秘，以免大便用力增加心脏负担而发生意外。而且，蔬菜和水果多为碱性食品，嘌呤含量低。

6. 不能饮水过多　如果没有心力衰竭，不必限制饮水，每天 2000～3000毫升；如果存在心力衰竭，要控制饮水，以免加重水肿，增加心脏循环血量，而加重心脏负担。心力衰竭高危患者要限制饮酒。

7. 不能吃得太硬　发生心肌梗死者，起病后 4～12 小时内给予流质饮食，以减轻胃扩张。随后逐渐过渡到低脂、低胆固醇、清淡的半流质、普通饮食。

四、痛风伴有发热患者的饮食

痛风急性发作时常伴有发热，痛风患者生活不规律者多，感冒时也会出现发热。发热时应做到以下几点。

1. 多喝水 发热的患者，退烧时会大量出汗，造成体液不足，血液浓缩，升高尿酸水平，要多饮水，补充丢失的水分，促进尿酸的排泄。

2. 多点盐 出汗时带走一些钠盐，要适量补充，如吃点小咸菜，或在食物中增加一点食盐。

3. 多餐次 发热时，消化系统功能减弱，每餐要少吃，一天多吃几次，避免某餐摄入热量过多，还可减轻一次吃得过饱的消化道不适感。

4. 多色彩 适量吃点水果，如红色的西瓜、黄色的胡萝卜、绿色的黄瓜等含水分较多的水果或蔬菜，去皮吃，既能补充水分，还能补充维生素，有利于降温和病情恢复。

5. 易消化 发热时，患者食欲较差，可吃一些容易消化的食物如面条、馄饨等。

五、痛风患者在外就餐的饮食

痛风患者也是一个社会人，痛风的发病与患者经常应酬，胡吃海喝有关。罹患痛风以后，仍然难免要在外就餐，或参加聚会、宴会等。在外就餐应注意以下几点。

（一）尽量减少外出就餐的频率

参加聚餐、宴请等，时间久，花样多，吃喝说笑，不知不觉就会多吃、多喝，难以像在家里吃饭定量、定时、定种类。所以，最好的办法就是能在家吃，不在外面吃，尽可能减少在外就餐的频率。

（二）尽量减少喝酒的次数和数量

痛风患者外出就餐最好不要饮酒，而以水代酒，或以淡茶、西瓜汁、山药汁等代酒。不可饮用啤酒、白酒等，可主动告知朋友自己的病情，以取得朋友的理解。如果尿酸控制良好且稳定，可以选择红酒，但必须控制酒量，不能超过 1 两（50 毫升）。

（三）尽量减少肉类和海鲜的摄入

肉类和海鲜嘌呤含量高,过多食用容易诱发痛风发作,要小心。选择肉类时,避免食用动物内脏及猪、牛、羊等红肉,可少量食用鸡鸭等白肉;海产品避免鱼干、鱼子等高嘌呤食物,可选择葱爆海参、凉拌海蜇皮等低嘌呤饮食。

（四）尽量减少高嘌呤的汤类

羊肉汤、海鲜豆腐汤、火锅等,可选择西红柿汤、黄瓜汤、冬瓜汤等蔬菜汤,并在汤中添加白开水,以稀释汤的浓度。

（五）尽量保证所摄入的热量不超标

可将自己所要摄入的食物先取到一个盘子里，定量进餐，以免摄入过多，热量超标，增加肾脏负担。避免选择油炸、加糖的高热量食物。

（六）尽量减少食物中嘌呤的摄入

可以单独准备一碗水,将食物先放入水中冲洗,后弃汤食用。因嘌呤溶于水,可减少嘌呤的摄入。选择嘌呤含量低的水果和蔬菜等。

（七）尽量保证规律服药

有的患者一到外出就餐的时候，就忘记服药或漏服药，造成尿酸水平忽高忽低,不利于尿酸的控制。特别是在外出就餐时更应该及时服药,此时反而漏服,尿酸升高,容易诱发痛风。有过痛风发作的患者,最好随身备用曾用过的急性止痛药,万一痛风发作,可在最短的时间内吃药,最大限度地缩短痛苦的时间。

（八）尽量早发现早治疗

在进餐过程中，一旦出现脚趾痛等痛风症状，立即停止饮酒、大量喝水，停止进食海鲜、肉类,可进食蔬菜、水果等,必要时中止进餐,赶往医院。

第 14 章　痛风患者居家运动管理

运动有益健康人人皆知，越来越多的人认识到运动对健康的重要性，而跨入庞大的运动大军。但是，凡事有度，对于痛风患者，运动过度，同样有害健康。

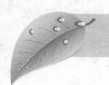

一、痛风运动贵在适度

（一）适度运动对痛风患者的好处

运动对人体有诸多好处，不仅对健康人有益，而且对患有多种疾病的患者也有益。那么，运动除了有利于加速新陈代谢、增强体质、愉悦心情、改善睡眠等人所共知的好处以外，对于患有痛风的患者又有什么益处呢？

1. 有利于肥胖的控制　痛风患者多合并肥胖，肥胖是增加痛风发作的危险因素，运动有利于热量的消耗，减少内脏脂肪的形成，有利于控制体重。

2. 有利于血糖的控制　不少痛风患者合并糖尿病或糖耐量异常，高血糖与痛风亲密无间，对身体造成的危害可谓雪上加霜，运动能够改善胰岛素抵抗，是最好的降血糖药。

3. 有利于血脂的控制　一些痛风患者合并血脂紊乱，运动能够加速机体的代谢，减少坏的胆固醇在机体血管内壁的沉积，减少对心脑血管的危害。

4. 有利于尿酸的控制　适度的运动以后，如果及时补充足量的水分，有利于尿酸的排泄，降低血尿酸水平。

5. 有利于心情的调节　一些患者得了痛风以后，不敢运动，以为自己以后就这样成了"废人"。当自己能够与常人一样进行步行、游泳、跳绳、踢毽子时，寓动于乐，患者会感觉身心轻松。

6. 有利于关节、肌肉的功能　缺乏运动，关节的灵活度、肌肉的柔韧度会逐渐降低，运动有利于增加关节的灵活性，预防发生肌肉挛缩、关节僵硬等关节病变。

7. 有利于预防痛风发作　适度的运动能加速血液循环，改善新陈代谢，减少尿酸盐在关节等周围的沉积，预防痛风发作。

8. 有利于血压的控制　有的痛风患者合并高血压，适度的运动可增加血管的弹性，使血压降低，有利于高血压的控制。

（二）过度运动对痛风患者的害处

1. 不利于尿酸的排泄　过度、高强度的运动，患者出汗较多，尿量相对就会减少，如果没有及时补充足量的水分，容易导致尿酸水平升高。

2. 有可能诱发痛风发作　剧烈运动后，除了出汗较多，可减少尿酸的排泄；而且剧烈高强度的运动，导致乳酸增多，引起肌肉、关节酸痛，体内产生过多的乳酸，增加了肾脏排泄的负担，也会相应减少尿酸的排泄。导致血尿酸水平明显升高而诱发痛风发作。

3. 可能造成关节损伤　过度的运动，有可能造成关节扭伤、跟腱和足部、下肢受伤，增加痛苦。

4. 发生心脑血管意外　运动时间、强度等如果超过自己机体的承受能力，会大大增加心脏、血管的负荷，引起血压的升高，导致诱发心肌梗死、脑卒中等风险的增加。

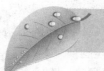

二、痛风患者适宜的运动

（一）痛风患者适宜有氧运动

1. 什么是有氧运动　有氧运动是指人体在氧气充分供应的情况下进行的体育锻炼，也就是指在运动过程中，人体吸入的氧气与消耗的氧气达到一种生理上的"供需平衡"状态。有氧运动非常适合于痛风患者，建议痛风患者选择有氧运动。

2. 有氧运动的特点

（1）持续时间长，一般 15 分钟以上。

（2）强度低：中低等强度，微微出汗。

（3）节奏慢。

（4）运动后心率增快不明显；呼吸稍微急促，能说话，但不能唱歌。

（5）运动后感觉轻松舒适，精力充沛。

（二）痛风患者适合的十项有氧运动

1. 步行　是最好的有氧运动，步行是最简单，也是患者选择最多、最容易坚持的运动。但是，步行虽然简单易行，并不是随意走路，而是有节奏，并根据自己的年龄、身体情况决定步行的速度。每天 1 或 2 次，每次 30 分钟。

中速走：80 ～ 120 步 / 分，不急不慢，中速前进。适合于中老年痛风间歇期患者。

慢速走：50 ～ 80 步 / 分，适合于年老体弱或痛风慢性期患者。

快速走：120 步 / 分，前进速度较快，消耗能量大，适合于间歇期和痛风合并肥胖需要减肥的患者。减肥者应增加步行的时间、速度、幅度和步伐。

患者还可以根据自己的身体情况，采用击掌走，双手高举过头或放于胸前，边走边击掌；也可以边走边将双手向左右摇摆；还可以迈出左脚，高抬右臂，与迈出右脚，高抬左臂交替进行。使上下肢更多的肢体参与活动，消耗更多的能量。但是，痛风患者严禁倒退走，以免跌倒受伤。步行的姿势要正确，否则，会增加关节和肌肉的负担。

步行正确的姿势是：目视前方，挺胸收腹，轻轻握拳，自然流畅，呼吸平缓，脚跟落地，脚尖踢出，轻松愉快。

2. 跑步　是健身、减肥的首选。跑步是痛风患者，尤其是青壮年痛风患者既简单又易行的有氧运动。每天 1 或 2 次，每次 15 ～ 30 分钟，步频以每分钟 150 ～ 160 次为宜。适合于痛风间歇期和肥胖的痛风患者。跑步前先进行预备活动，活动双臂和双下肢，或先原地慢跑几分钟，以免突然跑步而受伤。不能耐受长时间慢跑的痛风患者还可以选择慢跑与步行交替进行的方式运动。

跑步要选择宽敞、人少、平坦的场地，穿运动鞋，痛风患者最好穿高腰的运动鞋，以保护踝关节，以免受伤。循序渐进，如开始每次跑 5 分钟，逐渐增加到 10 分钟、15 分钟，最终达到跑步后能气喘吁吁、微微出汗而不是大汗淋漓的程度。

3. 游泳　是对全身各部位最全面的锻炼，是各类痛风患者最好的运动项目之一。游泳不仅能改善心肺功能，加快血液循环，促进新陈代谢，而且，游泳会调动全身的骨骼、关节、肌肉的活动，从而改善关节的灵活性和柔韧度，提高四肢关节的协调性，减少尿酸的沉积。由于游泳主要是靠克服阻力完成各项动作的，所以，它对身体各部，包括关节等的压力均较小，非常适合关节功能不良的痛风患者。因为同一个物体在水中的运动要比在空气中的运动阻力大 800 多倍，这就使游泳的耗能远远大于其他的运动项目，因此，游泳也特别适合于痛风伴有肥胖而需要减肥的患者。

但是，上面说了游泳那么多的好处，并非适合于每一个人，还是要根据每名患者的身体情况，因人而异。

（1）要选择游泳运动前，最好咨询一下医护人员，自己是否适合游泳，有哪些风险，特别是患有高血压、心脏病的患者，更要小心，因为，不管选择何种运动，都是为了身体健康，所以，必须在保证身体健康安全的前提下进行。

（2）建议痛风患者选择有安全保护措施的游泳场所，如游泳馆、游泳池，最好不要到海水浴场。

（3）下水前，先用温水擦洗全身，给身体一个适应的过程。水温以30 ～ 40℃为宜。

（4）必须熟悉水性，先了解游泳场地的深浅，不会游泳的不能盲目下水。

（5）游泳时间不要过长，每次30 ～ 60分钟，不要超过1小时。年轻体壮的，可以一天两次。

（6）最好结伴游泳，便于相互帮助。

（7）注意不能空腹游泳，也不能饭后马上游泳，更不能酒后游泳。可饭后1小时游泳。游泳后要及时补充水分和适量水果或饼干。

4. 越野行走　越野行走就是使用两个手杖行走，如同登山体力不支借助拐杖行走的样子，以减轻下肢负担。那不是老人站不住的拐杖吗？是的，别看它就是两个手杖，对痛风患者还真有用呢！

痛风伴有关节疼痛的患者，每走一步，都很艰难，可谓寸步难行。那就试试手杖吧。正常人，行走时，两只脚落地，支撑一个人立于天地之间。越野行走，使用两个手杖，则将两只脚的支撑点增加为四个点（两只脚＋两个手杖），这就大大减轻了腰椎和膝关节、双脚的压力，既减轻疼痛，又减轻下肢的负担，适合痛风患者，包括慢性期患者。

但是，越野行走也不是适合于每一个人，手杖的质量一定要保证安全可靠，防止使用中折断、滑脱、受伤。若是野外行走，一定注意安全。

5. 跳舞　是最能愉悦心情的一项运动。舞蹈需要全身各部位的配合，通过舞蹈动作与音乐的和谐达成动作的协调性，提高肢体的灵活性和柔韧性。跳舞是一种全身运动，促进新陈代谢，改善血液循环，增强血管弹性，有利于血压的控制，而且消耗较多的能量，能减少脂肪的堆积，对减肥有利。

伴随音乐的节奏，选择自己喜欢的舞曲，既能锻炼全身的肌肉、关节和骨骼，强健骨骼，又能享受美妙的音乐，稳定情绪，增加幸福感。当然，舞蹈也有很多种，有健身舞、拉丁舞、广场舞、交谊舞，患者可根据自己的年龄、喜好、病情，选择自己喜欢而且能够坚持的舞蹈。不要选择太激烈、勇猛、危险的动作，如极大跨步、过速旋转、登高等存在安全隐患的动作，年龄偏大的选择交谊舞、广场舞等，年轻一些的选择健身舞等。

6. 打太极拳　比较和缓的运动方式，适合于老年痛风患者和慢性期患者。太极拳静中有动，动静结合，内外相合，既能增强体质，又能提高人体的免疫力，若能长久坚持，必能产生难以预料的效果。太极拳也是一种有氧运动，它能使血气运行通畅，畅通经络，改善循环，促进淋巴系统的新陈代谢，提高神经系统的灵敏性。

由于太极拳的动作缓和，屈腿半蹲，多呈弧形螺旋，身体重心交替变换，全身动员，阔步柔韧，提高全身关节、肌肉的肌力、耐力、灵活度和柔韧度。太极拳起源于我国，还具有修身养性，消除疲劳，减轻压力的功效，所以，特别适合于痛风患者。

7. 瑜伽　是一种时尚的运动方式。有利于美容、健身，保持体形；增加关节的柔韧性和弹性，减少骨骼之间的摩擦，有利于痛风或关节炎的预防。可通过网络下载适合自己的瑜伽操，参照模仿，学习练习。也可以到瑜伽馆跟随老师学习，做瑜伽是一种慢功夫，一定要做自己力所能及，且循序渐进，避免过度伸展和牵拉，注意保暖，防止受凉。

8. 踢毽子　踢毽子是我国民间传统的运动项目之一。毽子小巧，轻便，携带方便，随身携带，几乎不占空间。不管走到哪里，只要有时间，随时找一个并不需要太大的地方，就可以拿出来踢上几分钟。非常适合想运动又没有完整的时间完成运动的患者。在工作间隙、休息时间，在走廊、楼梯口，随时随地，可每天 2 或 3 次甚至多次，将多个时间片段连接起来，也能达到良好的运动效果。每次不宜时间太长，只要 5 ～ 10 分钟，最多 20 ～ 30 分钟，就能达到非常好的效果。

一些痛风患者，自从痛风第一次发作以来，不敢进行脚部运动，致使脚部血管的血液流动缓慢，下肢的肌肉逐渐变得发硬，甚至消瘦、萎缩。踢毽子以下肢肌肉的协调运动为主，毽子交替弹在脚部的不同部位，刺激脚部的毛细血管，加速局部的血液循环，改善脚部组织的供氧，对痛风的预防和恢复都会起到积极的作用。

另外，踢毽子的动作不是古板而固定的循环，其灵活性强，一会儿左，一会儿右，一会儿前，一会儿后；一会儿高，一会儿低，一会儿踢，一会儿接。自我控制力强，能接到的轻轻一跳就能接到，不能接到的可以放弃，弯腰捡起。不仅使颈部、腰部、上肢、下肢得到锻炼，而且提高下肢肌肉、关节、韧带的柔韧度。

任何运动都要注意安全，踢毽子虽然没有太大的风险，建议踢之前，也要先进行运动前的准备，活动一下足部，防止关节受伤。

9. 慢骑自行车　骑自行车对足部的负担较轻，而且能锻炼神经系统的反应与协调能力。建议痛风患者，尤其是老年痛风患者，选择骑自行车运动时，速度应以中速（每小时 15 千米）、慢速（每小时 10 千米）为宜。但要选择平坦宽敞、人员较少的场地，如运动场等。

10. 高尔夫　是一项非常安全的运动。高尔夫运动也是一项有氧运动，高尔夫共有 18 个洞，一程下来，约行走 7000 米，对于痛风慢性期患者在不知不觉中完成运动。因为精力高度集中，能够减轻心理的压力。这项运动主要锻炼手臂、腰腹、胸部和后背的肌肉，提高上肢力量和身体的柔韧性，对痛风患者非常安全，几乎不会发生脚部受伤的可能。高尔夫球场有的在室内，也有的在室外的草坪，建议在室外时注意保暖，防止受凉。

三、痛风患者不适合进行的运动

（一）痛风患者不适合进行无氧运动

1. 什么是无氧运动　肌肉在无氧代谢条件下进行的运动。运动快速而剧烈，运动时氧气的摄取不足，不得不通过机体的无氧代谢提供能量。无氧运动由于运动过程中，没有足够的氧供应，导致体内乳酸产生增加，抑制尿酸的排泄，血液中的乳酸水平明显升高，诱发痛风发作。所以，无氧运动不适合痛风患者，不建议痛风患者选择无氧运动。

2. 无氧运动的特点

（1）持续时间短。

（2）高强度运动，有时大汗淋漓。

（3）节奏快。

（4）运动后心率明显增快（150 次 / 分），呼吸急促，不能正常说话。

（5）运动后全身或局部肌肉酸痛，疲惫不堪。

（二）痛风患者不要选择这些运动项目

1. 赛跑　100 米、200 米短跑，速度太快，足部压力大，容易受伤。

2. 跳远　脚部冲击力太强，容易脚部受伤，不适合痛风患者。

3. 跳高　风险大，不适合痛风患者。

4. 举重　增加双下肢的负担，过多的重力由足部承担，对血压、心脑血管不利。

5. 仰卧起坐 对健康不利，已经淘汰的运动项目，有些人还在做。

6. 单杠 无氧运动，危险性大，如果手部把持不住，落地时脚部受到冲击，容易受伤。

7. 双杠 无氧运动，危险性大，把持不住落地时容易脚部受伤。

8. 运动器械 按照设定的功能和程序，灵活性差，一旦不能跟上器械的节奏，容易摔伤。

9. 投掷 瞬间、猛烈投掷时，增加耗氧量。投掷结束的瞬间，脚跟不稳，容易跌倒。

10. 拔河 多为集体运动，拔河时，用尽全身力气，增加心肺负担。胜利方容易后退跌倒，失败方容易被对方拉倒，存在安全隐患。

四、运动过程三步曲

一次完整、安全的运动过程包括三个步骤：运动前的准备、运动和运动后的整理。

（一）运动前奏

也就是运动前的准备阶段。一般 5 ～ 10 分钟，先让关节及关节周围组织、肌肉等逐渐预热、活动起来，给身体一个适应的过程，避免突然运动，发生关节扭伤等意外。如伸展肢体、压压腿、弯弯腰等，以增加肌肉和关节的灵活度和弹性。

（二）运动过程

进行有氧运动。一般中等强度的运动 20 ～ 30 分钟，根据自己病情和身体情况，选择运动方式，掌握运动强度，避免运动过度，进入无氧运动状态。

（三）运动后续

运动后要进行整理活动。运动后继续进行整理运动 5 分钟，逐渐减慢运动频率，减轻运动强度，做一些比较和缓的动作，如慢走一段路程，拍打身体，或者甩甩手臂，抖抖下肢等。放松运动可以缓解肌肉酸痛，增加关节和肌肉的柔韧度等。防止运动过程中突然停止对身体的损伤。

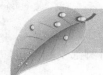

五、痛风患者运动的注意事项

（一）运动的时机掌握好

1. 痛风控制稳定时可以运动，即使有痛风石，只要痛风石皮肤表面没有破溃，关节功能未受严重影响，没有合并心脑肾等严重并发症，也可以适度运动。

2. 痛风急性发作期不能运动，多数患者也不敢运动，以免加重关节疼痛程度，不利于病情恢复。疼痛缓解后，可做局部运动。

3. 痛风石破溃皮肤有伤口时，避免局部运动，以免影响伤口的愈合。

4. 已经有尿酸结晶形成的患者，最好不要选择进行对下肢关节和足部负荷较大的运动项目，以免引起尿酸结晶脱落而导致痛风发作。如跳跃、爬山、球类（特别是足球）、长跑等。

（二）运动的强度把握好

运动需循序渐进，量力而行，不可过度，不可过猛，以免形成的乳酸影响尿酸的排出，或引起尿酸结晶脱落，诱发痛风。那么，怎样把握运动强度呢？

1. 衡量运动强度的重要指标之一是最大耗氧量。患者的最大耗氧量与患者的自我疲劳程度成正比。患者感觉运动时越吃力、运动后越疲劳，运动的耗氧量就越大。以最大耗氧量为 100% 为例。

（1）极高强度运动：最大耗氧量 80% ~ 100%，极限运动量。运动非常累，难以坚持。属于无氧运动，不适合痛风患者。

（2）高等强度运动：最大耗氧量达到 60% ~ 80%。运动比较累，虽然能够坚持，也不提倡，因属于无氧运动，不适合痛风患者。

（3）中等强度运动：最大耗氧量 40% ~ 60%。运动有点累，适度出汗，肌肉轻度酸胀。这种运动非常适合痛风患者。

（4）低等强度运动：最大耗氧量 20% ~ 40%，运动后不累，感觉轻松，只有轻微的疲劳感或没有疲劳感。适合老年痛风患者或伴有心脑血管疾病等并发症的痛风患者。

2. 通过数脉搏的方式来衡量运动强度是否合适。脉搏是人体动脉的波动，与心脏的跳动是一致的。常用的最简便的数脉搏的部位是桡动脉，位于手臂掌侧桡端，这里的动脉最表浅，易于触及。患者可以将自己右手的食指、中指、环指并拢，同时按于自己的左手腕部的桡动脉，心中默数脉搏波动的次数，一般数 15 秒，15 秒乘以 4 就是 1 分钟（60 秒）的次数。测试不清或有疑问时要复测一遍，并测量 1 分钟。因大拇指有拇指小动脉，容易与桡动脉混淆，所以，禁止使用大拇指数脉搏。

（1）计算最大心率可采用 170 －年龄；例如，一名 50 岁的患者，其运动的最大心率是 170 － 50 ＝ 120 次 / 分。

（2）还有一种计算方法是：按照运动心率的次数占最大运动心率的百分比，将运动强度分为 3 级。高强度，最大心率的 80% 以上；中等强度，最大心率的 60% ～ 80%；低强度，最大心率的 60% 以下。

以（220 －年龄）×（60% ～ 80%）的中等强度患者为例，对于一位 30 岁的青年痛风患者，其最大心率为 220 － 30=190 次 / 分；190×60%=114 次 / 分；190×80%=152 次 / 分；因此，此患者中等强度运动的心率是 114 ～ 152 次 / 分。特别需要提出的是，不能单纯以心率作为衡量运动强度的指标，一定要结合自身感觉，如出现心慌、憋气等不适，不管心率是多少次，均应立即停止运动，特别是老年患者或伴有心脏疾病的患者，进行休息，必要时到医院检查治疗。

（三）运动的天气选择好

不要在寒冷的天气运动，以免温度过低，尿酸盐结晶析出，诱发痛风。也不要刮风、下雨、下雪、雾霾的天气运动，以免受伤，对身体健康不利。可选择温暖适宜的气候运动。天气恶劣时，可选择室内运动。

（四）运动的水分补充好

运动前饮水，运动过程中加一杯水，运动后及时补充水分，防止因为运动出汗，血液浓缩，尿酸升高而诱发痛风。

（五）运动的安全保证好

选择舒适轻便的运动鞋，选择合体宽松的运动装，选择宽敞明亮平整的场地，不要在崎岖不平或石子路上运动，最好选择健康舒心的运动伙伴，避免运动受伤。一旦不小心发生外伤，能得到同伴的及时救助。运动过程中如果出现心慌、憋气等不适，一定要停下来休息观察，必要时到医院检查。去医院时要打"120"，而不要自行步行到医院或乘坐公交车、出租车去医院，以确保生命安全。

（六）运动的物品要带好

1. 手机，便于与家人联系。

2. 水杯，便于补充水分。带刻度的水杯有利于计算每天的饮水量。

3. 食物，便于补充热量。如饼干、水果等。

4. 钱和社保卡。万一在运动中发生不适需要到医院时，可在最短的时间内赶往医院，不需要回家取钱、拿卡，耽误时间。

（七）运动的时间安排好

运动时间最好选择饭后 1 小时，如早餐后 1 小时，选择 7 － 9 时；午餐后 1 小时可选择 13 － 15 时；晚餐后 1 小时可选择 18 － 20 时。不建议早晨空腹运动，这是因为早晨空腹时，机体热量处于较低水平，早晨温度相对较低，容易受到凉冷刺激，对痛风不利。也不建议饭后马上运动，饮食进入消化道需要一个消化、吸收的过程，饭后马上运动，会影响消化吸收。更不建议夜间运动，光线不足，以防关节受伤。一般建议白天进行室外运动，阳光充足，空气清新；如果晚上运动，建议室内运动，保证安全。

六、为自己开一张运动处方

运动处方不能千篇一律，也要因人而异。一张完整的运动处方需要包括以下四个方面的内容。

1. 运动时间　每次 30 分钟以上。

2. 运动频率　每周 5 天以上，每次 30 ～ 45 分钟。

3. 运动形式　有氧运动，适合自己且自己喜欢的运动项目，如游泳等。

4. 运动强度　建议运动后达到最大心率的 50% ～ 80%。

举例 1：患者，男性，30 岁，身高 180 厘米，体重 95 千克，公务员，曾急性痛风发作过一次，现无关节疼痛、无痛风石、无心脏疾病，血尿酸 450 ～ 500 微摩 / 升，每天早晨九点上班，晚上五点下班，住址离单位乘车大约 30 分钟的时间。患者在学校是篮球运动员，家住海边，并有一所大学；单位旁边有一座小山。

根据患者情况，制订运动处方如下。

（1）运动形式：爬山。

（2）运动时间：每天早晨上班前 8：20 － 8：55，每次 35 分钟。

（3）运动强度：中等强度，最大心率 170 － 30 ＝ 140 次／分，或（220 －
30）×（60% ～ 80%）＝ 114 ～ 152 次／分。

（4）运动频率：每周一至周五；每周 5 天。

由于患者年轻，体型属于肥胖，为达到减肥的目的，建议患者周末两天至
少有一天，抽出 40 分钟的时间，到附近大学打篮球。不建议到海边跑步，海边
风大，以免受凉。

举例 2：患者，男，70 岁，身高 170 厘米，体重 70 千克，退休人员。痛风
病史 20 余年，痛风反复发作 10 余次，双足多处发生痛风石。经医院检查，患
者已经发生痛风肾病。患者喜欢打麻将，无其他爱好。患者所在居民区，有多
处公共运动场所，有跳舞、打太极拳的广场，也有桌球和乒乓球桌。

根据患者年龄、病情等情况，制订运动处方如下。

（1）运动形式：太极拳或桌球。

（2）运动时间：每天上午 9：00 － 9：20，下午 2：00 － 2：20，每次 20 分钟。

（3）运动强度：中等强度，最大心率 170 － 70 ＝ 100 次／分，或（220 －
70）×60% ＝ 90 次／分。

（4）运动频率：每周一至周日；每周 4 ～ 5 天。或根据情况隔日一次。

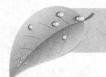

七、运动要因人而异

（一）病情不同时期，运动要求不同

痛风运动，毋庸置疑，益处多多。但要科学运动，病情不同时期，运动要
求不同。

1. 急性发作期　急性发作期，需要卧床休息，不宜运动。甚至制动，防止疼痛。
因关节红肿，疼痛显著，分秒难熬，患者根本不敢运动，因不动还痛，一
动更痛，也就不想运动。此时，患者的心理就是盼望着什么时间能不痛了。的
确，进行肢体的运动是不现实的，特别是下肢的运动更不可能。多数人以看手
机、看电视打发时间。此时可以选择两种方式，一种是阅读，阅读一本有关痛
风的科普书，或相关的健康保健书，一方面此时看书效果最好，了解自己原来
缺乏医学常识所致的健康问题；另一方面，转移注意力，可减轻疼痛。还有一种，
就是按摩，学习几个对痛风有利的穴位，用手指按压、按摩，既强身健体，又
减轻疼痛，可谓一举多得。待疼痛缓解后，可进行局部运动，如上肢运动等。

2. **痛风间歇期** 痛风运动，最佳时期。痛风间歇期是在第一次急性关节炎发作以后至下一次痛风发作前的中间阶段。这段时间，刚刚经历一次痛风的侵袭，借着再也不想遭受二次痛风的痛苦决心，为自己制定一个科学合理的个体化运动处方，养成规律运动的习惯。既有利于降体重、降尿酸、降血脂、降血压，又能防止痛风复发，配合饮食治疗和规范的药物治疗，甚至有可能达到永远不再急性发作的效果，这是医患双方都期望达到的最佳效果。急性期过后，患者没有任何不适，关节活动正常自如，但也不能急于求成，详见运动注意事项部分。一旦在运动中再次复发，要暂时停止运动，按照急性发作期休息。

3. **痛风慢性期** 适度运动，避免受伤。进入慢性期的患者，多是没有抓住间歇期治疗的最佳时期，血尿酸水平长期得不到良好控制，关节疼痛症状持续存在，甚至形成痛风石。这期的患者关节疼痛不像急性期痛得那么剧烈难忍，但是有的不敢走路，有的不敢跑步，有的走路稍微多一点儿就开始疼痛。一些患者就以此为由，不运动，后果是体重不能控制，如果饮食控制不当，体重反而增加；病情加重，形成恶性循环。所以，这一期运动是必需的，只是要掌握运动的形式、时间、强度等，保护好关节，避免在运动中受伤，如骨折、关节扭伤、痛风石皮肤擦伤、破溃等。可选择短时间的局部运动，避开疼痛的关节和部位。选择柔韧度强的运动，如游泳、散步、划船、骑自行车，避免生拉硬拽的运动，如单杠、球类等运动。

4. **痛风肾病期** 谨慎运动，安全第一。发生痛风肾病是痛风发展比较严重的阶段，一般发展到痛风肾病阶段的患者，多是病程长，控制不佳，病情复杂，年老体衰的患者。一旦运动过度，既达不到运动的治疗效果，又可能节外生枝，病上加病。肾病期也有轻重缓急，不同分期。肾功能不全分为五期，前三期患者可以进行一些比较缓和的运动，如打太极、练气功、慢步走等，量力而行，以不疲劳为宜。到肾病后期，身体抵抗力和体力水平均较前明显降低，运动要注意保存体力，可根据身体情况，间断运动，如走一会儿，歇一会儿，减少运动时间和频率，以免加重病情。但是，并不提倡一点儿不动，以不疲劳为宜。有大量蛋白尿的患者要禁止运动。

（二）合并不同疾病，运动侧重不同

前面说过，痛风从来不独来独往，不是伴有肥胖，就是伴有高血糖，不是伴有高血压，就是伴有高血脂，甚至合并两种以上的疾病。

1. **痛风合并糖尿病**：既要达到运动目的又要预防低血糖 合理的运动有利于降低血糖和血尿酸水平；运动不当，可能发生低血糖，也可能引起血尿酸水平升高。

所以，痛风合并糖尿病的患者运动要适度，运动时间选择饭后 1 小时，避免空腹运动；运动强度不宜过大，避免出汗过多；运动时间不能过长，以 30 分钟为宜，以免热量消耗过大；运动前后测血糖，随身携带糖果，一旦发生低血糖，要立即进食糖果、饼干等。

2. 痛风合并肥胖：既要达到减肥目的又要防止痛风复发　肥胖是痛风和糖尿病的共同发病基础，痛风患者多伴有肥胖。痛风伴有肥胖的患者，除了饮食要低热量以外，而且运动强度不能过猛，减肥不能太急，要循序渐进，持之以恒。因为，如果运动时间过长，运动强度过大，患者就会大量出汗，出汗过多，则相应地尿量减少，导致血尿酸水平升高。另外，减肥不当，脂肪分解，产生大量酮体等，也会导致血尿酸水平升高。

所以，痛风合并肥胖的患者，要注意饮食结构合理，保证足够的糖类摄入，运动过程中，避免大量出汗，并及时补充水分，防止血尿酸水平升高而导致痛风复发。

3. 痛风合并高血压　大约有 50% 的痛风患者合并高血压。高血压会加重痛风，痛风也会升高血压，两者互为因果，互相加害。过高的血压会增加痛风患者发生痛风肾病或加重肾脏病情，甚至诱发心脑血管问题。合理的运动有利于降低血压和血尿酸水平。但是，血压高于 180/110 毫米汞柱的患者，禁止运动，以免血压进一步升高而存在风险。

所以，痛风合并高血压的患者，不能单纯依靠饮食和运动控制血压，一定要遵医嘱规范服用降血压药，并注意居家监测血压的变化，定时复查，及时调整药物的剂量和种类。平时注意保持生活规律，保持大便通畅，避免情绪激动和剧烈运动，选择比较和缓的运动项目。一旦运动过程中，出现头晕、恶心等不适，一定不要紧张，放松心情，平卧休息，有条件者测量血压。发现血压过高，及时服用降血压药，必要时到医院就医。

（三）季节气候不同，运动需要调整

1. 寒冷的冬天　痛风患者就怕受凉，冬天保暖尤为重要，受到寒冷刺激有可能诱发痛风。所以，寒冷的季节，就不要在室外运动而要转向室内。冬天骨骼的脆性比较大，容易骨折，冬季就不要做一些对骨骼冲击力比较大的运动。下雪天路滑，尽量减少外出的机会，防止跌倒。

2. 炎热的夏季　气温高，痛风患者多肥胖，不运动时本身就出汗多，尿量减少，所以，一运动，更要注意补充水分，防止体内缺水，尿酸浓度升高，而诱发痛风。但是，切忌吃冷饮，如冰糕、冰激凌等，也不要喝冰镇饮料、冰水，减少冷凉刺激。在全身血管扩张的情况下，突然进食冰冷饮食，对消化道、心血管等都非常不利。避免在阳光下直晒，避开上午 11 点到下午 4 点紫外线、红外线最强的时间段。选择荫凉通风的地方或在室内运动，防止中暑和热射病的发生。

3. 下雨天　雨天路滑，容易受伤，痛风患者的两只脚非常娇贵，一定小心。下雨天可以选择室内运动。

4. 雾霾天　空气质量非常差，空气含氧量低，不适合室外运动。

5. 季节交替时节　温差大，及时增减衣服，避免受凉和出汗过多。

（四）运动有风险，运动要谨慎

运动不当，也存在风险，除了痛风急性发作期，下列情况时，也不适合运动。如果运动，需要得到医护人员的评估和许可。

1. 痛风肾病：尿中出现大量蛋白质，肾功能不良者。

2. 心功能不全：轻度活动就发生心绞痛，或近期发生心肌梗死、心律失常的患者。

3. 痛风合并各种急性感染，伴有发热的患者。

4. 经常出现脑供血不足，近期发生过脑血栓的患者。

5. 严重的肝功能不良的患者。

6. 各种原因出现头晕、头痛、心慌、恶心、呕吐、腹泻的患者，要谨慎。

7. 血压过高，超过 180/110 毫米汞柱的患者。

8. 下肢疾病：有尚未愈合的伤口、下肢严重静脉曲张或发生过血栓性静脉炎的患者。

（五）痛风运动有讲究，运动安全最重要

1. 不宜晨练　很多人运动选择早晨，认为清晨空气新鲜。其实，晨练并非越早越好，特别是对于患有心脑血管疾病、血脂紊乱的患者。因为早晨机体代谢处于最低水平，人体交感神经兴奋性高，受到冷空气的侵袭容易出现血管收缩，发生心脑血管意外或引发痛风。至少将运动时间安排在出太阳以后，可以根据个人情况，安排在 7—9 时，9 时以后最好。

2. 不宜暴练　运动要有规律，有的人三天打鱼，两天晒网。有时一点不爱运动。有时心思起来，运动好，就猛练，不练到大汗淋漓、筋疲力尽，决不罢休。这样容易导致痛风发作或出现意外。

3. 不宜赤脚运动　在室外运动穿运动鞋，在室内运动要根据运动项目穿袜子或鞋子。痛风患者的脚怕伤也怕凉。足部有很多穴位，足部是阳气上升的地方，

足部保暖，全身不冷。

4. 不宜进餐前后运动　运动，在机体能量不足的情况下，容易疲劳、受伤，且合并糖尿病的患者容易发生低血糖。饭后马上运动，影响消化系统功能。

5. 不宜饮酒前后运动　运动前饮酒，容易发生低血糖，也容易发生意外。运动后，全身血管扩张，酒精迅速吸收，加重对肝和胃肠道的损伤。如发生脂肪肝、酒精性肝炎、胃溃疡等。

6. 不宜带病运动　生病时需要休息，以促进疾病的康复。如感冒、胃肠炎等。不要带病运动，降低机体抗病能力，不利于疾病恢复。

7. 不宜运动后马上冲洗凉水澡　运动后出汗，全身皮肤血管扩张，突然冲凉水澡，容易受凉感冒。运动后足部的血流也加速，有利于尿酸的代谢。此时，突然冲洗凉水澡，反而容易引起足部血管的急速收缩，血液中的尿酸盐在关节中沉积，诱发痛风发作。

8. 不宜出汗后马上吹空调　这与冲洗凉水澡是一样的道理。现在痛风患者年轻人居多，怎么舒服怎么来，不考虑其利与弊，肯定对病情不利。

9. 不宜运动后喝冷饮　运动后出汗较多，一些年轻人感觉此时喝冷饮非常爽。这样的结果是，爽了一时的嘴，伤了长久的胃。因为，运动时大量血液涌向体表的血管，而内脏的血液处于相对血液储备不足的状态。此时，突然饮用大量冷饮，使胃肠道血管急剧收缩，短时间内可能出现胃肠不适，长时间也为以后的消化道疾病埋下隐患。

10. 不宜运动后暴饮　运动后及时补充水分是正确的，有的青年患者，因为出汗太多，口渴明显，急于在短时间内喝个痛快，咕嘟咕嘟大量喝水，一方面影响消化系统功能，另一方面，突然明显增加体内的血容量，会加重心脏和肾脏的负担，特别是对于心脏和肾脏本来就有问题的患者，更要小心。应该小量、多次、间断饮水。

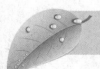

八、运动有误区，当心别陷入

（一）运动治疗能够代替药物治疗

有的患者认为，痛风药物不良反应大，能不吃就不吃。只要注意饮食控制并加强运动治疗，就能治好痛风。其实，痛风的治疗是综合性的，运动治疗只是痛风综合治疗措施之一。每名患者的病情不同，治疗方案也有所不同。一些比较轻的患者，的确通过饮食和运动等生活方式的干预，可以预防痛风发作。但是，对于已经发生过急性痛风性关节炎的患者，或者血尿酸水平过高，单纯进行生活方式治疗是难以控制好血尿酸和预防痛风发作的，这些患者，必须使用药物治疗。所以，运动治疗在某些患者身上，并不能代替药物治疗。是否用药，药物的种类和剂量、用法，一定要遵医嘱。

（二）工作和家务代替运动

有的患者认为自己在单位一天忙忙碌碌地工作，在家里买菜、做饭、洗衣、擦地，这些也是运动。没有必要劳累了一天再进行所谓的运动。其实，家务和工作是不能代替运动的。原因是，工作和家务，的确是一种运动，是一种被动运动，也是一种局部运动，工作或干家务时需要用到哪个部位就用到哪个部位，往往局限于部分肢体和肌肉群，有时不仅达不到运动的效果，反而会使部分肌肉和关节产生疲劳感。而主动的有氧运动，是一种全身运动，全身肌肉和关节的一种协调和放松。另一方面，工作与家务多是低头劳作，而运动是一种全方位的劳动。还有，家务和工作虽然感觉疲劳，但是，消耗的热量与同等量的运动相比，远远低于运动消耗的热量，达不到运动的效果。所以，家务和工作不能代替运动。

（三）运动越多越好

每个人的情况不同，患者要根据自己的年龄、病情，量力而行，不要急于求成。要循序渐进，不要突然进行高强度运动，以免受伤。运动不能过度，使体内酸性代谢产物增加，诱发痛风发作。所以，适度的运动才是最安全，适时的运动最合适。并不是越多越好，如果运动时间过长，患者过度疲劳，反而容易诱发痛风。

（四）只要坚持运动，不要饮食控制

有的患者认识到运动对于健康的益处，能做到坚持天天运动，却不注意控制饮食。高尿酸血症与痛风是代谢性疾病，与生活方式息息相关。生活方式包括饮食、运动、心态等，单纯注意加强运动是片面的，只有配合合理饮食，低热量、低嘌呤、低脂肪、低蛋白饮食，并保持健康的心态，才能达到综合管理的效果。

第 15 章　痛风患者居家药物管理

非药物治疗是痛风治疗的基础，药物治疗是降尿酸治疗的重要手段。虽然控制饮食只能降低少量尿酸，这也非常重要。在药物治疗期间，饮食治疗仍然要贯穿在痛风整个治疗过程的始终。

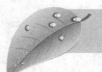

一、药物治疗有目标

药物治疗的主要目标是使血尿酸水平达标，这是痛风治疗的关键。

1. 没有痛风发作史者，血尿酸＜ 360 微摩 / 升；目的是降低并发症的风险。

2. 有痛风发作史者，血尿酸＜ 300 微摩 / 升；目的是减少痛风发作和痛风石溶解缩小。

3. 血尿酸水平持续控制在 200 ～ 300 微摩 / 升的益处如下。

（1）减少痛风急性发作。

（2）阻止关节损害的发展。

（3）逆转痛风发展的慢性病程。

（4）减少脏器的受损等，如肾脏。

【病例】　痛风发作要人命，半夜寻药困难多

患者，男，46 岁，曾有过一次痛风病史，当时与朋友聚会喝酒，在餐桌上不明原因突然感到脚部肿痛，难以忍受，不能行走，被朋友抬到医院急诊，确诊为痛风发作引起的急性关节炎。经药物治疗后疼痛减轻并消失。3 个月后患者独自在家睡觉时再次被剧烈的脚部疼痛而痛醒，想要起身到医院，却痛得寸步难行。想让别人帮忙到药店购买上次吃的药，却忘记药物的名称。一直坚持到第二天一早来到医院看病、开药。

专家点评 **家中常备痛风药，痛风发作不用慌**

如果高尿酸血症没有得到良好地控制，一次痛风发作以后，很可能再次或反复多次发作。所以，痛风暂时不痛，不等于永远不痛。待痛风发作后，即使马上赶到医院挂号、看病、取药，需要一段较长的时间，患者要忍受剧烈的疼痛；而且，即使吃上药，药物发挥作用还需要一段时间。所以，为保证痛风发作时在最短的时间内疼痛缓解，患者最好在家自备几片止痛药（前次痛风发作时医生开的痛风专用药，如"安康信"），不必痛得大呼小叫时才往医院赶。可先自服止痛药，待疼痛减轻后再看病。但是，服用的药物一定是要得到医生许可的药物。

二、治疗痛风的药物

痛风患者找医生看病，不同的医生开出的药名不一样，其实，有些药物是不同药名，作用相似，一旦重复服用同类药物，对身体危害很大。所以，患者首先要弄清所吃的药属于哪一类，起到什么作用。

目前，治疗痛风的药物主要有以下六大类。

（一）秋水仙碱

1. 秋水仙碱，药名不俗，药效显著，是用于痛风止痛的传统特效药　秋水仙碱是从百合科一种称为秋水仙的植物中萃取的一种生物碱，已经有 200 年的历史。痛风病历史悠久，古代称为帝王病，那时的达官贵人为了摆脱痛风的折磨，也是绞尽脑汁，想要发现一种治疗痛风的药物或办法。早在公元前 6 世纪，西方学者认为，痛风是体内存在一种毒素所致，因为秋水仙碱具有导泄的作用，通过腹泻能够把体内的这种讨厌的毒素排出而达到治疗痛风的作用。痛风在当时是难以治疗的疑难杂症，突然发现有一种药物治疗能够快速有效缓解疼痛，所以，秋水仙碱曾经被上流社会推崇为治疗痛风的神药。

2. 秋水仙碱对痛风有快速的选择性止痛作用　秋水仙碱具有减轻尿酸结晶引起的炎症反应，达到止痛和防止复发的作用。快速止痛是，对于初次发作的急性痛风性关节炎，用药后数小时，关节的红、肿、热、痛就能消失。这是因为，秋水仙碱对痛风性关节炎有"选择性"的消炎作用，48 小时以内就可明显缓解急性关节炎的症状。"选择性"就是这种药只对痛风急性关节炎引起的疼痛有效，而对于其他原因（如风湿性关节炎、类风湿关节炎及慢性痛风等）引起的关节疼痛没有效果。所以，临床上有时利用其这一特点，即可鉴别患者的关节痛是否为急性痛风性关节炎发作。

3. 治疗剂量与中毒剂量接近，不良反应大，毒性强　既然秋水仙碱有如此强大的止痛作用，是否就是治疗痛风首选的"仙药"了呢？痛风患者是否可以长期服用呢？这是很多痛风患者关心的问题。凡事都是一分为二的，药物也是如此。既有它的治疗作用，也有它的毒性反应。越是药效好的，往往相应的不良反应也越大。

（1）秋水仙碱，最常见的不良反应是胃肠道反应，患者表现为恶心、呕吐、腹泻等。往往 50% ～ 80% 的患者在疗效出现前就已经出现胃肠道反应。药物的不良反应也因人而异，轻者尚能耐受；重者呈水样腹泻。胃肠道反应是严重重度反应的先兆，一旦出现，应立即停用。过去，对于严重胃肠道反应不能耐受的患者，医生会选择静脉给药。但是，静脉给药或大量使用者起效快，不良反应更为严重，如肝损害、肾衰竭、骨髓抑制、脱发等，所以，白细胞减少、已经存在以上情况者，以及儿童、孕妇、哺乳期禁止使用此类药物。

（2）年老体弱者、严重心肾功能不全者，要慎用。现在，临床上已经不在选用静脉给药。目前，一般推荐用小剂量，因为，小剂量的疗效与大剂量相似，且更为安全。因毒性反应强，肾功能不全的患者剂量要更小。以往用过这种药物的因为出现不良反应而拒绝使用，其实，现在的剂量已经比以前减少。

4. 秋水仙碱用法　目前主要用于预防痛风发作。多用于经常痛风发作的患者或在降尿酸药使用初期，少量使用可以减少痛风发作，若不再发作可尝试逐渐停用，不可长期应用。秋水仙碱对症状出现在 24 小时内的痛风急性发作效果较好，多数患者数小时内见效。但秋水仙碱并没有降尿酸的作用，对发作已经持续数天的疗效不佳，对慢性痛风治疗无效。

首次服用 0.5 毫克，每次口服 0.5 毫克，隔 2 小时 1 次，每次 0.5 毫克，12 小时以后，每天 1 或 2 次，每次 0.5 毫克。24 小时总量不超过 6 毫克。

【病例】　**害怕药物不良反应，随意停药导致痛风复发**

患者，男，48 岁，因急性痛风性关节炎收入院治疗。入院后经过规范的治疗，病情好转出院，医嘱建议患者出院后继续服用药物，如秋水仙碱 1 片，每天 2 次口服；非布司他每次半片，每天 1 次口服，2 周来院复查。但是患者因听说治疗痛风的药物有不良反应，回家后感觉自己已经完全好了，没有必要吃药了，就自行停药，不到 1 个月，患者再次因痛风发作住院治疗。

> **专家点评** **既要达到治疗目的，又要减少不良反应**
>
> 患者一定要遵照医嘱服药，任何药物均有其不同的不良反应，不能因为担心不良反应，而否定药物的治疗作用，因为，如果不规范治疗，疾病对身体造成的危害会远远大于药物的不良反应。所以，是否服药，服用多长时间，多大剂量，一定要遵照医嘱。有些情况，药物需要达到一定的疗程，医生根据复查的化验指标进行调整。为防止药物对身体的不利影响，一是要遵照医嘱定时复查。二是仔细阅读药物说明书，一旦出现较明显的不良反应，要及时就诊。秋水仙碱，过去用药剂量大，不良反应大，很多人拒绝。现在，已经多使用小剂量治疗，不良反应相对较前减轻。

5. 出现以下情况中的任意一条，则要遵照医嘱及时停止服用秋水仙碱

（1）出现恶心、呕吐和胃痛、腹泻等严重的胃肠道症状。

（2）24 小时总量达 6 毫克（12 片）。

（3）疼痛消失，炎症等症状明显缓解。

（二）非甾体消炎药

1. 效果和不良反应均要比秋水仙碱小。非甾体消炎药在短期内也能迅速解除疼痛，但是效果不如秋水仙碱，同样，其不良反应要比秋水仙碱小。是欧美国家治疗痛风急性发作的一线用药。在 24 小时内可明显缓解急性痛风症状。开始剂量要足，症状缓解后要减量。

2. 发展迅速，层出不尽，种类繁多。非甾体消炎药，近几十年来，新品种不断推出，达数十种之多。疗效提高，不良反应减少，为患者止痛提供了更多的选择。这类药物的常见商品名有消炎痛、芬必得、西乐葆、戴芬、优妥、英太青、诺松、瑞力芬、万络、莫比克、瑞芝利等。患者要注意，同类药物一般不会同时使用两种以上，切莫为了止痛心切而同时服用不同药名相同作用的药物。临床常用的如下。

（1）乐松：又名洛索洛芬钠片，非甾体消炎药，60 毫克，一般每次 1～2 片。

（2）双氯芬酸钠：又名二克氯酚钠，非甾体消炎药，25 毫克，每日 2 或 3 次，餐后服用，每次 1～2 片。

（3）西乐葆：200 毫克，每日 1 或 2 次，每次 1 粒，餐后服用。心脏病患者和胃病者必须遵照医嘱服用。

（4）安康信：为非甾体消炎药，可选择性抑制环加氧酶-2，阻断前列腺素的合成，具有抗炎、镇痛、解热的作用。胃肠毒性较低，也不会影响血小板的功能，现在临床使用较多。

3. 不良反应 主要为消化道出血或消化性溃疡。服用此类药物的患者，要注意饭后服用，并且进食易消化的食物，避免辛辣、干硬的刺激性食物，保护胃肠道黏膜，防止损伤。并遵照医嘱服用保护胃黏膜的药物，注意观察有无便中带血，如果患者感觉有恶心等胃肠道不适症状或发现便中带血，要及时与医生联系。

4. 非甾体消炎药＋少量秋水仙碱 这是目前治疗痛风性关节炎的黄金搭档。但是，不管是秋水仙碱，还是非甾体消炎药，两者均只能起到一个暂时止痛的作用，并不能降低尿酸，所以，治标不治本，不能从根本上解决痛风的复发，也不能预防并发症的发生。

（三）糖皮质激素

1.糖皮质激素，就是人们常说的激素，如泼尼松。

激素是什么？大家并不陌生。它是我们身体里分泌出的一种物质，具有抗炎、抗免疫、抗毒素和抗休克的作用。它不仅治疗痛风，还能治疗许多疾病。激素是把双刃剑，运用得当，疗效显著；使用不当，则得不偿失。凡是用激素治疗的疾病，往往不是简单的疾病。人们对于激素的作用的了解远远不如对其不良反应的熟悉，如向心性肥胖、满月脸、股骨头坏死等。

2. 糖皮质激素对痛风性关节炎的急性炎症早期，可迅速改善红、肿、热、痛等症状。但对于痛风性关节炎的慢性期和缓解期并无显著效果。适应于那些不能耐受非甾体消炎药、秋水仙碱或肾功能不全的患者；单个关节或少关节的急性发作，可行关节腔抽液并注射长效糖皮质激素；对于多关节或严重的急性发作，可口服、肌内注射或静脉使用中小剂量的糖皮质激素，如每天口服泼尼松 20～30 毫克。

3. 前面说过，凡是作用强的药物，毒性反应也强，激素就属于此类。激素尽管起效快而强，但在临床上使用非常慎重，能不用就不用，除非使用一般的消炎镇痛药物无效时，医生才会考虑短期使用。所以，激素不是治疗痛风的首选药，而是放在后面的一张王牌。治疗痛风的药物，患者千万不要自己照着书本盲目服用，一定要遵照医生的建议。

4. 激素的不良反应很多，长期应用除了导致向心性肥胖、痤疮、满月脸、水牛背等外观形象的改变外，还能引起严重的骨质疏松、股骨头坏死、继发性血糖升高、感染、精神兴奋、食欲增加、"反跳"现象等不良反应。同时口服小剂量秋水仙碱或非甾体消炎药，可以防止"反跳"现象。

小知识 反跳现象

　　反跳现象就是痛风发作时，一旦用上激素，马上见效，若突然停用或减量时，病情复发或恶化，症状会比以前更严重，所以，一般都是短时间使用，逐渐减量。

【病例1】 滥用激素发生反跳，病情危重险些丧命

　　患者，男，50岁，农民，因长年饮用白酒患上痛风。起初，家属陪他到较大的医院检查、治疗，病情好转。医生及家人均劝其戒酒，好了伤疤忘了痛，患者常常不听家人劝阻继续喝酒。半年以后，痛风再次发作，因自知是自己饮酒所致，不好意思连累家人，坚持不住的时候，到附近诊所输液"激素"，病情好转，而且很爱吃饭，就以为自己好了。几个月以后，再次复发，这次也不在家硬抗了，马上到诊所打针，为巩固治疗效果，特别要求再多打两天。停药后，症状复发，且越来越重，继而出现发热、反应迟钝，家人将其送入急诊。

专家点评 激素在大医院很谨慎，在小诊所和患者较受青睐

　　激素是一种特殊的药物，由于其严重而复杂的不良反应，正规医院的医生使用非常谨慎，在病情需要且无可替代药物的情况下，医生才选择使用激素治疗。使用前会向患者及家属说明并请患者或家属签字。为预防"反跳"现象，医生在患者的病情得到控制后，会逐渐减量，直至停用。由于激素起效快，价格低廉，该患者就是对激素的无知无畏，加上诊所个别医生滥用，导致"反跳"现象发生。

【病例2】 多年反复使用激素治疗，发生双侧股骨头坏死

　　患者，女，56岁，痛风病史四年。患者初次痛风发作时，医生给予秋水仙碱＋非甾体消炎药联合治疗，由于发生严重的胃肠道反应，出现恶心、呕吐，水样腹泻，一天大便十余次，患者疼痛难忍，又虚弱无力，不能耐受，强烈要

求换药。医生在征得患者同意后，改为激素类药物治疗。换药不到两天，患者感觉明显减轻，精神、饮食均有改善。患者尝到了甜头，从此，只要痛风发作，就到附近的诊所打几天含有地塞米松的吊瓶，花费不大，还很有效。直到某日，不小心摔倒在地，发生骨折，拍片发现双侧股骨头已经发生坏死性病变。

| 专家点评 | 激素不良反应严重而复杂，私自滥用后果难以预料 |

经骨科进行双侧股骨头置换术后，患者能够站立并行走，身体和心理上遭受了巨大的痛苦和挣扎，经济上也付出了较高的代价。所以，患者使用药物一定要遵照医嘱，以免留下后患。自己只是一个个体，而医生面对的是一个群体，医生从不同患者身上积累丰富的临床经验，加上深厚的医学功底，是保证用药安全的前提条件。

（四）降尿酸的药物

前面提过，高尿酸血症根据病因不同分为尿酸合成过多型、尿酸排泄不良型和混合型。与此相对应的是，临床上常用的降尿酸药包括抑制尿酸合成的药物和促进尿酸排泄的药物两大类。选用哪一类需要医生根据患者的发病原因、是否合并肝肾功能的损害，选择安全有效的药物。患者要了解各种药物的名称、剂量、不良反应、注意事项等。

1. 抑制尿酸合成的药物　这类药物主要通过抑制黄嘌呤氧化酶活性，如别嘌醇、非布司他、奥昔嘌醇等。

★ 别嘌醇

别嘌醇是继发性痛风降低血尿酸的首选药物。别嘌醇是黄嘌呤氧化酶抑制药，主要是通过阻断黄嘌呤氧化酶氧化成尿酸的过程，从而减少尿酸的生成。尿酸生成的减少了，它在血液中的浓度也有所降低，当然，尿酸盐在骨、关节、肾脏等的沉积也会减少。

[适应证]①尿酸生成过多，尿酸显著升高者；②伴有肾功能不全的高尿酸血症或痛风患者，血尿素氮＞14.3毫摩/升者；③反复发作或慢性痛风患者；④痛风肾病的防治；⑤继发性尿酸升高：继发于某些疾病引起的尿酸升高，如白血病；⑥多发性骨髓瘤、真性红细胞增多症；⑦恶性肿瘤：放疗或化疗时所致的高尿酸血症等；⑧痛风石患者。

[注意事项]不良反应大，使用前要进行HLA-B5801基因检测；检测阳性者严禁使用，否则，可以致命。可能出现皮疹等变态反应、发热、胃肠道反应

等不良反应，严重者还会出现肝肾功能损害、骨髓抑制，甚至可发生致死性剥脱性皮炎等别嘌醇所导致的严重的超敏反应综合征，主要表现为皮肤坏死松解征。别嘌醇由美国人研制，在美国人中 HLA-B5801 基因检测的阳性率低，但在我国以及韩国和泰国人中阳性率高。肾功能不良者，剂量减半。用药期间，要定时复查肝肾功能和血尿常规。

[用法] 口服，成人起始剂量一次 50 毫克，每天 1 或 2 次，每周可递增 50～100 毫克，直至每日 200～300 毫克，每日 2 或 3 次。每 2～5 周需检测血尿酸水平，酌情加量，但每日最大剂量不超过 600 毫克。肾功能不全的患者，不同时期，是否使用，剂量多少，一定要遵照医嘱。

【病例】 痛风患者找医生开药，医生不开药先开检查

患者，女，60 岁，因痛风到痛风病门诊找医生开药。不料想，医生没有开药，反而给开了一个化验检查，缴费前询问得知，这个检查价格不菲。患者心生疑问，这个化验是干什么的？有必要查吗？为什么不直接开药治疗？

专家点评 *这个检查很有必要，是为了避免发生别嘌醇超敏反应*

服用别嘌醇，特别是初次服用治疗痛风的患者，医生开药前开的这个检查是为了筛查 HLA-B5801，目的是防止发生一种严重的不良反应，称为别嘌醇超敏反应。这是 2012 年 ACE 指南专门针对亚裔所制定的原则。HLA-B580 单倍体与别嘌醇超敏反应有关。虽然这种不良反应发生率很低，但是，一旦发生，会出现发热、皮肤红斑疹、剥脱性皮炎、肝炎、急性肾衰竭等，死亡率很高。而且，特别容易发生于老龄、女性、服用利尿药、慢性肾功能不全等患者。

★ 非布司他

非布司他是一种噻唑羧酸衍生物，为非嘌呤类黄嘌呤氧化酶抑制药，能够通过非竞争机制与黄嘌呤氧化酶结合，从而抑制尿酸合成。

[适应证] ①高尿酸血症合并痛风的长期治疗；②尿酸生成增多和肾脏尿酸清除率下降的患者；③别嘌醇治疗不达标或不能耐受、有禁忌的患者。

[注意事项] 恶心、皮疹或肝功能损害等，使用不当可诱发痛风发作。

[用法] 口服，起始剂量为 20～40 毫克，每日 1 次。如果 2 周后，血尿酸水平仍高于 360 微摩 / 升，建议剂量增加到 80 毫克，每日 1 次。轻中度肾功能

不全或肌酐清除率＞30毫升/分钟，无须减量；重度肾功能不全或肌酐清除率＜30毫升/分钟时，尚无充足的研究数据，要谨慎使用。

★ 奥昔嘌醇

奥昔嘌醇为黄嘌呤氧化酶抑制药，是别嘌醇主要的活性代谢物，通过抑制黄嘌呤氧化酶而减少尿酸的生成，降低血尿酸浓度。

[适应证] 肾功能受损或有泌尿系结石的患者。

[注意事项] ①用药期间应足量饮水；②用药前后及用药过程中要监测血尿酸水平、全血细胞计数、肝肾功能等。③有时有头痛和胃肠道反应等不适。

2. 促进尿酸排泄的药物　苯溴马隆（商品名立加利仙）、丙磺舒和磺吡酮、爱西特等。

★ 丙磺舒

丙磺舒是第一个能够安全地降尿酸的药物，于1950年在国外被发现。这类药物的共同特点是，主要是通过抑制近端肾小管对尿酸的重吸收，通过尿液的排出，促进尿酸的排泄，达到降尿酸的效果。

[适应证] 高尿酸血症和痛风的长期治疗。

[注意事项] 孕妇、哺乳期妇女、泌尿系结石等禁用；尿酸性肾病、肾功能不全慎用。

★ 苯溴马隆

苯溴马隆是通过抑制肾小管尿酸转运蛋白-1，抑制肾小管尿酸的重吸收从而促进尿酸的排泄，降低尿酸水平。是我国常用的药物，是强效排尿酸的药物。

[适应证] 尿酸排泄减少和别嘌醇不能耐受或有禁忌者。适用于肾功能正常或轻度受损的患者。

[注意事项] 可诱发痛风发作，出现发热、皮疹、腹泻、胃肠道反应等不良反应，服用该药物期间，患者一定要多喝水，每天的饮水量在2000毫升以上，以保证药物的效果。另外，还要同时服用碱化尿液的药物，如碳酸氢钠，预防肾结石的形成。肾功能明显减退或存在泌尿系结石者禁用。

[用法] 口服，成人起始剂量每日1次，25～50毫克。1～3周后，根据血尿酸水平调整剂量至每天50～100毫克，早餐后口服。存在轻中度肾功能不全的患者或肾移植的患者，肌酐清除率60毫升/分钟以下，推荐剂量为每日1次，50毫克。

★ 磺吡酮

（1）有可能诱发痛风，可出现皮疹、消化道症状、泌尿系统结石等。

（2）禁用于有泌尿系结石者，高尿酸血症肾病慎用。

★ 爱西特

爱西特为促进肠道尿酸排泄的药物，与别嘌醇不同的是，别嘌醇是通过尿液的排出促进尿酸的排泄；而爱西特是通过粪便的排出促进尿酸的排泄。口服后经过食管、胃，进入肠道，吸附肠道内的尿酸、肌酐等有害物质，随粪便排出体外。

[适应证] 肾功能不全较重的患者。

[注意事项] 几乎没有明显的毒性反应，但是，单独使用降尿酸的效果较弱，若与别嘌醇合用，效果明显。

3. 促进尿酸分解的药物　新型降尿酸药，包括尿酸氧化酶和选择性尿酸重吸收抑制药。尿酸氧化酶包括拉布立酶、聚乙二醇尿酸氧化酶和培格洛酶等。

★ 拉布立酶

拉布立酶是通过基因工程生产的重组黄曲霉素的尿酸氧化酶。主要是通过催化尿酸氧化为水溶性更高的尿囊素从肾脏排泄，从而降低血尿酸水平。

[适应证] 治疗和预防血液病、恶性肿瘤患者的急性高尿酸血症，尤其适用于化疗所致的高尿酸血症。

[不良反应] 有皮疹、发热、恶心、呕吐，偶有头痛、腹泻和过敏。还可诱发抗体生成而使疗效下降。

★ 培格洛酶

培格洛酶是一种聚乙二醇重组尿激酶，主要通过催化尿酸氧化为水溶性更高的尿囊素从肾脏排泄，达到降低血尿酸水平的效果。

[适应证] 传统治疗无效的反复痛风发作的难治性痛风，或对降尿酸药不能耐受的痛风患者；或其他药物疗效不佳或存在禁忌证等患者。

[注意事项] 该药非口服，主要通过静脉缓慢滴注，时间不少于 2 小时，有发生输液反应、免疫原性反应、心血管事件的风险，儿童、妊娠、哺乳期禁用，不良反应还有头痛、恶心、呕吐、背痛、呼吸困难、血压升高、胸痛、便秘等。

★ 选择性尿酸重吸收抑制药

RDEA594 通过抑制 URAT1 和有机酸转运子 4 发挥疗效，用于单一足量使用黄嘌呤氧化酶抑制药仍不能达标的痛风患者，可与黄嘌呤氧化酶抑制药联合使用。服药的同时，要多饮水。且服药前要评估肾功能，肾功能不全的患者不建议使用。

由于大多数患者以尿酸排泄减少型为主，而且，促进尿酸排泄的药物比抑制尿酸生成的药物不良反应少，程度轻。所以，临床上医生首选促进尿酸排泄的药物，然后才考虑选抑制尿酸生成的药物。但是，病情不同，有的患者单用一种效果不佳，医生会选择两种药物联合治疗。

（五）碱化尿液的药物

尿的酸碱度（尿 pH）过高，有增加磷酸钙和碳酸钙等结石形成的风险。所以，对于接受降尿酸药治疗的患者，特别是服用促进尿酸排泄药物治疗的患者，以及已经形成尿酸性结石的患者，建议将尿 pH 维持在 6.2 ～ 6.9，以增加尿中尿酸的溶解度，防止结石的形成。

★ 碳酸氢钠

商品名小苏打，是临床最常用的碱性药物，不是降尿酸药，其主要作用是碱化尿液，将尿液的酸碱度维持在 6.2 ～ 6.9，提高尿酸盐在尿液中的溶解度，防止尿酸盐在关节和肾脏等部位沉积。

[适应证] 慢性肾功能不全合并高尿酸血症和（或）痛风的患者。

[注意事项] 服用后在胃内产生二氧化碳，可增加胃压，引起嗳气和继发性胃酸增多，胃痛等；长期大量服用可引起碱血症；增加钠负荷，诱发心力衰竭和水肿；高血压患者服用会导致血压进一步升高；服用时避免与大量牛奶与奶制品同服，以防发生乳碱综合征。心功能不全、肾功能不全和高血压患者，因为钠负荷过重可能会加重病情，需要在医生的指导下使用。

[用法] 起始剂量，每天 3 次，每次 0.5 ～ 1 克。与其他药物相隔 1 ～ 2 小时服用。

★ 枸橼酸盐制剂

包括枸橼酸氢钾钠、枸橼酸钾和枸橼酸钠，以枸橼酸氢钾钠最为常用。枸橼酸盐是尿中最强的内源性结石形成的抑制物，且可碱化尿液，增加尿尿酸的溶解度，溶解已经形成的尿酸结石并防止尿酸结石的形成。

下面以枸橼酸氢钾钠颗粒（友来特）为例进行介绍。

（1）主要作用为碱化尿液，溶解尿酸结石和防止新结石的形成。

（2）服用过程中，要监测尿 pH，根据尿 pH 调整用量，将尿 pH 维持在 6.2 ～ 6.9。

（3）禁用于急性或慢性肾衰竭、肝功能不全，以及严重酸碱平衡失调等患者。

（4）碱化尿液且钠盐含量少，适合于需要限制钠盐摄入的高血压、心功能不全的患者，但由于含有钾盐，并不适合肾功能不全的患者。

（5）起始剂量是每天 2.5 ～ 5 克，价格相对较高，是碳酸氢钠的 10 倍。

【病例 1】 随意停用碱性药，痛风发作没想到

患者，女，60 岁，高血糖、高血压、高血脂，高尿酸血症伴有肥胖。遵照

医嘱长期口服碳酸氢钠 1.0 克，每天 3 次口服。从来没有痛风发作的经历。因牙周发炎到口腔科就诊，医生为其开了一种药名为"×××钠"的药物口服，患者想，自己多年有高血压，一直还吃着降血压药，吃着一种碳酸氢钠，再吃一种"×××钠"，钠是一种盐，会不会加重高血压呢？思来想去，患者自作主张停止服用碳酸氢钠。没想到，刚停两天，痛风就真的来了，切切实实真正感受到了痛风的厉害。

专家点评 尿酸喜欢酸性害怕碱，停用碱性药物有风险

尿酸本身是酸性的，所以，尿酸特别喜欢酸性的环境，在酸性环境下的尿酸如鱼得水，很容易扎堆形成尿酸盐结晶体，这些尿酸盐结晶体状如针样，容易沉积在组织和脏器上面，对机体造成损伤。相反，服用碱性药，能够碱化尿液，人为地创造一个碱性环境，因为，在碱性环境中，不仅可以将已经形成的结晶体溶解，随尿液排出，而且尿酸的溶解度升高，防止形成新的结晶体。所以，服用碱化尿液的药物是非常有必要的，患者未经医生同意不要擅自停用。特别是血尿酸水平超过 560 微摩/升的患者，均应遵照医嘱服用碱化尿液的药物。

【病例 2】 碱化尿液治疗是不是越碱就越好

患者，男，32 岁，因急性痛风性关节炎而入院，入院后医嘱给予安康信和小剂量秋水仙碱口服治疗，疼痛逐渐得到缓解。医嘱查房时建议患者出院后长期服用小苏打以碱化尿液，每天 3 次，每次 2 片，患者提出，碳酸氢钠价格便宜，尿酸是酸性的，既然吃碱性的好，是否可以每天多吃几片，这样不是恢复得更快吗？

专家点评 最有利于尿酸盐溶解，从尿中排出的尿 pH 是 6.2～6.9

当尿 pH ＜ 6.0 时，可以加用碳酸氢钠，以促进尿酸的排出。痛风患者尿酸高选用碱性药物是因为尿酸在碱性尿液中溶解度比在酸性中更高，有利于尿酸结晶的溶解及从尿液排出。但是，碱化尿液要适度，尿 pH 并非越高越好，因为如果尿 pH 过高（＞7.0），尿液过度碱化，反而容易形成草酸钙或其他类型肾结石，或者在尿酸结石表面形成磷酸盐外壳而阻止其进一步溶解。因此，碱化尿液时需要检测尿 pH。最有利于尿酸盐结晶溶解从尿液中排出的尿 pH 是 6.2～6.9。

（六）兼有降尿酸作用的其他药物

有些患者不是单纯的痛风患者，多会合并血压、血脂、血糖的异常，同样，有些药物如降血糖药、降血压药、调血脂药等，尽管不是专门降尿酸的药物，它们在降血糖、降血脂、降血压的同时，也辅助起到降尿酸的作用，可谓一举两得，服用时若能根据血压、血脂、血糖情况，合理选择，会起到事半功倍的效果。

1. 二甲双胍　既降尿酸又降血糖。二甲双胍有一定降尿酸的作用，其降低血尿酸的机制可能是通过抑制游离脂肪酸的合成，从而减少尿酸的生成。对于糖尿病合并高尿酸血症或痛风的患者，可优先选用。

2. 阿托伐他汀　既降尿酸又降胆固醇。阿托伐他汀降低胆固醇水平的同时，也可通过抑制尿酸合成而使血尿酸水平降低 6.4% ～ 8.2%，对于高尿酸血症合并痛风的患者，可以优先选用。

3. 氯沙坦、氨氯地平、非洛地平　既降尿酸又降血压。氯沙坦的作用主要是抑制尿酸的重吸收而发挥降低尿酸的作用，可使尿酸下降 15% ～ 30%。但其降尿酸作用较弱，常需要与其他降尿酸药联合使用。对于高血压合并高尿酸血症或痛风的患者，可优先选用。

4. 非诺贝特　既降尿酸又降三酰甘油。非诺贝特主要通过抑制尿酸重吸收达到降低尿酸水平的作用，对于同时有高三酰甘油血症的痛风患者，可选择使用。

三、不同时期，用药不同

不同时期，选用药物不同。所以，患者要了解哪些药物只能急性期吃，哪些药物急性期不能吃。哪些药物适合慢性期吃，哪些药物慢性期不需要吃。

（一）痛风急性发作期的药物治疗

痛风发作期最主要的治疗是以止痛为主，美国、欧洲、日本和中国等各地指南，均将以下三种药物纳入痛风急性发作期的一线治疗药物。且使用时间越早越好，最好 24 小时以内，疗程为 7 ～ 10 天。

1. 非甾体消炎药　首选。包括两种，一种为非选择性环加氧酶（COX）抑制药，另一种为环加氧酶 -2 抑制药。

《中国痛风诊疗指南》指出，痛风急性发作期，推荐首先使用非甾体消炎药来控制症状，减轻患者痛苦。非甾体消炎药之间没有明显的差异，关键是掌握非甾体消炎药使用的时机和剂量，使用越早，剂量越足，效果越好。非甾体消炎药要足量使用，且首次加倍。如布洛芬、双氯芬酸等镇痛药。

不良反应：非选择性环加氧酶抑制药可出现消化道溃疡、胃肠道穿孔、上消化道出血等严重的胃肠道不良反应。对于不能耐受非选择性环加氧酶抑制药的患者，也可选择环加氧酶-2抑制药，这样，可降低胃肠道损伤等不良反应达50%。非甾体消炎药禁忌用于活动性消化道溃疡或出血的患者。但是，环加氧酶-2抑制药虽然可降低胃肠道的不良反应，但是，可能引起心血管事件的危险，所以，对于合并心肌梗死、心功能不全的患者要避免使用。非甾体消炎药使用过程中，也需要监测肾功能，严重肾功能不良的患者必须遵照医嘱使用。可见，非甾体消炎药不良反应是很大的，一定要遵照医生的要求服用，否则，有可能产生严重而不可预测的后果。

2. 秋水仙碱　通过抑制白细胞的趋化、吞噬作用，以及减轻炎症反应而发挥止痛作用。

急性发作期治疗时，对于使用非甾体消炎药有禁忌的患者，建议单独使用小剂量秋水仙碱疗法。因为高剂量（4.8～6毫克/天）秋水仙碱能有效缓解痛风急性期患者的临床症状，但因其胃肠道不良反应严重，容易导致患者不能耐受而停药。

秋水仙碱推荐在痛风发作12小时内尽早使用，超过36小时后疗效会显著降低。每片0.5毫克，开始1毫克，1小时后追加0.5毫克，12小时后改为0.5毫克，每天2或3次口服。有研究发现，与口服大剂量相比，小剂量（1.5～1.8毫克/天）的秋水仙碱的疗效与其相当，不良反应却显著减少。小剂量秋水仙碱48小时内用药效果更好。

如果怀疑是痛风发作，疼痛原因难以确定又无法忍受时，可先口服秋水仙碱，进行试验性治疗，如果服用以后，疼痛减轻，说明就是痛风引起，可继续服用。如果服用后没有止痛效果，可考虑其他原因所致。

不良反应：随着剂量的增加而加重，常见的不良反应有恶心、呕吐、腹痛、腹泻等胃肠道反应，症状出现时要立即停药。少数患者可出现转氨酶增高等肝功能异常的表现，如果超过正常值的两倍时也必须停药。还可以出现少尿、血尿肾功能异常等肾功能损害的表现，出现这些表现，需要遵照医嘱，酌情减量或停用。另外，服用秋水仙碱还有可能导致骨髓抑制，所以，使用过程中要严密监测血常规。对于使用克拉霉素、酮康唑等药物的患者，要避免使用秋水仙碱。

3. 糖皮质激素　《中国痛风诊疗指南》推荐，在痛风急性发作期，短期单用糖皮质激素（30 毫克/天，3 天），其疗效和安全性与非甾体消炎药类似。可起到与非甾体消炎药同样有效的镇痛作用，且安全性良好，主要用于急性痛风发作伴有较重症状，特别是对非甾体消炎药和秋水仙碱不能耐受的急性发作期患者或肾功能不全的患者。

不良反应：糖皮质激素可升高血压、升高血糖、加重感染、精神兴奋、食欲增强、造成钠水潴留等。

由于在非甾体消炎药和秋水仙碱的不良反应较大，有些患者不能耐受，此时，可遵照医嘱使用激素治疗，如口服泼尼松、肌内注射地塞米松或静脉应用甲泼尼龙等。一般 0.5 毫克/（千克·天）。急性发作仅累及 1 或 2 个大关节，全身治疗效果不佳者，可选择关节局部应用糖皮质激素，要避免短期内重复使用。外用镇痛药或口服镇痛药效果更好。但服用或外用药物必须遵照医嘱，不可自己盲目试用。

特别提醒：使用激素一定要遵照医嘱，保证做到以下两点。

①药量要足够：遵照医嘱，不要因为担心不良反应而有意自行减量；足量使用 5 ～ 10 天停药或足量使用 3 ～ 5 天后逐步减量，7 ～ 10 天后停药。

②时间要限制：使用时间不要超过 10 天。不推荐长期使用。

4. 其他　发作时疼痛严重者，医生可能给予联合用药。就是两种或两种以上不同作用的药物同时使用，以达到迅速缓解疼痛的目的。如对于难治性的患者医生可能考虑使用一些生物制剂，如新药白介素 1 受体拮抗药等。

重度疼痛者的联合治疗方案有：①秋水仙碱 + 非甾体消炎药；②秋水仙碱 + 口服糖皮质激素；③关节腔注射糖皮质激素 + 口服激素（或秋水仙碱或非甾体消炎药）。

单一的治疗痛风的药物不良反应就很大，禁止患者自行联合使用两种或两种以上的药物治疗，联合用药，一定要到正规医院接受专业医生的指导。

（二）缓解期的降尿酸治疗

《中国痛风诊疗指南》建议，对急性痛风性关节炎频繁发作（＞ 2 次/年），有慢性痛风关节炎或痛风石的患者，推荐进行降尿酸治疗。

降尿酸治疗的目标，一是预防痛风关节炎的急性发作；二是预防痛风石的形成；三是促进痛风石的溶解。将患者血尿酸水平控制在 360 微摩/升以下，有助于缓解症状，控制病情。痛风患者在进行降尿酸治疗时，抑制尿酸形成的药物建议使用别嘌醇和非布司他；促进尿酸排泄的药物建议使用苯溴马隆。

对抑制尿酸形成的药物，非布司他在有效性和安全性方面较别嘌醇更具优势。对促进尿酸排泄的药物，苯溴马隆和丙磺舒均可用于慢性期痛风患者。苯溴马隆在有效性和安全性方面优于丙磺舒。

慢性肾功能受损会影响降尿酸药的半衰期和排泄时间，对药动学产生影响，进而影响降尿酸药的有效性和安全性。较高的血尿酸水平及尿酸盐沉积会影响肾功能。所以，对合并慢性肾脏疾病的痛风患者，建议先评估肾功能，再根据患者具体情况，使用对肾功能影响小的降尿酸药，并在治疗过程中，密切观察不良反应。

1. 国内专家认为，急性痛风发作平息至少 2 周后开始降尿酸治疗。这是因为，一方面降尿酸是一个漫长的过程，推后 2 周使用，并不会影响其长期疗效。另一方面，大多数痛风发作与血尿酸水平变化速率有关。临床上发现，在急性发作期用抗炎镇痛药＋降尿酸药联合治疗者，不乏出现发生转移性痛风或关节症状不愈的情况。

【病例】 痛风发作经过治疗已经不痛了，为什么又开始痛

患者，男，37 岁，因痛风急性发作，口服镇痛药，症状缓解。复查血尿酸水平已经明显下降，趋于正常，患者以为自己的痛风已经"治好"。没料想，好景不长，不到 1 个月，痛风再次卷土重来，将患者拖入不能忍受的痛苦深渊。

专家点评 *不痛又痛，可能是发生了转移性痛风*

临床上发现部分患者血尿酸水平明显好转，痛风发作却越来越频繁，让患者感觉纳闷，尿酸高时，痛风发作说是尿酸高导致的；那现在尿酸低了，犯病更频，这是怎么回事？医学上称其为"二次痛风"或"转移性痛风"，是由于在降尿酸治疗导致关节内外大量尿酸盐晶体被溶解、破碎所致。从长远来看，"二次痛风"有利于关节周围及关节腔内尿酸盐晶体的清除，有利于受累关节的修复。当然，医生已经发现这个问题，并加以预防，如降尿酸时同时服用小剂量的秋水仙碱就能预防或控制"二次痛风"。

2. 降尿酸药包括抑制尿酸形成药和促进尿酸排泄药两类。别嘌醇、非布司他和苯溴马隆均为常用的降尿酸药。选用哪一种医生会根据患者的肾功能、是否有痛风石及尿酸的排泄情况而定。

3. 如果单用一种药物降尿酸治疗效果不满意，也可换用或联用其他降尿酸药，如抑制尿酸合成药＋促进尿酸排泄药；抑制尿酸合成药＋双重功能的药物（既降尿酸又降血脂）。

4. 痛风发作时，必须停用别嘌醇等影响代谢的药物，因别嘌醇可促进痛风石的溶解，可能加重痛风或延长痛风发作的时间。

5. 降尿酸药从小剂量开始，逐渐加量，长期服用，甚至终身使用。

6. 对于难治性痛风，可联合用药。

（1）促尿酸排泄药 + 抑制尿酸合成药。

①别嘌醇（每天 200 ～ 600 毫克）+ 苯溴马隆（每天 100 毫克）/ 丙磺舒（每天 0.5 克）/RDEA594（每天 200 ～ 600 毫克）；以上任一组合联合用药的效果均会大于单用别嘌醇或丙磺舒。

② RDEA594（每天 600 毫克）+ 非布索坦（每天 40 ～ 80 毫克）联合应用的效果，大于单用非布索坦。

（2）两种抑制尿酸合成药间的联合：别嘌醇（每天 100 ～ 300 毫克）+ 嘌呤腺苷酸化酶抑制药 BCX4208（每天 20 ～ 80 毫克），作用大于单用别嘌醇。

（3）氯沙坦、非诺贝特、卤芬酯和 Arhalofenate 等兼有降尿酸和降血脂的作用。

（4）2011 年，美国指南指出，别嘌醇不能与非布索坦联合应用。

7. 降尿酸治疗时，应预防痛风的发作。从降尿酸开始，合用小剂量的秋水仙碱（0.5 毫克，每日 1 或 2 次）或低剂量非甾体消炎药或小剂量糖皮质激素，建议优先选择秋水仙碱，持续 6 个月。

8. 降尿酸的药物有很多种，是通过不同的途径发挥降尿酸作用的。服用此类药物的患者要弄明白自己吃的降尿酸药是怎样发挥作用的。

常用的降尿酸药物分为三大类。

（1）促进尿酸排泄作用：丙磺舒、苯溴马隆；RDEA-594、RDEA684；维生素 C、氯沙坦、替尼酸、茚基氧乙酸；非诺贝特、卤芬酯、Arhalofenate。

（2）抑制尿酸合成：别嘌醇、非布索坦、阿托伐他汀、BCX4208。

（3）促进尿酸分解：尿酸氧化酶 Pegloticase。

（三）无症状性高尿酸治疗

无症状性高尿酸患者，是否进行降尿酸治疗，取决于血尿酸的水平，以及是否合并心血管疾病或心血管危险因素。

1. 血尿酸水平超过 535.5 毫摩 / 升（9 毫克 / 分升）。

2. 血尿酸 416.5 ～ 535.5 毫摩 / 升（7 ～ 9 毫克 / 分升），无心血管疾病或心血管因素，饮食控制 6 个月无效。

3. 血尿酸超过 416.5 毫摩 / 升（7 毫克 / 分升），有心血管疾病或心血管危险因素。

（四）2012 年 ACR 预防痛风发作路线图

痛风患者在降尿酸治疗初期，建议使用秋水仙碱，以预防急性痛风性关节炎复发，预防性使用秋水仙碱治疗至少 3 ～ 6 个月。小剂量秋水仙碱安全性高，耐受性好。图 15-1 为 ACR 预防痛风发作路线。

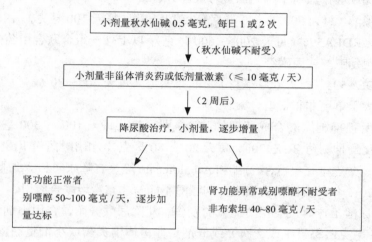

图 15-1　2012 年 ACR 预防痛风发作路线

四、痛风服药的十一个"要"原则

为了保证服药的安全、有效，痛风患者服药要遵循以下十一个"要"原则。

（一）服药前，一定要阅读药物说明书

每一种治疗痛风的药物具有不同的作用机制，作用和不良反应、适应证和禁忌证。尽管医生会在开药前全面评估您的病情，选择最适合您的治疗方案。但是，您自己对自己的病情最了解，要为自己的安全用药把好最后一道关。阅读说明书以后，若有疑问，及时与医生沟通，得到确切的答案，再放心服用。即使同一种药物，厂家不同，说明书的内容也会有所差异。养成阅读说明书的习惯，会对你带来很大的益处。

（二）一定要知道药物中的主要成分

作用相同的同一种药物，有国产的，也有进口的。每一种药至少有两个药名，

一个是通用名，一个是商品名，甚至还有英文名。例如，具有防止结石形成和促进结石溶解所用的药物友来特，是它的商品名，其通用名是枸橼酸氢钾钠颗粒，它的英文商品名是 Uralyt-U，英文名是 Potassium Sodium Hydrogen Citrate，其主要成分就是枸橼酸氢钾。同样，目前常用于急性期止痛的安康信，安康信是其商品名，其通用名是依托考昔片，尽管名称相差万里，可完全是同一种药。所以，当医生给你开药时，一定要弄明白药物的商品名和通用名分别是什么，其作用是什么。

（三）一定要遵照医嘱服药

每一种药物的作用不同，疗程和服用的时间、频次也不一样。有的一天只能服用 1 次，有的一天需要服用 3 次，也有的药一天服用 2 次，还有的药是每 6 个小时服用 1 次。这是根据药物的半衰期所决定的。同样，有的药每次吃 1 片，也有的每次吃 2 片。服用时间多久，服用几次，吃几片，不是医生随意开出来的，而是根据患者的病情和体重等因素决定的。建议痛风患者不要擅自加大药量，以免血尿酸水平降低过快，使沉积在关节及其周围组织的不溶性尿酸盐结晶溶解，导致痛风急性发作。例如，急性期所使用的安康信，每天只吃 1 次，每次吃 2 片，一般吃 1 周，最多吃 8 天。如果患者自作主张，多吃几天或为达到更好的治疗效果多吃 1 次或多吃 1 片，都将可能给机体带来危害。所以，服药一定要遵照医嘱才最安全。

（四）一定要多喝水

痛风患者即使不服用药物，本身体内尿酸水平就高，需要多饮水，以保证体内过高尿酸的排泄。服用药物期间，更应该多饮水。临床上常用的药物别嘌醇和苯溴马隆等，服用期间，会有大量的尿酸盐从尿液中排出，如果水分不足，尿液中的尿酸浓度过高，容易形成尿酸盐结晶而导致泌尿系结石。因此，痛风患者服药期间，一定要主动多饮水，每天饮水 2500 毫升，保证尿量在 2000 毫升以上，促进药物代谢产物和尿酸的排泄。

（五）一定要知道药物的不良反应

任何药物均有其各自不同的不良反应，有的药对肝脏有毒性，所以，用药前后要查肝功能，肝功能不良的不能服用。有的药对肾脏有毒性，所以，肾脏疾病的患者要慎用或减量。有的药对消化系统有损害，可能加重消化性溃疡，如激素等，所以，有溃疡的要小心，医生用药时可能同时加上保护胃黏膜的药物。还有的药对血液系统有影响，所以，用药前后要查血常规。有的药有发生严重过敏的可能，所以，用药前要做基因检测。提前了解各种药物的不良反应，便于及时发现症状，加以防范。但是，有些患者一看说明书，一种药品竟然有那么多不良反应，而且很严重，就有点犹豫，吃还是不吃。不良反应就是在治疗剂量下发生的与治疗目的无关的作用，任何一种药品上市前均进行过严格的药物临床试验。先在动物身上试验，然后在志愿者身上试验，说明书上所罗列的不良反应就是在药物试验中发现和总结的。但是，尽管上面写着那么多的不良反应，并不是每个人都会出现，而是提醒大家要注意仔细观察，一旦出现及时与医生联系，以保证安全。反而，有些药物夸大治疗效果，有奇效却没有任何不良反应的药物，要高度警惕。

（六）吃药一定要配合生活方式的改变

有不少患者，只吃药不注意控制饮食，导致病情控制不佳或反反复复。饮食治疗是基础治疗，也是最基本的治疗。高尿酸血症和痛风是一种生活方式性疾病。发生这种病的可控原因是生活方式出现了问题，如果单纯依靠药物治疗，而不改变不健康的生活方式，是不会达到理想的治疗效果的，也就是治标不治本。只有找出生活方式的不当之处，加以改变，才能从根源上解决问题。所以，痛风的治疗，应从改变生活方式开始。

（七）吃药一定要复查

一些初次痛风发作的患者，医生在为其进行相关检查后，开具处方，取药回家吃。医生建议其几天后复查。但是，很多患者并没有按照医嘱定时返回。直到再次痛风发作或出现并发症才到医院。其实，无论是痛风治疗初期、治疗过程中，都需要定期复查血尿酸、肝肾功能等。因为，只有通过这些检查，医生才能了解你的血尿酸水平是否达标；目前所服用的药物剂量是否合适；是需要加量还是减量或者是否需要更换药物的种类或增减药物的种类；有没有出现药物的不良反应；肝肾功能有无异常，是否需要增加保护肝脏的药物等。根据所了解的情况，调整治疗方案，达到既能治病又将不良反应降低到最小的效果。只有定时复查，才能及时发现病情的变化，防止复发或加重，减少疾病对身体的伤害。

（八）一定要记录病情

好记性不如烂笔头，平时吃的什么药，吃多少？一天吃几次？痛风发作几次？分别是什么时间？当时是什么原因导致的？怎么治疗的？几天缓解的？血尿酸每次检查的时间和数值、最高是多少？最低是多少？都记录在册，复查时携带，将对疾病的诊治起到很大的帮助作用。因为时间越久，越容易混淆。做好记录，能为医生正确诊治提供准确的依据。

（九）一定要弄清药物与保健品的区别

很多人误把保健品认为是药品来服用，其实，如果保健品服用不当，不仅无益反而有害。因为保健品永远是保健品，其主要作用是用来保健和辅助治疗的；药品就是药品，药品的作用才是用于疾病的预防、诊断和治疗的，如果效果一样，就没有保健品和药品之分了。治疗疾病的每一种药物必须经过国家有关部门严格审核，并先后在动物、人体身上经过大量试验、观察，才确定此药是否安全，哪些人适合吃，哪些人绝对不能吃，吃了可能发生哪些不良反应，药物的最大剂量是多少等，药品说明书上具有详尽的说明。但是，保健品主要介绍的是成分和功效，没有经过严格的临床试验，仅仅检验没有细菌污染等指标就可以出售。作为保健品是没有治疗作用的，如果真的吃了以后产生明显治疗效果，就要质疑其成分里有没有添加药物；而且，痛风患者的肾脏本已负债累累，不要再给它增加负担，因为，不管吃了什么东西，最终的代谢产物多数要经过肾脏排泄。临床上不乏长期吃保健品的患者发生肾功能不全的，所以，建议痛风患者不要把自己当作试药员。

（十）治疗痛风的药物要吃多久

治疗痛风的药物主要包括两大类，一类是急性发作期的止痛药，一类是缓解期的降尿酸药。急性发作期的止痛药，仅用于急性发作的止痛作用，并没有降尿酸和预防痛风发作的作用，且不良反应都很大，只能短时间使用，疼痛缓解后要遵照医嘱及时停药。

但是，对于降尿酸药，由于痛风与糖尿病、高血压相似，其发病多与代谢紊乱和基因缺陷有关，一旦发生，可能需要长时间甚至终身服药。服药时间长均不是药物的原因，而是疾病的原因。只有部分轻型患者，尿酸升高不是很明显，采取低嘌呤饮食且加强运动、控制体重以后，尿酸水平逐渐下降并保持较低水平，长期不再复发，此时，可以考虑停药。但是，临床发现，多数患者停药后半年至1年后尿酸水平再次升高，引起复发，不得不重新开始药物治疗。只有约5%的患者停药后血尿酸水平稳定在理想水平，没有复发。

【病例】　**为预防痛风复发，自行服用痛风药**

　　患者，男，45 岁，痛风病史 5 年，痛风复发 10 余次，因不堪忍受每次急性痛风发作的痛苦，患者开始用心琢磨怎样不让它复发。既然痛风发作吃那些消炎镇痛药有效，为什么不提前吃上别让它痛，而一定要等痛了再吃药止痛呢？于是，他自作聪明，按照原来发作时医生开的药盒，又自行买来一些。隔三岔五稍微有点不舒服就先吃片药，吃大餐前先吃两片药。而且，吃一种药时间长了，担心不管用了，有时换着花样吃，吃几天这种药，再吃几天那种药，不过，每次吃得都比发作时少一点儿。他认为这样还"安全"。

专家点评　*痛风的确没复发，问题出现真不少*

　　这样吃了大约几个月的时间，痛风的确没有复发，患者更坚定了自己的做法是正确的，并且作为经验向朋友推荐。直到接近一年的时间，患者感觉全身乏力，经常恶心、呕吐，大便发黑，到医院检查，血常规多项指标不正常，肾功能的血尿素氮和肌酐均明显升高，才知道是自以为聪明安全的好办法造成了严重不良反应。医生说，幸亏发现及时，否则，后果很严重。

（十一）痛风发作时要主动告知医生自己平时服用的所有药物

　　药物之间具有相互影响的作用，有的能够升高尿酸水平，有的能够降低尿酸水平；有的痛风发作时，可以暂时停掉，有的即使痛风发作也不能停掉。这需要医生根据每个人的具体病情，进行评估以后做出取舍。

　　例如，阿司匹林，也具有解热镇痛的作用，但急性发作期不建议使用，因为阿司匹林，又名乙酰水杨酸，水杨酸可以与体内尿酸竞争，从而抑制尿酸的排泄，导致体内尿酸淤积。所以，建议急性发作期，避免使用。

　　但是，阿司匹林又是非常常用的中老年人的抗凝血药，很多血脂紊乱、糖尿病、心脏病等患者长期使用。有些患者，一旦突然停用，可能带来心血管疾病的风险，所以，一定要主动告知医生，由医生斟酌轻重，而不要自作主张，随意改变治疗方案。

【病例】　**服用降尿酸药期间，痛风再次发作**

　　患者，男，37 岁，因第三次痛风发作而入院治疗。血尿酸 710 微摩 / 升，两次发作间隔只有 1 个月的时间，患者询问医生自己为什么 3 个月发作 3 次，医生告诉他主要有两个原因，一个是，患者没有采取低嘌呤饮食；二是患者没有遵照医嘱服用降尿酸药。患者表示，真的受不了痛风之痛，从现在开始，严格按照医生的要求，管住嘴，多喝水，好好吃药。可是，就在吃药后的 20 余天时，患者再次出现第 4 次痛风发作。患者开始质疑，怎么吃着药还发作，难道吃药不管用？

专家点评　*痛风复发，不是药物的错*

　　医生表扬了患者的进步，知道主动询问了解痛风复发的原因，而不是自行停止药物治疗。原来，由于痛风发作，患者这次严格控制饮食，结合初次使用降尿酸药，药效明显，血尿酸水平显著下降，使关节组织释放出不溶性的尿酸盐结晶，导致关节腔内的尿酸浓度显著升高，导致急性痛风性关节炎发作。另外，患者原有的血尿酸水平过高，虽然服用降尿酸药，仍然处于较高水平，也是诱发痛风的因素。

　　另外，服用降尿酸药以后，血尿酸水平有所下降，但是要达到关节内外血尿酸水平的平衡，需要 1～3 个月的时间，等这段时间过后，关节内外的尿酸盐水平基本上一致了，继续服用降低尿酸的药物，使血尿酸水平逐渐平稳地下降，就极少痛风发作了。所以，药物治疗也不能急于求成。

五、痛风服药治疗的十一个"不要"原则

（一）不要相信新药、贵药就是好药

　　痛风的不同阶段，治疗方案不同，选用的药物也不一样。尽管都是同一种病，由于年龄大小、病程长短、发病原因、病情轻重、并发症情况，以及各自的肝功能、肾功能情况等，医生选用的药物名称、剂量等也不尽相同。所以，不能看到别人吃某种药效果好，自己也仿效买着吃，这样有风险。也不要以为贵的药就是好药，新的药就比原来的药好。其实，不论新旧、价格高低，适合自己的就是最好的。应自己携带病历到正规医院的内分泌代谢疾病科门诊或痛风门诊找专业医生看病、开药，是最正确且安全的选择。

【病例】 有病乱求医，吃药一大堆

患者，男，35 岁，痛风病史 5 年，痛风发作两次。患者自诉自己对疼痛特别敏感，耐受性极差，发作一次，简直就是没命地痛，很长时间谈痛色变，生怕痛风复发。除了痛风发作时医生开的药以外，听同事说，某某患者自己将某两种药一起配合吃，一次再没犯病，他就照搬。听亲戚说，国外有一种治疗痛风的药，效果好，就托人捎回来吃。听同学说，哪里有个偏方，能根治痛风，也不错过。的确，吃的药越来越多，痛风发作的越来越少，问题也出现不少。

专家点评 *重复过量吃药，肝肾功能不良*

因为一直没再复发，患者也分不清到底是吃了哪一种药，发挥了真正的作用，有时也觉得自己吃的药太多，想减，又担心万一减了任何一种药，痛风复发。所以，一直这样吃着。直至患者出现食欲减退，疲乏无力，面色黄暗，到医院检查发现，患者的肝功能和肾功能都不正常。医生分析，患者是服用药物过量过多所致。临床上，不少患者的肝肾功能出现问题，不是疾病本身所致，而是吃药不当造成。

（二）痛风不是发炎，不要用消炎药

痛风患者急性发作时，使用抗生素有害无益。这是因为，痛风性急性关节炎，最后一个字"炎"，且表现为局部红肿疼痛，让人很容易误解成关节发炎。

【病例】 患者痛得受不了，要求医生消炎治疗

患者，男，31 岁，痛风病史 5 年。5 年中，患者曾间断出现两次痛风发作，第一次发作时，患者发现自己的脚部红肿疼痛，以为是关节发炎，正好家里有前一阶段感冒吃剩的消炎药，就按照说明书服用，吃了一天，患者就感觉减轻，又继续吃了 2 天，患者就一点儿不痛了。这次发作，患者再次购买消炎药服用，却不减轻，遂到医院要求注射消炎针，以达到止痛的目的。

专家点评 **痛风不需要抗生素，使用抗生素有害无益**

入院以后，医生并没有为患者使用抗生素治疗，患者不解，为什么他的关节肿成这样还不给打消炎针？医生告知患者，痛风性关节炎与普通的发炎不是一回事，普通的发炎是由细菌感染所致，需要使用抗生素控制感染；而痛风性关节炎是尿酸盐结晶沉积在关节及软组织中引起的无菌性炎症，并不是细菌感染，所以，使用抗生素根本没有必要，也对治疗痛风无效。上次吃了消炎药减轻，纯属巧合。因为痛风发作具有自限性的特点，即使不治疗，有的患者也会自行好转。

（三）不要因为担心不良反应而不吃药

有些患者一看痛风药的说明书，有那么多、那么可怕的不良反应，就坚持不吃药。痛的时候能抗就抗，能忍就忍，能不吃就不吃，只有实在坚持不住，忍无可忍才吃药。这样，并不能达到良好的治疗效果，而且会出现更严重的问题。多数人以自己的感觉作为判断病情好坏的依据，而没有意识到没有感觉的伤害更无情。痛风的痛是给痛风患者最直接的信号，痛只是痛风伤害你的最起初的表现，它其实已经潜藏在你身体的很多部位，如肾、关节、心脏、眼睛等要害部位，破坏它们的功能。当病情需要时，该吃药就得吃药，否则，不及时吃药的给身体造成的潜在危害将远远大于吃药的不良反应，只是你不懂，所以想不到。因此，建议痛风患者一定要到医院找专业的医生看病，该吃药时就吃药，医生会根据你的病情选择最适合你的，既有效不良反应又小的药物为你治疗。

（四）不要相信世上有能够根治痛风的特效药

目前的医疗水平，是不能根治痛风的。现在也有人说，痛风能够根治，只是让疼痛不再痛了，就认为痛风治好了。实际上，因为痛风的基础是高尿酸血症，即使尿酸降到正常，没有痛风发作，只能说明此阶段病情控制比较理想，并不能说明高尿酸血症已经根治。由于痛风痛苦大，反复发作，患者急于彻底去除病根。有些人抓住患者求医心切的心理，制造所谓"特效药"。不能帮你去除病根，还可能在里面添加价格低廉、效果明显的激素等药物成分。激素前面已经说过，医生使用是有原则且非常谨慎的。他们为了达到赢利的目的，把明显起效放在第一位，而忽视药物的安全性。医生开药的原则永远是安全第一位的。有时花了钱，害了身体。而且，如果盲目服用所谓的特效药，就会突然停止原来的药物，改变了服药的规律，痛风患者不要上当受骗。

（五）不要跟着广告买药吃

不是每一种药适合每一位患者，医学存在共性，也存在个体差异性，用药需要医生全面评估你的具体情况，选择适合你的个体化治疗方案。例如，高尿酸血症的原因是尿酸生成过多型的要选择抑制尿酸生成的药物；尿酸排泄减少型的要选择促进尿酸排泄的药物。还有，不同疾病时期，处理方法不同。急性期和缓解期治疗方案就不一样。另外，肝肾功能有没有问题等，都是医生选择药物种类和剂量要考虑的问题。跟着广告买药吃，广告宣传的药物，多是凡是痛风患者都能吃，违背了个体化的原则，万一吃了不该吃的药，不能治病，反而受害。

（六）不要到网上买药吃

随着网络通信的迅猛发展，越来越多的人喜欢在网上买东西，既省时方便，又物美价廉。但是，药物不是用品，也不是衣服。用品不好可以不用，衣服不好可以不穿。但是，药品是治病救人要进入到人体消化系统，最终进入血液的物质，不像食品，从外观上至少能看出是否新鲜变质。药品很难肉眼看出里面的成分。吃了没有效果或效果差是一回事，万一买的是假药或掺了不该有的成分或成分比例不合适都有可能发生问题。所以，到网上购买药物吃，其实是对自己健康很不负责任的表现。

（七）不要以为外国的药都是好药

有很多人认为，外国的东西都比国内的好。不可否认，国外有些东西的确有的比国内的好。但这并不代表国外的什么东西都比国内好，也不代表国外的药物就适合中国人。如美国人研制的药物别嘌醇，有一种非常严重的不良反应，死亡率很高，主要与基因有关，在白种人中，这种基因的阳性率只有2%，但在亚裔人群中，高达6%～8%，所以，我们与外国人的种族不同，适合外国人的不一定就适合中国人。我国与国外所选择的剂量也不一样。我国的药品需要经过严格审核，才能在临床使用。从国外捎来的药物，没有经过专业部门的把关，其安全性首先不能保证。同时，多数人达不到熟练阅读外文说明书的外语水平，对药物的名称、成分、作用、注意事项等看不明白。另外，药物的时间和剂量需要在专业医生的指导下随时调整，一味地按照他人的介绍长期服用，都是有风险的。

（八）不要误认为治疗痛风的药会成瘾

临床上，很多疾病需要长期用药，甚至终身服药，如糖尿病、高血压等疾病。

有的痛风患者询问医生自己吃的药，多长时间可以停，医生可能会说，不一定，这得看你的病情怎么样，有些药需要长期服用，甚至一直不停。一些患者担心，长期吃，是不是吃了就停不了了？是不是就产生依赖性了？是不是这些药吃了容易成瘾？不是的。之所以长期使用或终身服用，取决于患者的病情，与药物没有关系。真正成瘾的药物，临床上控制是非常严格的，必须有一定资质的医生才有资格开出，并且必须使用红色处方，每次的剂量严格限制，必须经过药房双人审核才能发放到患者手中。绝不会像痛风药一样，任何一名年轻医生就可以开出普通处方就能获得。

（九）不要盲目尝试偏方能够治痛风

民间传说，有些偏方能够治大病。不建议痛风患者盲目尝试使用各种偏方治疗痛风。现在网络发达，一些人把自己治疗痛风的体验发到网上传播，有的似乎有点道理，有的根本没有科学依据，也有的神秘兮兮，不知葫芦里卖的什么药。痛风是一种常见病，我国已经高达 1 亿人罹患高尿酸血症和痛风，痛风的治疗不管是国内还是国外，临床医学专家会定时开会、交流并制定痛风诊治指南，作为全国乃至全球医生诊治痛风的指导，这些指导性意见会根据临床使用情况，定期修改和完善，只有得到科学研究论证，且专家们达成共识的理论才被采纳，并编写成文字性东西供临床医生参考。偏方往往是个案，尚没有得到大量的临床实例验证和证实。不要盲目尝试，想要尝试，最好找专业医生咨询并得到许可。

（十）不要自己到药店购买药物吃

一些患者第一次医生给吃某些药缓解后，就以为痛风就是这样治疗，从此，不再到医院复查，也不再到医院看病，就按照原来医生开的药到药店买着吃。治病是一项智慧的技术，容不得耍小聪明。如果一名患者看一次病就能学会治病，那医生何必经过多年的医学专业学习，还要进行硕士、博士的深造。这样的患者往往开始感觉不错，将来直到出现严重问题，自己不知所措时再到医院寻求帮助，可能已经晚矣。另外，医生在用药过程中要根据患者的效果、不良反应等随时调整药物的剂量和治疗方案，例如，肾功能不好的患者医生多选择非布司他进行治疗，但是有的患者吃非布司他的过程中，出现肝功能异常，医生发现后，就会改用其他药物并增加保护肝脏的药物，但是，不到医院，就不会及时发现。在肝功能异常的情况下，还在继续服用损害肝功能的药物，后果可能是很严重的。

（十一）不要奢望世上还有后悔药

总有一些患者，该吃药时不吃药，不该停药时就停药。而就是这些患者，每当痛风再次发作时，就后悔当时忘了听医生的话，好好吃药了。当出现痛风石时，后悔没有好好控制饮食。当出现痛风肾时，后悔没有定期复查。当出现肾功能衰竭时，后悔没把痛风当回事，没想到痛风如此厉害。可是，世上真的没有后悔药，不管你有多大能耐，有多强的经济后盾，已经发生的情况，只能尽力将其危害减轻，却永远不会回到从前。因为病情发展到一定程度，就不可逆转，医生也回天乏术。

六、治疗痛风的新药

国内外的痛风专家致力于痛风诊治的科学研究，不断研发新的、更有效的药物，帮助广大患者缓解病痛，解除痛苦，目前，有一种治疗痛风的新药RDEA594 正在研发，希望它能给患者带来美好的希望。

1. 这是一种正在研发的新型促尿酸排泄药物，主要通过抑制肾脏近端小管尿酸盐转运体，从而减少尿酸的重吸收，使尿酸排泄增加，达到降低血尿酸的治疗效果。

2. 2 期临床试验证实，该药对轻、中度肾功能不全的患者 83% 有效。

3. 不良反应比原有的治疗痛风的药物明显减轻，耐受性好，无肝脏毒性，也很少可能诱发痛风石。

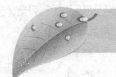

七、痛风的中医药治疗

痛风，中医称其为"痹症"，痹症多由风寒湿热引起，因痛风的症状主要表现为关节红肿热痛，相当于中医学中的"热痹"。中医把含嘌呤高的食物叫作膏粱厚味，膏粱厚味容易惹湿生热，所以，痛风要少吃膏粱厚味。

中医药防治痛风，提倡调养治并举、病证结合、分期而论的原则。

中医治疗痛风的方法有：内服清热祛风湿的中药、中成药，还有局部的外敷药。中西医结合治疗痛风，能有效地控制病情，而且可避免单用西药带来的毒性反应。

（一）痛风的单味中药疗法

1. 山慈菇　含有秋水仙碱的成分，可用于痛风急性发作期，有效缓解痛风发作。但患者要知道，虽然是中药，也有毒性反应，大量久服可引起胃肠道反应，白细胞减少，多发性神经炎等。

2. 草薢　含薯蓣皂苷等多种甾体皂苷，能减少尿酸重吸收，增加尿酸排泄，降低血尿酸水平，还兼有消炎的作用，可用于急性痛风性关节炎。

3. 土茯苓　能促进尿酸排泄，降低血尿酸水平的作用。现代研究土茯苓还有抗炎及调节免疫的功效，可用于痛风急性发作期。

4. 大黄　大黄可抑制黄嘌呤氧化酶的活力，影响尿酸的形成，降低血尿酸水平。大黄还有抑菌消炎作用，可抑制痛风发作时关节的炎症反应。

5. 车前子　车前子能抑制嘌呤酶，使次黄嘌呤及黄嘌呤不能转化成尿酸，迅速降低血尿酸浓度，减少尿酸的吸收，抑制肾结石及痛风石的形成。

6. 威灵仙　能增加尿酸排泄，降低血尿酸水平，可用于急性痛风性关节炎。

7. 薏苡仁　有报道，薏苡仁有促进尿酸排泄，降血压等药理作用，可用于痛风各期。

8. 苍术　研究表明，苍术提取物能显著降低高尿酸血症小鼠血清尿酸水平，对正常小鼠血清尿酸水平没有显著影响，适用于痛风性关节炎患者。

9. 金钱草　研究发现，金钱草提取物能降低高尿酸血症小鼠血清尿酸水平，适用于痛风各期、特别是伴有痛风性肾结石的患者。

10. 葛根　葛根中含有葛根素，葛根素能作用于免疫细胞、炎症因子的分泌等，起到抗炎的作用；葛根提取物能缓解急性痛风关节炎大鼠的关节肿胀，并降低血尿酸水平，适用于痛风性关节炎的治疗。

11. 菝葜　祛风利湿，解毒消肿。主治风湿痹痛，肌肉麻木、消渴、癌瘤等，适用于痛风伴有血糖升高的患者。

12. 栀子　清热利湿，消肿止痛，凉血解毒等，可调控尿酸盐转运蛋白的表达，减少尿酸的重吸收，促进尿酸的排泄。

13. 虎杖　祛风除湿，清热凉血，通络止痛。能抑制黄嘌呤转化酶的活性，降低血尿酸水平。

（二）穿琥祛痛合剂

成分：穿山龙、忍冬藤、防风、威灵仙、虎杖、土茯苓、川芎、川牛膝、薏苡仁、甘草。

功能主治：祛风除湿、通络清热，用于痛风性关节炎的急性期，属风湿郁热证，症见关节发红、肿胀、疼痛、活动受限、口渴喜饮、小便黄、舌质红、苔黄腻、脉滑数。

性状：棕褐色的液体，味苦，久储后有少量摇之易散沉淀。

用法：每瓶 125 毫升，每天 2 次，每次 1 瓶或遵医嘱。

不良反应：偶有大便次数增多，停药后即可消失。

注意事项：①用药期间，禁饮啤酒，禁食贝类、鱼蟹、豆类等高嘌呤食品。②卧床休息，避免剧烈运动。

（三）自己按摩穴位，帮助强肾排酸

1. 太溪穴 肾经的原穴，是汇集肾经元气的地方。

（1）位置：平放足底，位于足内侧，内踝后方与脚跟骨筋腱之间的凹陷处。（内踝就是俗称脚内侧的脚蘑菇）。

（2）用大拇指按摩，每次按摩 5 分钟，局部有酸痛的感觉。闲暇或坐着看电视时可边看边按摩。

2. 气海穴 人体内的元气之海。

（1）位置：位于人体前正中线上，肚脐下方约两横指处（1.5 寸）。

（2）腹部柔软，可用大拇指点按此处，有酸胀感，每天 1 次，每次 10 分钟。晨醒起床前按摩最佳，也可在睡前按摩。

3. 关元穴 封藏一身真元之处。

（1）位置：在人体正中线上，在肚脐下方四横指（三寸）的地方，与气海穴在一条直线上，在气海穴下方两横指处。四指并拢，手横放于肚脐脐中的下方，小指与前正中线交叉的地方。

（2）可先用大拇指点按，找到穴位，然后用手掌根部或手指前端按摩，也可随着呼吸有节奏地按压。晨醒起床前按摩最佳，也可在睡前按摩。每天 1 次，每次 5 分钟以上。

4. 命门穴 生命的门户。

（1）位置：位于腰部，人体的背部后正中线上，第二腰椎棘突下凹陷处。（第二腰椎与前面的肚脐相当）。

（2）坐位，用拇指或中指按压均可，可双手轮流按压，工作之余或茶余饭后，按摩此处，天长日久，具有很好的保健调理功效。

5. 肾俞穴 肾经的主要穴位。

（1）位置：肾俞穴在腰背部，第 2 腰椎下旁开 1.5 寸。

（2）先要把掌心搓热，然后把两手放到肾俞穴上上下擦动，每次 2～3 分钟。

6. 涌泉穴 补肾固元的长寿穴。

（1）位置：位于足心的位置，将脚屈趾时，脚底前出现的凹陷处，或脚底中线前三分之一交点处。

（2）用拇指指端反复按揉，每只脚按揉 2 ～ 3 分钟。

（四）痛风的其他传统医学治疗

1. 中药外敷熏洗等局部治疗　有助于消肿止痛。

2. 中药保留灌肠　使药物通过肠道黏膜吸收，通腑排毒、全身治疗的目的。

3. 针灸疗法　可以达到标本兼治的作用。

（五）一些治疗痛风的方子

方子 1　薏苡仁 180 克，桑枝 30 克，核桃仁 4 枚，三味放一块，加水 1000 毫升，先浸泡 1 个小时，煮沸以后再煎 30 分钟，药液 400 毫升左右，一天早晚 2 次，空腹，温服，薏苡仁清化湿热，桑枝通络止痛，核桃仁强化肾脏，有利于代谢，吃一天即可见效，连服三天即可缓解。

方子 2　来自澳门的风之消。黑蚁 20 克，冬虫夏草 10 克，灵芝 30 克，黄芪 15 克，文火水煎半小时，每日 3 次，1 个月一半的患者可痊愈，严重者 1 个半月。

据说，2000 年前，在澳门的路环岛居住着很多渔民，渔民以打鱼为生。当地渔民有吃海鲜、爱喝酒的习惯，有一半以上的渔民患有痛风。因不能承受这种特殊疾病所带来的痛苦，当地渔民不远千里，历时数月，到中原求助于当时的医圣张仲景。

为彻底解决当地渔民被痛风的困扰，名医张仲景在当地居住半年，提出了"治风先治血，血行风自灭"的中医理念，并用称为"风之消"（意思是希望痛风像风一样消失）的验方进行医治，待到当地患者基本痊愈方离开。离开前，他将药方留给当地一个郎中，并特别叮嘱，一定要用长白山的黑蚁，昆仑山的冬虫夏草，神农架的野生灵芝，武当山的黄芪，方才有奇效。当地居民如获至宝，据当地居民讲，服用风之消后，一生不再复发，此方一直沿用至今。

《千金方》中有记载：取黄芪、虫草、灵芝、黑蚁煎水，日三次可愈也。

方子 3　菊苣根泡水喝。每天用 20 克菊苣根茶泡水喝，据说，1 个月左右，就能起到很好的调节尿酸的作用。菊苣是药食两用食物，具有降低尿酸的作用，特别是对于高嘌呤饮食所致的尿酸尤为有效。菊苣根除了具有降尿酸的作用以外，菊苣根提取物还有降低血脂的作用，有利于减肥，特别是腹型肥胖者。

方子 4　清热祛湿的常用处方有白虎汤合四妙散，适用于痛风急性期，突发关节红肿灼痛者，具有清热利湿，通络止痛的效果。

石膏 30 克，苍术 10 克，知母 15 克，黄柏 10 克，牛膝 15 克，土茯苓 30 克，忍冬藤 30 克，海桐皮 15 克，虎杖 20 克，七叶莲 30 克，川草薢 30 克，生薏苡仁 30 克，蒲公英 20 克。配 4 剂，每日 1 剂，水煎分 3 次服。配合内服痛风定胶囊，每次 4 粒，每日 3 次；双柏散水蜜外敷局部。

方子 5　牛膝黄柏茶：牛膝 15 克，黄柏 15 克，赤小豆 25 克，加水煎汤代茶饮，防治湿热型痛风。

方子 6　土茯苓茶：土茯苓 30 克，粳米 100 克，将土茯苓晒干研粉，煲好粥，放入土茯苓粉搅匀，再煮，食粥，对急性痛风性关节炎发作期、痛风性发作间歇期均有效。

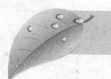

八、治疗痛风的传说

（一）某菜籽

经常有患者问，从国外带来的某菜籽到底能否治疗痛风，如西芹籽。西芹籽是一种来自西方的蔬菜，西芹籽就是一种蔬菜的种子。作为蔬菜，西芹含有丰富的维生素和膳食纤维，而且，很多人偏爱其特殊的味道，常成为酒店的常见菜和家庭的家常菜。近年来，有研究发现，芹菜籽中含有一种称作类黄酮的物质，具有抑制尿酸生成和抗炎镇痛的作用，或许为研发新的治疗痛风的药物提供思路。

但是，说西芹籽是能治疗缓解痛风的"有效药物"言过其实。毕竟西芹籽只是在动物身上实验证实有效，并没有在人体身上进行实验。实际上，我们吃的所有药物，必须在人体实验成功才能上市。显然，西芹籽是不符合标准。另外，说西芹籽是辅助治疗痛风的保健品，也不是，因为为辨别保健品的真伪到"国家食品药品监督管理总局网站"上，并没有查询到西芹籽。那么，只能说西芹籽是通过海外代购进入国内的，它对治疗痛风的效果和剂量是没有经过严格验证的，质量难以保证。所以，食疗永远不能代替药疗，西芹籽等是不能代替正规的治疗痛风的药物的。

（二）胡萝卜

有患者宣传吃了胡萝卜就治好了痛风，这也是没有科学依据的，如果真的吃个胡萝卜就能治好痛风，那么，还要医院和医生有什么意义。所以，个案存在许多不确定性，不排除巧合等可能性，特别是急性痛风发作有一定的自限性，可能没有治疗也能好转，一些患者就以为是吃了某种食物或药物的效果。吃萝卜倒是不花太多钱、没有什么害处，大家可以吃，但不要期望值太高。

（三）某中药丸

有些患者把自己服用某些中药的体会在网络上宣传，吃某中药丸能治好痛风。其实，某些中药在古代医书中有记载，如主要功效是滋补肝肾，培补肾气，扶助人体的正气的药丸。理论是当人体的正气充足，身体就可以有能量运化痰湿，将湿浊排出。因为痛风患者，肾气不足，自身没有足够的正气将湿浊之气排出体外。

有人说服用这种药效果好，称其是治疗痛风的"特效药"，但只是个别人的经验。国内外任何治疗指南的制定均需要经过大量的科学验证，没有经过严谨的科学论证的东西，是不被临床医生所普遍采纳的。所以，这些中药丸到底是否具有治疗痛风的特别功效，还需要大量临床数据的支持。

第16章 痛风患者的监测管理

临床上很多患者认为，痛风发作的治疗就是止痛，只要医生给开一点儿止痛药吃了不痛就行了，没有必要做什么检查，既花钱还耽误时间。其实，医生所开的各项检查，很有必要且各有意义。

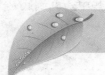

一、检查的目的

（一）为了确诊

有些痛风的患者的病情非常典型，易于确诊。也有一些痛风患者的病情发病时与其他疾病表现相似，诊断依据不足。例如，有的痛风患者痛风发作时血尿酸升高，达到诊断痛风的标准，也有一些痛风患者，即使已经痛风发作，血尿酸水平只是轻度升高甚至正常。此时，就需要借助一些检查来帮助确诊。

（二）为了治疗

同样都是痛风，因为年龄、病情等因素，选择的药物种类、剂量、用法不同，所以，检查是为制订最佳的治疗方案提供重要依据。

（三）为了调药

在药物治疗过程中，治疗方案不是一成不变的，需要根据病情变化适时调整治疗方案，这就需要除了根据患者的感受外，还要根据各项检查的结果，进行合理调整。例如，治疗效果好的，可能需要逐渐减量；治疗效果差的，可能需要重新评估病情，增加药物的剂量或采取联合用药。

（四）为了筛查

痛风在发展过程中可能出现多种并发症，定时进行相关检查，能够及时发现各种并发症，做到早发现，早治疗。如做超声波检查有助于早发现痛风石。

（五）为了控制

监测，可以了解饮食、运动与情绪等因素与血尿酸水平的关系，良好控制饮食、合理运动、调节情绪，控制病情。

二、痛风患者需要监测的内容

检查是确诊痛风和观察病情演变必不可少的方法，也是及时发现尿酸盐结晶，提高痛风诊断质量的关键。

1. 一般检查　体重、身高、腹围、血压、关节。
2. 化验检查　血尿酸、血糖、血脂、胆固醇、肾功能等。
3. 并发症检查　心脏、肾脏、眼部、足部。
4. 局部检查　超声、CT、MRI 等各有利弊，相互弥补。

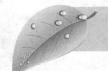

三、各项检查的意义

（一）血尿酸

血尿酸是痛风患者最常做的一项检查，也是最有意义的一项检查。高尿酸血症是发生痛风的基本条件，检查血尿酸是确诊痛风的重要依据，也是调整治疗方案的重要参考，更是了解病情变化和评价治疗效果是否达标的必查项目。尿酸氧化酶法为国内外所采用。

（二）肾功能

了解肾功能的指标是尿素氮和肌酐。用药前，检查肾功能是提前了解肾功能的情况，为选择安全的药物提供参考。例如，选择降尿酸药物前，如果结果提示肾功能异常，就要选择对肾功能影响小的药物，如非布司他，不能选择对肾功能影响较大的药物，或者某些药物的剂量要减少，以免加重肾脏负担。

（三）肝功能

大多数的药物进入人体经过吸收后，需要进入肝脏进行解毒。而且一些治疗痛风的药物有发生肝损害的不良反应。所以，检查肝功能有助于提前了解肝脏的情况，对于肝功能异常的患者，慎重选择对肝有损害的药物，或在药物剂量方面适当减量，以保护肝功能。在治疗过程中，如果发现肝功能异常，及时停用或更换药物，调整药物剂量，防止肝功能进一步受损。

（四）肾脏超声

痛风患者最容易累及的内脏器官就是肾脏。长期高尿酸血症，尿酸盐沉积于肾脏，容易发生肾结石。原发性痛风患者约20%存在肾结石，继发性痛风患者约40%存在肾结石，肾脏超声检查有助于早期发现是否存在肾结石，也有助于医生选择最适合患者病情的降尿酸药物。

（五）关节超声

关节超声是一种高效、无创的方法。必要时，进行关节超声检查，为医生诊断痛风和鉴别诊断提供依据。受累关节的超声检查可发现关节内有积液、滑膜增生、骨质破坏、钙质沉积、痛风石等。

（六）影像检测

如双能CT，也是一项高效、快速检查。能够观察关节部位是否存在尿酸盐结晶，而明确诊断。另外，可观察尿酸盐结晶的大小，以此判断，降尿酸治疗的效果。急性期可见受累关节软组织肿胀，慢性期可见有尿酸盐结晶沉积、骨质破坏、关节间隙狭窄，甚至骨质疏松，发生病理性骨折等。X线检查，早期急性痛风性关节炎可见软组织肿胀，反复发作后可出现关节软骨缘破坏，关节面不规则，关节间隙狭窄等。痛风石沉积者，可见骨质呈凿孔样缺损，边缘锐利，缺损呈半圆形或连续弧形，骨质边缘可有骨质增生反应。

（七）基因检测

别嘌醇药物治疗前进行基因检测（HLA-B5801），防止用药后发生过敏而带来的风险。

（八）血糖监测

了解痛风患者是否合并糖代谢异常，发现痛风合并高血糖者，在降尿酸治疗的同时，兼顾降血糖，达到综合治疗的目的。包括空腹血糖、餐后 2 小时血糖和糖化血红蛋白的测定等。

（九）血脂监测

了解痛风是否合并脂代谢异常，发现痛风合并血脂紊乱的患者，在降尿酸治疗的同时，兼顾调节血脂，减少心脑血管疾病的风险。包括血胆固醇、高密度脂蛋白、低密度脂蛋白、三酰甘油等。

（十）血压监测

了解痛风是否合并高血压情况，发现痛风合并高血压的患者，合理选择降血压药，在降尿酸治疗的同时，兼顾控制血压，减少高血压对肾脏等血管造成的不良影响，有利于减少各种血管疾病。

（十一）体重监测

通过对身高、体重、腹围的测量，判断患者的体型是否属于肥胖。对于超重或肥胖的患者，在降尿酸治疗的同时，合理控制体重的增长，科学减肥，防止体重继续增长，避免因减肥不当对病情的不利影响。

（十二）关节腔穿刺抽液及痛风结节内容物检查

阳性率高，但因需要穿刺吸取滑液或内容物，有创伤，有痛苦，逐渐不被医生和患者所采纳。

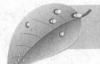

四、关于血尿酸检查，您知道多少

（一）痛风患者多长时间查一次尿酸

痛风患者查尿酸就像糖尿病患者查血糖一样重要。查尿酸是了解患者病情的重要依据，根据患者的病情不同，查尿酸的频率也不同。

1. 血尿酸水平未达标时，至少每月复查 1 次。

2. 血尿酸水平达标后，至少每 3 个月复查 1 次。

3. 一般痛风患者，每年复查 1 或 2 次。

4. 病情稳定，没有急性发作，痛风石溶解，维持血尿酸水平在 300 微摩 / 升，可每 1 ～ 2 年复查 1 次。

（二）怎样查尿酸更准确

1. 需要空腹抽血　空腹 8 小时以上抽血，一般要求晚上 10 点后禁食、禁水，次日起床后不吃饭、不喝水。采静脉血 2 毫升，不需要抗凝血，分离血清进行测定。这样检测出来的尿酸称为基础血尿酸水平。主要反应在未进食状态下，人体新陈代谢过程中自身产生的尿酸和通过肾脏、肠道排泄的尿酸达到动态平衡时血尿酸水平。

2. 避免可导致尿酸升高的因素

（1）饮食因素：抽血前三天，避免进食高嘌呤食物，如肉类、动物内脏、海鲜、啤酒、火锅等。因短时间的嘌呤摄入，容易导致痛风检查结果不准确。

（2）运动因素：避免奔跑、爬楼梯、挑重担等负重动作，因剧烈运动、重体力劳动也能升高尿酸。

（3）药物因素：在医生许可的情况下，暂时停用影响肾功能的药物，如某些降血压药、利尿药、阿司匹林等。因这些药物可导致血尿酸虚高。

（4）当对自己的尿酸结果有疑问时，最好改日再次复查。一次检查正常，不能轻易排除，特别是尿酸值没有高出正常值但接近正常值高限者，需要多测几次。

【病例】　体检发现高尿酸血症，青年男性认为绝对不可能

某男，24 岁，工作单位体检发现血尿酸水平高于正常，达 450 微摩 / 升。男青年坚决不相信自己的尿酸会不正常，因其父亲患有痛风，亲眼看见自己的父亲每次因痛风发作而扭曲的痛苦面容，以及因痛风石破溃而不能行走的惨状。该青年下定决心，不能让自己患上与父亲同样的疾病。特别注意饮食选择，且没有任何症状，怀疑是阴差阳错，到医院复查核实。

专家点评 非同日两次血清空腹检测高，才能诊断

经再次复查，患者尿酸正常。并非是阴差阳错，而是与患者饮食有关。所以，一次尿酸检查结果高，不一定真的是高尿酸血症。当对化验结果有疑问时，最好的办法是复查。

（三）学会自我分析血尿酸升高的原因

1. 饮食因素　热量是否超标？摄入高嘌呤食物？主食、还是蛋白质？蔬菜？还是喝水太少？饮酒原因？

2. 运动因素　运动强度过大？运动时间过长、出汗太多？

3. 药物因素　有无漏服药物？药物是否过期？剂量是否足够？服用时间是否正确？

4. 病情因素　如果排除以上因素，可以考虑病情原因或出现并发症，如肾脏发生病变所致等。

（四）你的尿酸为什么不稳定

常有患者问，尿酸为什么两次相差这么多？尿酸忽高忽低，不仅不利于病情控制，而且，让患者非常烦恼，找医生，也是为医生出难题，医生是加药还是减药呢？

1. 饮食没有定量，热量摄入不恒定。

2. 饮食结构不合理，嘌呤含量不稳定。

3. 运动过度或懒于运动，造成尿酸忽高忽低。

4. 不监测尿酸或长时间没有检测。

5. 服用药物不规律，有时漏服药物或忘记服用药物，随意更换药物种类或剂量。

（五）为什么痛风发作时尿酸检查却正常

临床上，痛风发作时，多数患者的尿酸水平是明显高于正常的。但是，也有约30%的患者在急性发作期所查的尿酸值是处于正常范围。从而，一些患者会质疑自己的病情，难道不是痛风还是检查错误？都不是，在急性发作期，尿酸水平正常可能与下列因素有关。

1. 滴酒不沾　当痛风发作痛不欲生时，患者绝对会听医生的建议，滴酒不沾，比平时经常饮酒时的高尿酸相比，尿酸就会下降。

2. 限制饮食　正在遭受疼痛折磨的痛风患者，也一定能够管住自己的嘴，不吃肉、不吃海鲜等高嘌呤食物，饮食中的嘌呤含量明显减少，体内代谢过程中产生的尿酸也必然减少。

3. 大量饮水　遵照医嘱大量饮水，本身摄入减少，又排泄增加，尿酸自然降低。

4. 应激反应　痛风急性发作时，剧烈地疼痛，机体会本能地发生应激反应，表现为垂体分泌促使糖皮质激素分泌增多。糖皮质激素除了具有一定的镇痛效果以外，还可作用于肾脏，增加尿酸的排泄。

5. 停用药物　当痛风发作寻求医生帮助时，医生会分析并找出诱发痛风发作的因素，重新制订治疗方案。如停用原有的利尿药物等，也可使尿酸降低，检查出的尿酸值正常。

因此，急性发作期，尿酸检查正常是由多种因素所致，并不代表患者体内的真正尿酸水平。所以，待病情得到良好控制后或非痛风发作期间，也要检测血尿酸。

（六）为什么要反复查尿酸

痛风患者到医院检查，最多的一项就是查血尿酸。那么，医生为什么让您反复查血尿酸呢？这是因为，检验本身有一定误差，尿酸值可能有波动；为了获取最准确的数据。另外，受某些因素的影响，也可以导致血尿酸一过性增高，如外伤、创伤、情绪波动、饮食、剧烈运动等。

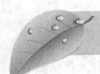

五、痛风患者必备的物品

（一）有刻度的水杯

人人都要喝水，人人都有水杯，痛风患者不管在家里，还是在学校、在单位都要配备带有刻度的水杯。因为痛风患者每天必须保证足够的饮水，有刻度的水杯便于患者保证每天正确的饮水量。

（二）体重秤

痛风患者多合并超重或肥胖，长期需要减肥，控制体重。体重秤是了解体重变化和衡量减肥效果的必备工具。患者要固定时间进行称重，如每天晨起空腹尚未进餐也未排便的情况下，进行体重测量。不要今天空腹测，明天便后测，后天饭后测，或今天早晨测，明天睡前测，都是不准确的。

（三）体温计

痛风急性发作时有的患者会伴有不同程度的发热，定时测量体温，可及时了解体温的变化，为是否服用退热药和病情的变化提供依据。

（四）记录本

自己建立记录本，记录每次复查的时间和尿酸值，以及药物治疗的调整方案等。如果痛风发作，则记录发作前的饮食、运动情况，学会自己分析尿酸升高和痛风发作的原因，为避免尿酸进一步升高和痛风复发，消除一切可能的诱发因素。

同时建立一个病情记录专用记录本，记录每次检查尿酸的时间和结果，每次痛风发作的时间和原因，记录每次复查的时间和药物，复查时携带供医生参考。

（五）小药箱

家中常备痛风发作时的止痛药，一旦痛风发作，立即服用，服药要提前得到医生的许可，可以在最短的时间内缓解疼痛，减轻痛苦。

（六）科普书

家中备有一本痛风的科普书，遇到自己不明白的问题，可以查询。尽管网络发达，很多知识网上也有，但是，网上的内容水平参差不齐，没有一定医学常识的人，难以辨别其正误，一旦接受错误的信息，将会造成长久的不良影响，直至出现严重后果或遇到专业人员点拨才能修正。所以，拥有一本来自专业人员的科普书，将对您的健康和生活带来难以想象的便利。

（七）厨房秤

需要减肥和伴有糖尿病的患者，如果对饮食的热量和数量不能熟练掌握，厨房秤无疑是您的好帮手。临床发现，一些比较仔细的患者，经过一段时间的量化进餐，极少有热量控制不好的。当然，量化不可过于苛刻。

（八）高腰运动鞋

痛风患者的脚是最怕受伤的部位，穿高腰的运动鞋，可保护双脚避免崴脚。因脚步外伤容易诱发痛风。

（九）毽子等运动工具

天冷、下雨、雾霾等天气不适合运动时，在家踢毽子，不需要太大的地方，就能坚持完成每天的运动计划。

六、痛风患者要学会自己看化验单

（一）了解化验单上各种符号的意思

1. 箭头　化验单上箭头越少越好，最好没有。因为箭头代表这项化验结果不在正常范围。箭头朝上（↑），说明结果高于正常值的最高值；箭头朝下（↓），说明结果低于正常值的最低值。

2. 加减号　有时化验单上会出现一些数学符号。加号（+）代表化验结果是阳性；减号（—）代表是阴性；加减号（±）代表是弱阳性。多数情况下，正常是阴性；阳性说明有异常。但是，并不是所有情况都是阴性好，例如，肝炎全套中，有一项乙肝表面抗体，如果是阳性，说明体内存在对抗乙肝病毒的抗体，但是，如果是阴性，说明缺乏这种抗体，一旦接触乙肝病毒，有被传染的风险。

3. 加号　一般有一个加号（+）、两个加号（++）、三个加号（+++）、四个加号（++++），四种情况。前面说过，加号代表阳性的意思，加号越多，说明阳性程度越强。例如，尿糖（++++），说明尿糖呈强阳性，尿中糖分很多；尿糖（+），说明尿糖呈阳性，但没有尿糖四个加号的程度严重。同时，监测血糖，尿糖四个加号应明显高于尿糖一个加号。

（二）痛风患者常做的化验检查

1. 血尿酸　是诊治痛风最常用的指标，血尿酸测定可采用尿酸氧化酶法，男女有别，男性患者正常值是 150 ～ 380 微摩 / 升，女性为 100 ～ 300 微摩 / 升。血尿酸浓度随年龄而升高，又有性别差异。在儿童期男女无差别，平均为 215 微摩 / 升，性成熟后男性高于女性约 60 微摩 / 升，至女性绝经期后，两者又趋接近。因此男性在发育年龄后即可发生高尿酸血症，而女性往往发生于绝经期后。根据国内资料，男性血尿酸的平均值为 300 微摩 / 升，女性血尿酸的平均值为 200 微摩 / 升。一般男性＞ 416 微摩 / 升，女性＞ 357 微摩 / 升具有诊断价值。但是，如果已经开始服用降尿酸药治疗，血尿酸水平可以不高。也有 2%～ 3% 的痛风患者发作，血尿酸水平却正常的患者。

血尿酸水平与体重有关，血尿酸会随着体重的增加而增加。一般超重或肥胖的人，血尿酸水平会高于标准体重者；偏瘦或消瘦者，血尿酸水平比标准体重者低。

2. 血常规　痛风急性发作期，白细胞计数升高，正常值是（4～ 10）×10^9/L，虽有升高，但很少超过 20×10^9/L。中性粒细胞相应升高，如肾功能下降，可伴有轻中、度贫血。

3. 血沉　指红细胞沉降率，也就是指红细胞在静止状态下每小时下降的速度。正常男性，0～ 15 毫米 / 小时，女性 0～ 20 毫米 / 小时。急性痛风患者血沉增快，一般不超过 60 毫米 / 小时。

4. 尿常规　痛风早期一般无改变，尿液中出现蛋白质，提示肾脏有损害；尿液中出现红细胞、白细胞，可能有肾结石。尿液的酸碱度（pH），正常值是 5.0～ 7.0，晨尿是 5.5～ 6.5，痛风发作时，会降低。

某些因素可影响尿液的酸碱度，如饮食中含有较多的果糖、乳糖、维生素 C 等，还有某些药物，如阿司匹林、磺胺药等，均可影响尿液的酸碱度。用显微镜对离心后的尿液进行检查，可看到尿沉渣。

5. 尿尿酸　测定尿液中尿酸的含量，正常男性成人，在没有服用降尿酸药及进食含嘌呤的食物后，24 小时尿尿酸的总量应＜ 3.54 毫摩 / 升（600 毫克 /24 小时）。在原发性痛风的患者中，90% 的患者尿尿酸总量不超过此数值。所以，即使检查尿尿酸正常，也不能排除痛风。若是尿尿酸超过 700 毫克 /24 小时，提示尿酸产生过多，尤其是非肾源性痛风，血尿酸和尿尿酸都明显升高。

需要注意的是，血尿酸与尿尿酸是两种不同的检查：血尿酸是抽血查的，是血液中的尿酸含量；尿尿酸是留尿查的，是尿液中尿酸的含量。

（1）检查 24 小时尿的必要性尿酸：检查血尿酸水平只要抽取 2 毫升血液，很快就能出结果。而查 24 小时尿尿酸既脏又麻烦，临床上，并没有得到医生和患者应有的重视。其实，测定 24 小时尿尿酸不仅可区分血尿酸水平的升高是由于尿酸排泄减少所致还是尿酸生成增多造成，便于对高尿酸血症和痛风进行分型；而且，对痛风的指导用药非常重要。若尿酸生成过多型，选择药物时则选抑制尿酸生成的药物，如非布司他或别嘌醇；若尿酸排泄减少型，主要选促进尿酸排泄的药物，如苯溴马隆等药物。但是，收集 24 小时尿液比较麻烦，容易受到某些因素的影响，导致结果不准确，所以，最好结合血尿酸才有意义。

（2）检查 24 小时尿尿酸的方法：准备一个清洁带盖大容量的容器，如塑料桶。第一天早晨 7 点，将膀胱内的尿液排空，弃掉。切记，这次的尿液不要排到桶里面。然后，将第一次尿液排入桶中，加入少许防腐剂，然后，将一天 24 小时的尿陆续排在桶中。至第二天早晨 7 点，将膀胱中的尿液排入桶中，充分混匀后，用量杯测量总尿量，做好记录。然后，取 50 ～ 100 毫升尿液倒入尿碗，送到检验科化验。余尿弃掉。

（3）检查 24 小时尿尿酸注意事项。

①留尿前几天开始，就要避免高嘌呤饮食。

②留尿前一天和留尿当天，避免剧烈活动，大量出汗。

③留尿当天，适当饮水，特别是夏天，要保证适量的饮水。

④留尿量要准确，防止遗漏。

⑤留取的尿液及时送检，防止放置时间过长，影响检查结果。

⑥有些情况不适合此项检查，如肾功能不全、肾结石、肾盂积水等。另外，发热、尿路感染、呕吐、腹泻时也不宜进行此项检查，需待这些情况消除后再进行。

七、判断尿酸生成过多或排泄减少的方法

主要有以下三种。

1. 24 小时尿液中的尿尿酸定量测定　低嘌呤饮食 5 天后，查尿尿酸排泄量。如果尿液中尿酸排泄量 < 3.6 毫摩 / 升（600 毫克 / 天），该患者属尿酸排泄不良型；如果尿液中尿酸排泄量 > 3.6 毫摩 / 升（600 毫克 / 天），该患者属生成过多型。

2. 尿酸排泄分数　一项更能反映肾脏排泄尿酸情况的指标是尿酸排泄分数。

尿酸排泄分数（FEYA）=（血肌酐 ×24 小时尿肌酐）/（血尿酸 ×24 小时尿肌酐），以百分数表示。根据尿酸排泄分数，将高尿酸血症和痛风分为以下三型。

（1）排泄减少型：尿酸排泄分数（FEYA） < 7%。

（2）生成增多型：尿酸排泄分数（FEYA） > 12%。

（3）混合型：7% ≤尿酸排泄分数（FEYA） ≤ 12%。

3. 尿酸清除率（CUA）测定　准确收集 60 分钟尿液，留中段尿，测定尿尿酸（UUA）。同时采血测血尿酸，计算每分钟尿尿酸排泄量与血尿酸值之比，正常范围在 6.6 ～ 12.6 毫升 / 分。CUA > 12.6 毫升 / 分，属生成过多型，CUA < 6.6 毫升 / 分，可判断为排泄减少型。

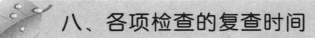

八、各项检查的复查时间

1.血尿酸 每3～5周1次,了解药物质量和治疗效果的依据。

2.血常规、尿常规、肾功能 每6个月复查1次。

3.肝功能、消化系统超声、泌尿系统超声 每6～12个月监测。

4.血压、血糖 每周监测,必要时,每天监测。

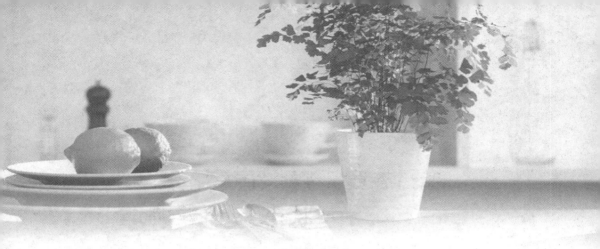

第五篇　痛风患者的心理调适与健康教育

压力使痛风患者增加，疾病增加了更多的压力。

痛风患者年轻压力大，容易出现心理问题；

痛风患者家人要给予关心和帮助。

痛风患者的预后取决于患者对待疾病的态度；

痛风治疗的成败取决于自己，而不是医生。

做智慧患者，享健康人生。

第 17 章 痛风患者的心理状态与心理调适

 一、痛风与心理状态的关系

前面说过,痛风的发病除了与先天不能改变的遗传因素后天不健康的饮食习惯有关外,还有一个重要的因素与痛风的发病密切相关,那就是随着社会的迅速发展,面临各种压力的挑战,患者熬夜,心理负担加重,也是痛风发病的因素之一。

所以,不良的心理状态会诱发和加重痛风,不利于病情的控制;同样,不断进展的疾病状态和反复发作的痛风也会加重病情,两者相互影响,互为因果。但是,积极、乐观的心态能够减轻痛苦,延缓疾病发展,促进痛风急性发作的恢复。

二、痛风患者容易出现的心理问题

(一)恐惧

担心自己从此被痛苦折磨,不能正常行走,不能上学、不能工作,不能结婚、不能保持现有的家庭,不能健康长寿。

(二)焦虑

反复发作的痛风,使患者对治疗缺乏信心,可能出现的残疾等并发症,使患者难以心情平静,甚至失眠。

（三）担忧

急性发作期，担心自己的病情得不到控制，整日生活在痛苦的深渊当中；间歇期又担心痛风再次发作。

（四）忧愁

为不断增加的经济负担而忧虑，想要努力工作，增加收入，又担心劳累加重病情，或导致病情复发。

（五）失望

以为不痛了，病就好了，没想到，疾病反复发作，越来越频繁，甚至出现痛风肾等并发症，患者对治疗失去信心。

（六）丧志

年轻的患者由于病情频繁发作，不能保住稳定而收入可观的工作，久而久之，失去了追求工作目标的动力，得过且过。

三、痛风患者的心路历程

多数患者，发现疾病以后，会经历以下几个阶段，在自我调整的过程中，逐渐接受和面对，并寻求治疗和帮助。这是很正常的，但是，如果长时间不能走出心理的阴影，处于情绪低落，心情沮丧的状态，则属于不健康的心理，需要进行心理调适。

（一）恐惧期

当患者出现急性痛风发作时，被前所未有的、痛不欲生、生不如死的痛苦折磨时，多数患者非常恐惧。患者急于想明白，这是怎么了？患的什么病？为什么这么痛？会不会痛死？

（二）否认期

待疼痛像一阵风一样，无影无踪的时候，医生告诉患者，你的病是痛风，这种病不能根治，但是，你要小心，它还可能复发的时候，患者又开始否认疾病的存在。现在什么事也没有，一定是搞错了，那是不可能的？别吓唬人！

（三）波动期

经过上网查询或咨询多名医护工作者，得到的答案是一致的时，患者的心情处于不平静的状态，出现情绪波动或者不稳定的状态。表现如下。

1. 愤怒　为什么别人不得，偏偏是自己！老天爷对自己太不公平。

2. 委屈　以后不能随意吃喝，很多自己喜欢的东西不能享用，年纪轻轻与病相伴。

3. 担忧　万一真的长出石头，残疾了怎么办？发生尿毒症，透析怎么办？

4. 焦虑　以后要经常看病、吃药，挣的钱不够怎么办？

5. 内疚　作为家里的顶梁柱，不能给家里创造财富，反而给家里增加经济支出。

6. 沮丧　早知今日，何必当初？完了，现在病已经长上了，一切都晚了，灰心丧气，失去斗志。

7. 自卑　原来身体健壮，现在变成患者，甚至不能正常行走，有的需要轮椅，有的需要双拐，感觉低人一等，不愿抬头，不愿与人交流。

8. 恐惧　心理有一种不安全感，害怕因为患病影响工作升迁，害怕因为患病女友分手或妻子提出离婚。

9. 掩饰　不愿意让别人知道自己有病，在酒桌上依然与朋友随意地吃喝玩乐，装作若无其事，好像自己没有病的样子。

10. 抑郁　当病情复发，或出现并发症时，如发现痛风石、肾功能不全时，容易悲观绝望，意志消沉，情绪低落。

（四）接受期

经过一段时间的思想波动，患者会逐渐接受自己是一个患者的现实，努力冷静下来，调整自己的情绪。也想努力尽早治疗自己的疾病。

（五）盲目期

两种情况，一种是有了治病的决心和愿望，表现为有病乱投医。听说哪里有偏方能治痛风，就去试一试。听说某种药治疗效果好，不惜高价买来吃。另一种是对自己的病不管不问，也不打听，爱咋地咋地，再痛再说。

（六）理智期

经过一段时间的尝试发现，根本没有治疗痛风的灵丹妙药，不再跟着广告买药吃，不盲目跟风，而是选择正规医院，定时复查，规范治疗。

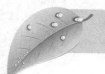

四、减轻心理压力

在疾病的发生、发展过程中，在一段时间内，出现上述种种心理变化属于正常的心理反应。但是，这些负面的情绪状态，持续过久，会加重病情，不利于疾病的恢复，甚至发展为心理疾病。所以，要积极采取办法，尽快调整。

应对不良的抑郁情绪，需要患者本人、家人及医护人员的共同努力。

（一）思想积极，心态平和

患者本人要认识到不良情绪对疾病的不利影响，积极调整心态，应对生活及治病过程中面临的各种压力和挑战，以不变应万变。良好的心态和生活态度会带动你走向心灵的光明。

（二）规律生活，劳逸结合

痛风的发病与生活不规律密切相关，如饮食不节、运动不足、睡眠太晚等，都将直接影响患者的心情、精力和生活质量。睡眠充足能使患者保持旺盛的精力，运动锻炼能减轻患者的身体和精神负担，改善患者的不良精神状态，增强战胜疾病的信心，消除悲观失望和恐惧心理。另外，运动治疗可以增高 β- 内啡肽，它对调整情绪，改善心情也有一定的帮助。

（三）家人关心，爱护体贴

当患者情绪低落时，需要家人温暖的关心和照顾体贴。因为家人与患者每天生活在一起，容易发现患者情绪的微妙变化，及时给予支持和帮助，引导患者走出心理的阴影。

（四）医护人员，指导帮助

医护人员指导患者如何减轻心理压力，消除不良情绪。并帮助患者寻求心理专业人员的疏导。必要时遵医嘱服用抗抑郁药治疗，药物治疗无疑会改善患者的抑郁状态，但是，短期使用抗抑郁药就会导致体重的长期增加。所以，早期发现不良情绪，及时进行心理干预非常重要。

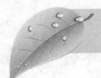

五、痛风患者产生压力的原因与对策

（一）找出产生压力的原因

1. **疾病原因** 缺乏对疾病正确全面的认识，过分担忧和恐惧，想象着将来发生并发症而残疾或透析，甚至想到死亡。

2. **经济原因** 因为疾病增加家庭的支出，担心入不敷出，将来无钱治病。

3. **工作原因** 因为痛风发作不得不请假，担心工作被他人顶替，而失去工作或升迁的机会。

4. **家庭原因** 担心疾病会影响夫妻生活影响夫妻感情，家庭破裂。

5. **社会原因** 担心当今社会，很多人以利益为重，自己成为患者，朋友会逐渐远离，失去友情。

（二）针对原因，有的放矢

1. **由疾病原因导致的压力对策** 知己知彼，百战不殆。主动学习有关痛风发病的原因、表现、危害与发展和预后等情况，提前了解可能出现的并发症并加以预防，防止等问题出现以后而不知所措，给自己带来的心理压力。

2. **由经济原因导致的压力对策** 提前预算，做好打算。了解疾病防治过程中可能产生的费用，包括化验、检查、药物等，每天、每月、每年的费用，如果符合医保规定，尽早办理大病保险，减少自费数目。预想如果出现肾脏并发症需要透析治疗的支出昂贵，从发现开始，重视自我管理，防患于未然，将经济压力转化为自我管理的动力，将经济损失降低到最低点。

3. **由工作原因导致的压力对策** 分清主次，健康第一。当工作与疾病发生冲突时，几乎所有人想到的都是既要治好疾病，又要保住工作。但是，有些工作，不能因你治病而中断。鱼与熊掌不能兼得时，权衡利弊，如果为了工作耽误治病，一旦错过治疗时机，机不再来，后悔莫及。如果为了治病，失去工作，人只要有健康的身体，就不怕找不到工作。当思路理清的时候，压力也就减小了。

4. **由家庭原因导致的压力对策** 关爱家人，担当责任。痛风有急性发作期，也有慢性间歇期。在急性发作期的时候，对家人的关心、照顾表达感激，也给予尊重和体谅。在痛风缓解期的时候，要主动承担家务，给家人以关怀和支持，处理好与老人、孩子的关系，稳固自己在家庭中的重要位置。而不是以患者身份自居，一味地要求家人的照顾。

5.由社会原因导致的压力对策　鲜花盛开，蝴蝶自来。在物欲横流的社会，的确有一些重利轻义，唯利是图的小人，也不乏重情重义、助人为乐的好人。患难见真情，通过患病，让你早日看清哪些是真正的朋友，结交患难与共的朋友。只要不自暴自弃，努力提升自己的价值，机遇会越来越多。

总之，不管是来自哪里的压力，人，不是一个独立的人，而要与周围的各种人打交道，我们无法选择和改变环境，但是，可以保持清醒的头脑，不管遇到什么样的事情，都要保持内心的淡定和强大，不受外界因素的干扰，减少各种外界因素对自己造成的伤害。

六、痛风患者缓解压力的几种方法

（一）倾诉

找一个闲暇的时间，与好朋友一起聊天，说出自己心中的苦恼，不需要朋友太多的言语，只要他在安静地聆听，你诉说的过程就是宣泄心理压力的过程。说完以后，会顿觉轻松。

（二）唱歌

喜欢唱歌的患者，邀两三位歌友，找一间歌厅，唱唱卡拉OK，看着优美的画面，回忆美好的时光，在歌声中舒缓心中的压力。

（三）听曲

戴上耳机，选择自己喜欢听的音乐，如钢琴曲，或者选择自己喜欢的歌曲，甚或选择自己喜爱的歌星，如邓丽君甜蜜的嗓音，陶醉在美妙的曲子中，忘却一切烦恼。

（四）电影

有多长时间没有看电影了，约个好友，去曾经去过却多年没去的影城，当灯光关闭的时候，重拾儿时的感受，全心投入剧情，让烦恼君见鬼去吧！

（五）跳舞

不管是迪斯科，还是双人舞、拉丁舞，甚至广场舞，只要是自己喜欢的，既当作一项运动，又在舞蹈中放松心情，一举两得。

（六）散步

到风景优美的公园赏赏花，到空气清新的海边看看浪，到幽静曲折的小路踏踏青，到花市、鸟市溜达溜达，才发现，原来世界如此美好！

（七）旅游

离开自己熟悉的环境，到一个陌生的城市，观光、游玩，不亦乐乎，心情舒畅，流连忘返。几天日子过去以后，赶紧回家，因为只有出去才感受到外面的世界再精彩，金窝银窝也不如自己的草窝好！

（八）阅读

自己在家百无聊赖，到书城看到如饥似渴的书虫们竟然这么多，连个坐的地方都没有。都说书中有黄金，找一本励志的书、名人名传，或者与自己疾病相关的书，说不定书中的某一句话，会使你立马像打了鸡血似的，心中汹涌澎湃。

（九）养花

到花市买几盆花养着吧，换个漂亮的花盆，每天给它松土、浇水，看着它发芽、长大、开枝散叶、快乐生长，盼着它开花、结果。每天生活在阳光和希望之中。

（十）聊天

可与朋友单独聊天，也可以选择一个专门针对痛风患者建的群，在这里什么都可以聊，因为大家都是痛风患者，同病相怜，分享经验和体会，不会的问题总能找到答案。没有顾忌，互相鼓励，给你一种终于找到组织的感觉。

第 18 章　痛风患者的家庭与关爱

一、痛风会不会遗传

痛风分为原发性痛风和继发性痛风。原发性痛风的发病与遗传是有一定关系的，约 20% 的痛风患者其家族中也有痛风患者，如果父母一方是痛风患者，其子女有 40% ～ 50% 的可能也患痛风；如果父母双方均是痛风患者，则其子女患有痛风的概率可达 70% 以上。

原发性痛风的遗传，大多数属于多基因遗传，常见的遗传类型还有 X 连锁隐性遗传，常染色体隐性遗传等。例如，圣罗马皇帝查尔斯五世患有痛风，其子西班牙菲利普二世也患痛风，并因痛风而致残。科学研究早已证明，痛风有遗传倾向，而且痛风有一定的家族倾向，临床发现一个大的家族系列中发现多例痛风患者，有的家庭子孙三代均患痛风。所以，痛风也存在家族高发的可能。

但是，临床上痛风的发病由遗传而来的极为少见，多与后天的身体状况有着密切的关系。如果有家族史，后天注意保持健康的生活方式，定时监测，及时干预，有些痛风是可以避免或者延迟的。但是，如果有家族史，后天又不注意学习预防，发生痛风的可能性就很大了。当然，即使家族中没有痛风患者，后天发生肥胖等疾病，发生痛风的风险也明显增高。

二、痛风可以结婚生育吗

一般的痛风患者在病情控制良好，没有严重并发症的情况下是可以正常结婚、正常生育的。但在疾病的某些阶段，要慎重。一是痛风性急性关节炎发作期，服用某些药物，有一定的不良反应，对后代不利。二是当疾病发展到一定程度，出现严重并发症时，如肾功能病变，要小心。所以，为生育一个健康宝宝，痛风患者应当到医院寻求医生的帮助，在获得内分泌代谢疾病科医生的许可下选择孕育生命的时机，才更安全，以免留下后患。

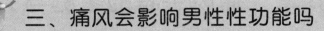

三、痛风会影响男性性功能吗

痛风患者女性多在更年期以后，以男性居多，年轻男性越来越多。大家在关心痛风能不能治好的同时，更关心痛风会不会影响自己的性功能和生育能力。随着痛风患者的骤然上升，有关痛风的研究也越来越多，但针对痛风对生育的性能力的影响研究极少，痛风指南中也鲜有这方面的内容。痛风是否影响性能力没有确凿的依据和结论。痛风患者不是单一的疾病，常与高血压、糖尿病等合并，如果痛风患者发现自己的性能力下降，首先应该排除自己是否合并高血压、糖尿病等代谢性疾病，因为，有研究显示，痛风与心理性和勃起性功能障碍有关，痛风的男性患病风险比没有痛风的男性高 1.21 倍，发展为器质性的风险是 1.52 倍，发展为心理性的风险是 1.18 倍。具有慢性肾病、糖尿病、高脂血症、抑郁症和焦虑的患者风险更大。

四、备孕前应该做好的准备

痛风患者越来越年轻化，而且，随着二胎政策的放开，更多的痛风患者在治疗期间生儿育女。但是，大家非常担忧，每天吃那么多药，能否对下一代有不良影响呢？

1. 到专科门诊，咨询医生，自己是否具备孕育生命的条件，并遵医嘱，进行相关检查，排除糖尿病等代谢性疾病，或发现合并其他疾病，及时治疗。并改善生活方式，科学饮食（如禁烟酒等）、合理运动、作息规律，为备孕做好一切准备。

2. 提前 3 个月，停用降尿酸药，如苯溴马隆、别嘌醇和非布司他等。成功怀孕后，及时恢复降尿酸药治疗。

3. 在备孕期间，保持健康生活方式，戒烟酒，多喝水，低嘌呤，不熬夜，心情好，以防止痛风发作。万一在备孕期间，发生痛风，不要盲目吃药，一定要到正规医院按照医嘱治疗，医生会选择既能止痛又尽可能不影响孕育的安全治疗方案。

（1）秋水仙碱：可抑制细胞有丝分裂，备孕期间，痛风发作，不能服用。

（2）非甾体消炎药：包括痛风患者常用的其他止痛药。在备孕期间急性发作时，可以按照最小有效剂量服用，缓解后及时停药。以塞来昔布为例，在动物实验中，大剂量的塞来昔布也没有损害雄性大鼠的生殖能力。

（3）糖皮质激素：在备孕期间急性发作时，可以按照最小有效剂量服用，缓解后及时停药。因曾有大剂量糖皮质激素对男性生育影响的研究，没有发现糖皮质激素对男性生育有直接影响。

尽管如此，还是建议大家备孕前，做好一切努力，将血尿酸降低到安全水平，并且避免所有可能诱发痛风的因素，防止发作，为上上策。万一发作，也是能不吃尽量不吃，待其自然缓解。确实难以忍受，也必须严格按照医嘱。

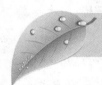

五、痛风患者能够正常工作

【病例】　**男性青年患痛风赋闲在家，年迈父母出外打工维持生活**

患者，男，33岁，身高175厘米，体重90千克，痛风病史5年，痛风反复发作多次，近2周频繁发作，全身多处关节疼痛难忍，不能缓解，收入院。据患者母亲介绍，儿子曾是一名厨师，在当厨师的几年里，体重不断增加，直至痛风初次发作后，患者从此再也没有出去工作，家长欲与其一起开店养家，他以有病不能工作为由拒绝劳动。几年来，家里积蓄已经花光，亲戚也很少往来，孩子有病，母亲无奈，只能出去打工贴补家用。

专家点评 痛风缓解可以工作，待在家里纯属借口

经了解，患者拒绝所有家长建议的工作，声称身体不好不能工作，在家并不是一直躺在床上不动，而是天天打电脑、玩游戏。光电脑就玩坏两个。因为没有工作，也没有女朋友。其母非常苦恼，询问医生，孩子这一辈子就这么废了怎么办？医务人员非常肯定地告诉她，就您儿子目前身体状况，出院后完全可以工作，也必须工作，他现在不工作不是身体原因，而是心理作怪，因为痛风患者只是要注意避免长时间重体力劳动，并不是不做任何劳动。被医务人员揭穿和教育以后，患者感到惭愧，表示出院后就联系工作，为家庭尽到儿子的责任。

六、痛风患者家属需要了解这些

除了患者要积极学习痛风知识，学会自我战胜痛风外，一位智慧的痛风患者家属也应当主动学习痛风的相关知识，帮助患者减少痛风发作，预防痛风并发症，减轻患者的痛苦，减少家庭的负担。

（一）痛风发作的特点

痛风发作的特点是来去匆匆，平时像正常人一样，痛风发作时没有任何准备，突然而至，持续几天的时间，逐渐缓解。没有发作的时候，称为间歇期。有时间歇期很长，可长达数年，但如果防治不当，间歇的时间会越来越短，数月甚至数天。痛风患者的家属在痛风发作时要重点关注疼痛情况，间歇期注意患者的饮食、运动、尿酸的监测等。

（二）痛风疼痛的剧烈程度

没有患过痛风，难以体会到痛风发作的程度能痛到何种程度，痛风是疼痛之最，疼痛之首，作为家属，发现患者痛风发作时，一定要尽最大努力，第一时间让患者接受止痛治疗或将患者送到医院。

（三）常用的治疗痛风的药物

痛风发作时，患者难以正常行走，痛风患者的家属要知道患者常用的治疗

痛风的药物的名称、作用、用法、注意事项等，一旦痛风发作，在确认正确的前提下，及早规范使用止痛药，是对痛风患者最大的帮助。但是，药物治疗一定要得到专业人员的指导。

（四）了解诱发痛风发作的因素

痛风发作不是随意的，往往是在某些因素诱发下，如劳累、受寒、感染等，痛风患者的家属要关心、体贴患者，避免使其受寒、防止劳累过度，及时治疗各种感染等。痛风最常见的诱发因素是高嘌呤饮食，家属要劝导患者在外注意选择低嘌呤饮食，在家避免烹饪高嘌呤食物。

（五）帮助患者到医院接受规范治疗

"好了伤疤忘了痛"是很多人的习惯，痛的时候一分钟不能忍受，不痛的时候，又好像什么事也没有了。直到下次痛风发作，才引起重视。痛风是一种终身性疾病，需要长期规范治疗，否则，把止痛作为治疗的目标，将来会产生严重的后果。家属要帮助患者强化这种意识，即使不痛，也要到医院看病，接受长期规范治疗。

（六）督导和配合患者进行饮食管理

饮食因素是导致高尿酸血症的基础，也是痛风发作的诱发因素，所以，饮食治疗是痛风治疗的最基本的治疗。每日三餐，均与尿酸息息相关。

（七）与患者一起进行合理运动

痛风急性发作期，避免运动。间歇期的患者合理的运动可以帮助控制体重，降低血尿酸水平，改善关节功能，防止痛风发作。但是，运动重在坚持，需要家属的鼓励、配合甚至陪伴。

（八）合理调适痛风患者的心理

精神紧张、过度焦虑也会诱发痛风发作，家属每天与患者朝夕相处，是患者最亲近的人，最容易发现患者的心理变化，并主动交流、沟通，有利于缓解患者的压力，调适患者的不良情绪，必要时可帮助患者寻求心理医生的帮助。

【病例】　夫妻恩爱，共同抗痛

　　患者小丁，患了痛风。小丁是一个事业心很强的小伙子，因为工作经常加班加点，甚至熬夜。养成了吃夜宵的习惯。冬天晚上吃碗热乎乎的肉丝面，夏天喝杯凉爽的冰镇啤酒，体重逐渐增加，后来出现了痛风发作。生病对自己的事业如同泼了一盆凉水，小丁甚至有一个阶段患上了轻度抑郁症，长期睡眠不好，后来，在妻子的鼓励下，经过服用药物治疗，小丁才从心灵的阴霾中走出，重新焕发信心，积极面对，共同抗痛，尿酸水平逐渐下降，痛风也没有再次复发。

专家点评　　*妻子智慧，家庭幸福*

　　小丁的妻子发现，自己的丈夫生病以后，心情抑郁，努力帮助他重树战胜疾病的信心。她发现丈夫根本沉不下心来学习痛风知识，她就通过各种途径学习，问医生，买书看，基本对痛风的诱发因素、预后、治疗方法等有了一定的了解，并且，知道痛风还有一定的家族遗传倾向，所以，特别注意平日的饮食烹饪，防止儿子体重增加，避免一切可以避免的危险因素。定时陪同丈夫复查，监督丈夫服药，防止丈夫的病情发展和复发，也保证了儿子的身体健康，避免患上与丈夫一样的疾病。后来，儿子考上了医学院，全家过着幸福安康的生活。

第 19 章　痛风与健康教育

一、痛风患者知识匮乏，痛风教育迫在眉睫

痛风是一种慢性病，也是一种终身性疾病，更是一种可以致死致残的疾病，患者血尿酸水平需要长期控制在正常范围，预防并发症，防止复发，但是，很多患者并不重视，这不仅发生在我国，世界其他国家也是如此。痛风患者治疗的达标率低，出现严重的并发症，将给个人的工作、生活带来许多不便，严重影响生活质量，而且给家庭、社会带来沉重负担。痛风患者应当主动参加痛风教育活动，学习痛风自我管理知识。

二、多数痛风患者并不重视痛风教育的原因

（一）与疾病不同时期有关

虽然痛风病程长，但呈间歇性发作，且急性痛风性关节炎发作后有自愈的可能，俗话说"好了伤疤忘了痛"就是这个道理。痛得厉害难以忍受的时候，医生说什么，听什么，只要能让自己的痛尽快消失。疼痛缓解了，或者病情稳定，处于间歇期的患者，因为没有不适而容易忽略。

（二）与非专业医生重视程度不够有关

痛风患者到专业门诊，是找对了门路，专业医生会重点关注痛风。但是，痛风不是一种单一的疾病，往往合并高血糖、高血压、血脂紊乱等，医生对这

些并发症的重视远远大于对高尿酸血症的重视。例如，对于高血压的患者，医生除了建议患者低盐饮食外，会同时开一些降低血压的药物。但是，高尿酸血症的患者，非专业医生会建议患者低嘌呤饮食，同时，建议患者到专科门诊找专业医生看病。这种情况，再到痛风专科门诊看病的患者就取决于患者的态度了。

（三）与患者对痛风的危害认识不足

由于患者对医学知识匮乏，对痛风的病程进展和严重后果认识不足，认为痛风就是表面上疼痛那几天，根本没有想到，随着病情的进展，还会出现痛风石，甚至可能发生肾衰竭，直至致死、致残。

（四）过度依赖医生

不可否定，有一部分患者非常关心自己的疾病，主动与医生沟通，了解自己的病情，主动学习痛风知识，促进疾病的恢复。但有更多的患者没有主动学习痛风自我管理知识的意识，或学习积极性不足，把希望寄托在医生身上，病了到医院，有医生为自己治疗，而阻碍了患者参加痛风教育的决心。

三、做一名智慧的患者

为什么得的是同一种疾病，结局却完全不同？有的人健康长寿，享受天伦之乐，后代健康成长，吃喝玩乐，业余爱好，什么也不影响。有的人却年纪轻轻走上了漫长的透析之路，妻离子散，自己晚年残疾，孩子年纪轻轻也患上了与自己同样的疾病，导致家庭贫困或刚刚起色的家庭返回贫困。造成结局如此悬殊的不是疾病本身而是患者本人。不要等病情严重了才重视，不要仅依靠医生来治疗；自己就是最好的医生，主动了解疾病，主动参与到疾病的管理过程。虽不能保证不长病，但可以努力将疾病对自己的伤害降到最低，这就是智慧的患者。

四、痛风患者要把学习的焦点前移

痛风患者要主动学习痛风知识，将学习的焦点前移。不要等痛风发作了，才想到怎么治疗痛风；不要等痛风肾病发生了，才想到保护肾功能；不要等手足长出石头了，才想到怎样把石头清除，也不要等到后代尿酸高了，才想到怎样帮助孩子降尿酸。学习焦点前移的意思是在上述情况尚未发生时，采取措施，防患于未然。在血尿酸还没有升高的时候，就知道高尿酸血症的危害，防止血尿酸升高；在发现高尿酸血症时，就知道高到一定程度有发生痛风的危险，而主动降尿酸。在痛风已经发作以后，就知晓，如果不积极控制尿酸，反复发作，有可能出现痛风石、痛风肾病等并发症而阻止病情的进展。从小对孩子进行高尿酸血症的防治知识，预防痛风的发生。

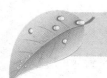

五、对痛风患者的忠告

（一）选择一家设有专治痛风科室的医院

每一座城市有大大小小级别不同、规模不同的无数家医院，痛风患者最好选择具有治疗痛风专科的医院。因为，隔行如隔山，有的医院内科属于综合性医院，专业没有分类，这样医院的医生就是什么病都能治。还有的医院，专科分得比较细，如内分泌科、代谢病科、风湿免疫科，凡是痛风的患者集中在同一个科室诊治。那么，这样科室的医生看痛风的患者比较多，数量的积累会产生质的改变，他们就会对痛风研究得比较透彻，经验也丰富，找这样的医生看病，就会少走弯路。

（二）选择一位固定的医生

痛风并非疑难杂症，但要从专治痛风的科室，选择一位信任的医生，相对固定，会给自己带来很多益处。这样，医生对你的病情发展、文化水平、家庭情况、工作性质等有一定了解，便于沟通交流，在较短的时间内对你的病情做出正确判断并制订合理的治疗方案。

（三）发作时最好住院治疗

住院治疗有三个好处：一是可使病情得到及时规范有效地治疗；二是住院治疗可以对全身进行检查，及早发现痛风并发症，及早治疗，防患于未然。因为并发症发展到一定程度，不可逆转，如痛风肾病；三是住院是一个接受教育和学习的过程，从医护人员那儿学习疾病防治知识，从患者身上，借鉴经验和教训，引以为戒。

（四）买一本关于痛风的科普书

痛风是一种需要学习的疾病，把自己或家人完全交给医生是不负责任的表现。因为，痛风是一种代谢性疾病，与生活方式密切相关，而且，痛风是一种慢性终身性疾病，随着病情的进展，会出现各种程度不同的并发症，并发症直接影响患者的生活质量，只有患者自己参与到痛风的防治中，才能达到理想的治疗效果。

（五）痛风患者需要学习的内容

1. 高尿酸血症和痛风的发病原因、诱发因素等。

2. 痛风患者的饮食方法。

3. 运动治疗的方法、注意事项等。

4. 药物的名称、作用和不良反应、服用时间、注意事项等。

5. 疾病的病程、分期、各期特点等。

6. 疾病可能出现的并发症、并发症的防治措施。

7. 常用的化验、检查有哪些？如何自己简单地看结果？

8. 如何减肥，控制体重？

9. 学会健康的生活方式，调节各种应激和压力。

（六）主动结交几位痛风的病友

痛风患者越来越多，不管在门诊看病，还是在病房住院时，主动与痛风病友交流，同病相怜，病友之间更易于沟通。每名患者在痛风的诊治过程中，各有自己的一些经验、教训，在交流中学习，在交流中增进友谊。相互关心，相互帮助，相互开导，相互提高。结伴看病，结伴运动，结伴参加痛风学习班。

（七）加入一个痛风患者的微信群

随着信息网络的发展，几乎人人都有微信，甚至一些70岁以上的老年人也会用微信。痛风患者中，年轻人越来越多，通过微信平台，进行交流更是得心应手。一些较大的医院还会组织病友联谊会的形式进行痛风的健康教育。但是，单纯痛风患者的微信群，由于没有专业人员的引导，容易被个别患者的不正确建议所误导。最好加入一个群里有专业人员的微信群，这个专业人员可以是痛风科的年轻医生,也可以是痛风科比较有经验的护士。他们每天接触大量的不同病情、不同年龄的患者,是痛风方面的专家,跟着他们学习,一定会受益匪浅。

(八)国外的不一定比国内好

现在,国际交流畅通便捷,我国很多家庭经济条件较好,一些人就想国外是否有什么好药、好办法治疗?国内治不了,国外也治不了吗?是的,国内与国外的诊治方案基本一致,因为,学术交流无国界,国内外专家会定时召开学术交流会,了解痛风诊治最新进展和变化。制定标准的诊疗路径、用药原则等供各国医生参考,所以,国内外并没有太大差异。而且,由于种族不同、基因不同,诊治方案等也不尽相同。

六、学习水平与健康水平成正比

(一)痛风发作时既不要冷敷也不要热敷

痛风发作时,由于疼痛剧烈,患者及家属会想方设法,采取措施,减轻疼痛。但是如果措施不当,反而适得其反。有的选择冷敷,有的选择热敷,也有的先冷敷,一看冷敷不行,又改热敷;也有的先热敷,一看热敷不行又改冷敷。

可是,不管冷敷还是热敷,并不能解除痛苦,甚至越来越痛。这是为什么呢?因为,痛风发作时,局部出现红肿热痛,如果此时热敷,会提高病变部位的温度,加重局部组织的充血和水肿,提高神经敏感性,非但不能达到止痛的效果,反而加重疼痛的程度。那么,是不是冷敷就好呢?冷敷更不适宜,因为冷敷可使红肿热痛的部位温度突然降低,容易导致尿酸结晶的形成,加重炎症。而且,低温可使局部的血管收缩,血流量减少,不利于炎症的吸收和消散。

另外,要注意抬高患肢,因为,痛风发作时,疼痛的部位都会存在局部水肿的情况,抬高下肢,可减轻足部水肿,有利于减轻疼痛。可将脚放于一个棉枕上,下床活动时尽量减少站立的时间。

(二)痛风患者的足,应当小心呵护

足部常常是痛风患者发作时最先累及的部位,很多痛风患者发病先是从足

部的疼痛开始，也是给痛风患者带来痛苦最大的部位，更是痛风患者致残的主要部位，所以，痛风患者一定要做好居家的足部护理，以减少痛苦。

1. **洗脚**　保持足部皮肤清洁，每天用温水洗脚，水温不超过37℃，时间5～10分钟。

2. **擦脚**　用柔软、吸水性强的毛巾轻轻拭干水分，包括趾缝间的皮肤也要拭干。

3. **察脚**　检查双脚，观察有无足部皮肤异常情况，如有无局部红、肿、热、痛，有无皮肤破损、足癣、胼胝等。

4. **润脚**　皮肤干燥者，可涂抹润滑油或乳膏类护肤品，防止皮肤皲裂。

5. **护脚**

（1）袜子：穿柔软、棉质、透气的袜子，保持清洁，定时更换；不穿破损、干硬、过紧或过松的袜子。

（2）鞋子：穿宽头、合脚、舒适、厚底、通气性好的运动鞋；不穿尖头、底薄、坚硬、过大或过小、露脚趾的鞋子。

（3）保暖：避免冻伤，因足部受寒容易导致尿酸盐结晶析出而脱落到关节腔中，引起痛风性关节炎发作。但保暖时，不要使用热水袋等保温措施，以免烫伤。可通过使用暖气、空调提高室温或多穿棉衣、棉袜来保持足温。

（4）休息：适当的下肢运动有利于痛风患者足部的血液循环，但要避免足部活动时间过长或过度，造成足部疲劳，而诱发急性痛风性关节炎发作。

（5）按摩：经常按摩足部及下肢的皮肤，促进局部血液循环。

（6）运动：适当的运动，有利于减少尿酸在足部的沉积。

（三）痛风患者的肾，要好好养护

肾乃"先天之本"，肾有藏精，主生长、发育、生殖，主水液代谢等功能。肾亏精损是引起脏腑功能失调，产生疾病的重要因素之一。中医学认为，痛风是肾虚的一种表现。因为肾的过滤功能减弱，血液中的酸度排泄不出去，而随着血液在全身循环流动。跖趾关节是人体的最末端关节，酸毒的结晶体最容易积聚在这里，而沉积下来，挤压关节，引起疼痛和关节变形，甚至结晶、结石。所以，痛风患者养肾是至关重要的。

1. **饮食养肾**　选择补肾的食物，如黑芝麻、黑米、黑木耳、黑豆等黑色食物外，还可选择羊腰、核桃、韭菜、虾等，经常食用这些食物，均可达到补肾养肾的效果。

2. **饮水养肾**　水是生命之源。水分摄入不足，可导致体内的浊毒排泄不畅，滞留体内，加重肾脏负担。定时主动足量饮水，有利于清除体内的滞毒，减轻肾脏的负担。

3. **吞咽养肾**　口腔中的唾液分为两部分，清稀的为涎，由脾所主；稠厚的为唾，由肾所主。津液不足，会感到身体疲劳，腰膝酸软。反之，吞咽津液，能够滋养肾精，起到保肾养肾的作用。

4. **睡眠养肾**　临床发现，许多肾衰竭的患者存在经常熬夜、疲劳过度、睡眠不足等情况。睡眠充足对气血的生化，肾精的保养也起着非常重要的作用。所以，早睡早起，规律作息，避免疲劳过度，保证睡眠充足，有利于养肾。

5. **便畅养肾**　保持大便通畅也能养肾。如果大便不畅，宿便停积在肠道，浊气上攻，会使人心烦气躁，胸闷气促，恶心呕吐，而且，可能伤及肾脏，出现腰膝疲惫。排便困难时，可将双手手背贴住双肾区，用力按揉激发肾气，利于排便。

6. **排尿养肾**　及时排尿，也能养肾。肾脏产生的尿液经输尿管进入膀胱，当膀胱中的尿液达到一定容量的时候会刺激中枢，产生排尿反射。此时，要及时排尿。否则，潴留在膀胱内的尿液会成为水浊之气，上行而侵害肾脏。

7. **护脚养肾**　足部保暖，防止受凉，也能养肾，因为，足底具有丰富的神经和重要的穴位，如果受凉或赤脚在凉地或冷水里行走，很容易受到寒气侵袭。而且，足底有很多穴位，尤其是涌泉穴，每晚睡觉前按揉脚底的涌泉穴，可产生固精养肾之功效。

8. **中药养肾**　如枸杞、山药、黄芪、玉米须、芡实等。

（四）痛风患者的肝，要好好照看

痛风患者容易受到侵犯的内脏除了肾脏，当属肝脏了。所以，痛风患者一定要好好照看自己的肝脏。因为有多方面因素可能影响肝脏的功能。首先，痛风多发生于肥胖的患者，体表肥胖者，内脏也肥胖，肝脏自然不例外，所以，很多患者存在不同程度的脂肪肝，长期严重的脂肪肝也可以引起肝功能异常，甚至发生肝硬化。其次，在治疗痛风的药物中，相对不良反应多，尤其是对肝脏的不良反应明显，如秋水仙碱、非布司他、苯溴马隆均可能出现严重的肝损害等。正常情况下，血尿酸浓度升高，到达肝脏后，肝脏就会停止继续合成尿酸，但是，当肝功能受损时，会破坏这种反馈机制。而且，肝脏是一个重要的情绪器官，痛风与精神压力大也有密切的关系，各种原因导致的精神压抑常是痛风发作的诱因之一，甚至即使血尿酸水平无明显升高，也会诱发痛风发作。

（五）痛风患者的关节，要注意保护

痛风患者容易受累的部位之一当属关节了，急性发作期的痛风患者，多有关节的红肿热痛和功能障碍，有的还会伴有发热，此时，应绝对卧床休息，并抬高患肢，将下肢垫在厚而柔软的棉被上，小心不要触碰，不要活动，最好不要下床，避免受累的关节负重。也可以在床上安上支架，支托盖被，防止棉被对患肢的直接触压。待关节疼痛缓解72小时（三天）后，方可活动。

痛风缓解以后，在日常生活中，尽量使用大肌群，如能用肩部负重者不用手提，能用手臂者，不要用手指。另外，要注意避免长时间进行重体力劳动，并经常改变姿势，保持受累关节舒适。对于疼痛和肿胀的关节，要避免活动。如果运动后，感觉哪个关节疼痛不适，以后就不要继续进行此项运动。

七、痛风患者要早学习的原因

在病房里，医护人员经常会督促痛风患者多看书，多学习有关痛风疾病的知识，常有患者不解。这与痛风这种病的特点有关。有些疾病，如子宫肌瘤，主要是找一位技术精湛的主刀医生就能解决主要问题。痛风则不然，痛风是一种终身性疾病，可能反复发作，可能出现不可逆转的并发症，在这个疾病的诊治过程中，患者本身的作用不亚于医生，甚至高于医生。因为，患者只有痛风发作的时候或者出现问题的时候才到医院，绝大多数的时间是自己在家管自己。包括饮食、运动、复查、服药，都需要患者具备一定的自我管理的知识，否则，任何一个环节不正确，都会带来难以预料的不良后果，如尿毒症。

所以，痛风患者不仅要学习，而且要早学习。谁学谁受益，早学早受益。因为病情发展到一定阶段，医生不可能帮助患者解决所有的问题。尽管医学发展突飞猛进，有些问题，医生可以帮助患者减轻痛苦；有些问题，医生只能给予安慰，实际上也是无能为力。所以，身体是自己的，还是预防为主，不要让病情发展到医生也不可收拾的地步而后悔。

八、痛风患者夏天更要防痛风

1. 不要高嘌呤而要低嘌呤　不管春夏秋冬，这是痛风患者一年四季，甚至从发病以来一生都要遵循的饮食原则。低嘌呤饮食是基础，如果不能做到饮食合理，其他方面都不会尽如人意。

2. 不要喝冷饮而要喝热饮　夏季温度高，很多人喜欢把各种饮料（如果汁、可乐、啤酒、牛奶等）放在冰箱里，想喝的时候，随手拿来，既爽口，又舒服。冰冷的刺激容易诱发痛风。夏天出汗多，要多喝水，喝水要温度适宜，喝奶要加热后饮用。

3. 不要吃冰食而要吃热食　如冰糕、冰激凌，甚至有的人把水果也放到冰箱里冰冰吃。还有的患者把从冰箱里取出的食物直接食用，这些都有可能诱发痛风。痛风患者在夏季也要吃温热的食物，从冰箱取出的食物要加热后食用。

4. 不要吹空调而要自然风　痛风患者夏季最好不要吹空调，以免受凉。如果确实温度很高，必须使用空调，温度也不能过低，特别是夜间，痛风容易夜间发作，更要小心。

5. 不要懒惰而要运动　痛风患者大多肥胖，夏天不爱动，一动就出汗。其实，夏季正是痛风患者减肥的好时节，利用早晨、晚餐后温度略凉的时间，快走慢跑，微微出汗，为身体减负，也为肾脏减压。

6. 不要烦躁要平静　夏季天热，人也容易烦躁、上火。学会自我调节情绪，保持心情平静，不受外界干扰，找一个安静的角落，读一本好书，享受没有痛风的无痛日子。

7. 不要赤脚走而要穿袜子　痛风患者的脚当是至高无上的，夏季，很多人愿意赤脚走在一些自认为清洁、平整的地面上，痛风最容易发作的部位就是脚趾，所以，一定要注意足部的保暖，避免外伤，避免用凉水洗脚，防止痛风发作。

九、痛风患者冬季怎样防痛风

1. 饮食是重点　冬天，天气寒冷，多数人喜欢吃热乎的东西，特别是火锅，很多人喜欢。火锅的三大特点是高嘌呤、高脂肪、高盐，这些都是痛风患者应当注意的。痛风患者最好不吃火锅，特殊情况下，吃的时候要注意，不要喝汤、不要喝酒、不要喝饮料，不要调料，可用醋等代替调料或自制调料，尽量选择蔬菜和薯类，如白菜、生菜、土豆、山药等，少选肉类、鱼类等海鲜，菌类也要少吃。适量选豆腐等。

2. 喝水要主动　天冷以后，气温降低，血管容易收缩，尿酸盐结晶易于沉积而诱发痛风或形成痛风石。所以，痛风患者冬季不仅要主动饮水，而且要饮用温热水，不能饮用冷水。

3. 温度要适宜　室内温度应适宜，避免温度过高，导致出汗，也要避免温度过低，以免患者受到寒冷刺激。以感觉温暖舒适为宜。室内暖气过热，温度过高时，注意适当开窗通风；温度过低没有暖气，可开空调，防止受凉。

4. 运动要保暖 冬季仍要加强运动，防止体重上升。冬季寒风刺骨，痛风患者外出或进行室外运动时，要注意保暖，防止受凉。特别是冰雪天气，要避免室外运动，并注意安全，防止滑倒等意外发生，因为一旦关节受伤，很容易诱发痛风发作。

5. 节日要谨慎 冬季的节日较多的原因，我国的传统节日元旦、春节、元宵节及西方节日圣诞节、情人节等，接二连三，很容易吃多，导致嘌呤摄入过多，从而诱发痛风。另外，节日的作息时间常被打乱，很容易导致体内酸性物质积聚，诱发痛风。所以，冬季既要节食，也要避免劳累。

十、一定要重视，别让小病变大病

其实，痛风本来相对一些其他疾病，如肿瘤、血液病甚至类风湿来说，并不是非常严重，只要早期积极接受规范治疗，控制高嘌呤饮食，合理运动，将血尿酸水平降至理想水平，痛风可以终身不再发作。但是，就是因为一开始病情轻，很多人痛几天就以为没事了而大意，没有引起足够的重视，而酿成大祸。那么，怎样别让小病酿成大病？没有什么捷径可走，最主要的办法就是不要单纯依靠医生，而要自己主动参与到疾病的学习和管理中，因为，医生要治疗成千上万的患者，每一名患者的情况不同，而患者本人，对自己的情况最了解，更能有的放矢地加以防范。而且，医生只能为患者制订治疗方案，多数时间要依靠患者自己去学习、去领悟、去遵循、去管理自己。

十一、痛风患者驾车应注意的几个细节

痛风多发于青壮年男性，这个年龄段的男人，多数是司机，不管是单位的还是私家的，驾驶已经成为一项基本的生活技术。那么，痛风患者驾车时应注意什么呢？

1. 痛风急性发作期，禁止开车。以免疼痛加剧，失去控制，发生意外。

2. 痛风缓解期，可以开车。但要避免长时间开车，造成下肢和关节疲劳。

3. 慢性关节炎者，手足发生痛风石或关节灵活度下降，关节僵硬者，为了

保证安全，最好也不要开车。

4. 痛风患者开车时，一定提前备水，定时饮水，保证足够的饮水量。

5. 痛风患者开车时，要随身携带糖果，一旦发生低血糖先兆，立即吃糖休息。

6. 痛风患者开车时，要定时小便，避免憋尿，以免伤害肾脏。

7. 痛风患者开车时，要保持手机畅通，便于及时与家人联系。

8. 痛风患者夏季开车时，温度过高要开空调，避免大量出汗，导致尿量减少，血尿酸水平升高。

十二、痛风患者外出旅游应注意的几个问题

1. 痛风患者旅游时，穿高腰、厚底、轻便、舒适的运动鞋，防止关节受伤。

2. 痛风患者旅游时，尽量选择短途旅游，避免远途旅游。

3. 最好与家人一起或结伴旅游。

4. 旅游前，先做身体检查，如心脏、肾脏、尿酸等。

5. 旅游时，规律服用原有的药物，不要擅自停药。并携带止痛药备用，一旦痛风发作，及时服用。

6. 旅游期间，饮食清淡，蛋白质以鸡蛋、牛奶为主，避免摄入过多海鲜、肉类等，不饮酒。

7. 旅游时，随身携带水杯，定时足量饮水。

8. 合并其他疾病者，如合并糖尿病者，监测血糖，定时服用降血糖药或注射胰岛素，随身携带糖果，预防低血糖。合并高血压、高血脂者，定时服用降血压药、调血脂药等。

9. 天热时，注意防晒，避免出汗过多。天凉时，注意保暖，防止关节受凉。

10. 合理安排时间，劳逸结合，避免关节疲劳。

十三、容易后悔莫及的几种痛风患者

（一）固执己见者

自己认为自己心里"很有数"，没事就没事，谁的话也听不进去，不听医生

的劝告，不听家人的"唠叨"，不听朋友的劝阻，直到出现严重并发症，如肾功能出现问题了，必须透析治疗的时候，已经为时已晚，才悔不当初。

（二）满不在乎者

对什么事也满不在乎，不看在眼里。胖一点儿，不在乎；尿酸高一点儿，不在乎；脚有点痛，不在乎；尿里有蛋白也不在乎；多吃点儿喝点儿都不在乎。原来什么都不在乎，也过来了。如果一直不在乎，终于有一天就会想在乎也来不及。

（三）自以为是者

认为自己的疾病自己最清楚，吃什么东西，吃多少；用什么药，用多长时间，都是自己来做主，认为自己对自己最了解。医生的经验来自多少年的医学知识积累，成千上万的患者的实践。自己能够给自己治病，医生何必苦读寒窗十几年。这类人，也容易在治疗过程中，出现大问题。

（四）过度节俭者

这类患者，发现疾病以后，不舍得花钱到医院看病、咨询、检查。不查尿酸，也不吃药，能省就省，能坚持就坚持。直到不得不去医院时，会花钱更多，后患无穷。

（五）金钱万能者

这类患者总是觉得经济是基础，现在反正没事，不管将来出现什么问题，只要有钱，就不用担心。到时候，多花些钱找国内最大的医院，看最有名的医生，选最贵的药，用最先进的设备，为自己治疗，殊不知，病情发展到一定程度，到国外发达国家也无济于事。

（六）事业为重者

这类患者，以事业为重，身体不舒服可以抗一抗，工作不能耽误，应酬不能推辞。直到某日大病一场，不得不放下工作和应酬，到医院救治的时候，才发现健康才是一切的根本，没有健康，什么事业、朋友都没有。

（七）自私自利者

这种人也不乏见。自己怎么过得舒服怎么来，不为家人考虑。因痛风青壮年男性多见，未婚者，不考虑年迈的父母日益衰老，自己要尽力控制自己的病情，减轻对家庭的损失。已婚者，不考虑妻子和孩子的未来，只要今朝有酒今朝醉，到时真正自己不能行走了，还得依靠家人照顾。

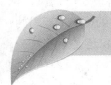

十四、患者感悟

（一）痛风让我痛定思痛

我大学毕业后，因为成绩优秀，成为海滨城市的一名公务员。由于工作性质的关系，经常需要陪客户吃饭。一个星期至少五天晚上是在各大酒店的饭桌上度过。有时，安排不开，甚至会一晚上两场或者一天两次，也就是中午结束，晚上继续。久而久之，我慢慢习惯了这种生活，也在享受着这种生活，我的体重逐渐增加，我的体型也不断加号。因是海滨城市，每餐海鲜见惯不怪，海参、鲍鱼家常便饭，鱼虾贝类百吃不厌，各种啤酒、红酒，几乎尝了个遍。经常晚睡晚起，不知怎的，有时彻夜难眠。

这样的生活维持了几年，某日，我像往常一样，酒喝多了，朋友扶我回到住处，没脱衣服，倒头就睡，睡梦中，感觉我的右侧脚趾似乎被老鼠啃了一般，疼痛难忍，我赶快爬起来找老鼠，老鼠没找到，却发现我的脚趾已经红肿，表面上没有被咬的痕迹。我用手刚摸到我的脚，突然像触电一样，我的手又弹了回来，因为我的脚痛得根本不敢动。我小心翼翼地躺到床上，很想睡觉却因为太痛睡不着，只能睁着两只眼盼望着天亮。

终于盼到早晨，我给朋友打了个电话，朋友开车把我送到医院。先到外科检查，医生说不是外科的毛病；我又到内分泌代谢疾病科，医生确诊我是痛风急性发作期，属于急性痛风性关节炎，当天就收我住院治疗。

住院以后，我才知道，原来像我一样罹患痛风的"痛友"真不少，而且多是 20 － 50 岁的男性。这次住院之前，我从来没有想到过自己会生病，也没有听说过还有痛风这种病。这次住院，让我对痛风有所了解。医生说，这是一种终身性疾病，如果控制不好，还有可能复发，下次复发会恢复得更慢，时间更久。而且，随着病程的延长和紧张，有可能发生并发症，并发症还可能致残。在医院的几天里，在疼痛的煎熬中，在疼痛终于如一阵风一样消失的时候，我痛定思痛。我想，以后一定要按照医嘱，好好治疗，绝对不能让痛风卷土重来。因为，我已经尝到了痛风的苦头。

（二）痛风让我痛彻痛悟

我今年 35 岁，是土生土长的青岛人，从小在海边长大，从小到大，一日三餐，吃了不少海鲜。后来，长大以后，像所有青岛的青年一样，喜欢喝青岛啤酒。一天，我因为脚肿疼痛，不能行走，同事送我到医院检查，竟然一下子查出痛风、糖尿病、高血压三种大病。开始，我坚决不相信，我一直身体好好的，能吃能喝的，哪来那么多病，肯定是医院搞错了。在得到确定的答案以后，我还是不能接受，因为我的一些同学、朋友也吃海鲜、喝啤酒，他们却什么病也没有，为什么偏偏我这么倒霉，不长病则罢；一长就是三种。当时，我心里很是委屈。

从小，家里条件并不是很好，父母都是工薪阶层，可是，父母非常疼爱我，好东西一点没少吃。好不容易通过自己的努力，找到了一份满意的工作，结婚，女儿已经长大上了小学的时候，我又查出这么多病。医生说，我要管住嘴，迈开腿，意思就是我以后不能随心所欲的吃了，还要每天进行运动，总而言之，就是不能过那种吃香的、喝辣的，舒舒服服的日子了，我简直要崩溃了。如果和原来一样不注意，将来有可能瞎眼、烂腿、截肢、残疾、透析。这活着还有什么意思？那就不吃不喝了呗！我和自己开始过不去，我几乎不吃饭，也不喝水，更不爱说话，每天躺在病床上，输液，任医护摆布，让她们看着办吧，爱怎样就怎样吧！我无所谓了！

我的消极情绪让母亲很是伤心，一天，下着雨，妈妈带着女儿来给我送饭，我对母亲很漠然，对饭没胃口，对女儿很烦，母亲默默地收拾东西，含着眼泪带着女儿离开病房。从病房的玻璃我看到母亲在擦拭眼泪，不知怎的，我的眼泪也哗哗地流了下来。

我是男人吗？我还是家里的顶梁柱吗？我还是妈妈眼里的依靠吗？我还是女儿的保护神吗？我还是人吗？我这是在干什么？不知为什么，可能是妈妈的眼泪一下子唤醒了我麻木的心，我知道我必须醒悟了。

首先，我要弄明白自己为什么会得这些病？

然后，我要给自己制订个计划，我应该怎么做？

询问医护人员，大家的共同意见是肥胖是导致我这些疾病的根本原因，我首要的任务是必须减肥。然后，我要学习相关知识，把疾病对我造成的伤害降低到最低。我开始阅读有关疾病的介绍，我对痛风的发病原因、治疗、饮食、运动、药物等有了基本而全面的了解，关键是我购买了一本临床专家写的有关痛风的书，我不明白的问题就到书里查，再不明白就问医生护士。然后，我与其他的痛风病友交流，从他们身上借鉴经验教训，病房里有一位病龄比我年长十几岁，两只脚已经长了很多"石头"，他说，就是刚查出来没重视，现在后悔当时没听医生的劝告。让我一定要小心，不要像他一样后悔莫及！隔壁有一位陈老师，他也是一名痛风患者还有高血压，他有家族史，可是，痛风二十年了，只发作过一次，因为从查出来以后，他就主动学习、了解有关痛风的知识，把烟酒戒掉，科学饮食、运动减肥、定时复查、遵照医嘱用药，他现在什么问题也没有，尿酸、血压都能控制在正常，他住院就是想全面检查，身体有没有什么问题，发现问题好早治疗。他还说，小伙子，不用怕，痛风本身也不可怕，关键取决于你是不是能够真的重视起来，出现并发症我们自己确实没有办法，可是，没出并发症之前，我们有办法不让它出现。陈老师，不愧是老师，他的一席话一下子让我豁然开朗，是啊，我现在能做的就是不让自己出现并发症，这是我自己能够做到的，为什么要等到出现并发症以后再找医生呢？既然陈老师能够做到，我也能做到！我和陈老师加了微信，经常交流，在交流中发现，陈老师为什么懂得那么多，原来除了他经常看书外，他还有一名学生就是痛风专业的医生，陈老师有不明白的问题就问他的学生。太好了，我太幸运了，虽然老天爷让我长了那么多病，但是，让我认识了陈老师，我不要求别的，就像陈老师一样，不出现并发症就行了。我有了信心，痛风也让我彻底醒悟，什么是最重要的，原来吃喝玩乐并不重要，人生最重要的是健康和亲情！

（三）网络给我带来便利，也让我走了不少弯路

现在，网络发达，有什么不明白的就到网上查查，例如，什么是痛风？痛风应该吃什么？痛风应该怎么治？等等，只要上网一查，就知道个大概。不可否认，网络的确给我带来了不少的便利，但是，由于缺乏医学常识，网络上有些错误的知识，我看不出来，我以为是正确的，跟着效仿、学习和应用于生活，也的确让我走了不少弯路。买了一些不该买的药，把医生给我开的药停掉，花了很多钱，没把病治好，却把我的肾脏吃坏了。医生说我吃得那些药，还不知道里面到底是什么成分，批评我花钱买罪受。当时就是因为宣传说吃了那些药，不用忌口，想吃什么就吃什么，这样的好事，谁不想对自己好一点儿呀！医生说，要有这样的好事，那还叫有病吗？是啊，希望大家接受我的教训，要听医生的话，不要盲目相信网上的知识，不能确认正确的，一定要咨询专业医生。

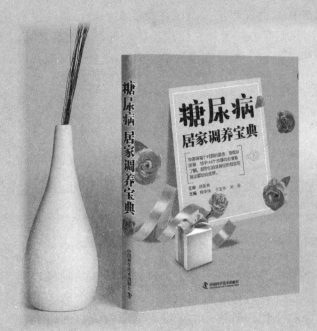

主审　胡新林

主编　程华伟

　　　于宝华

　　　刘　好

糖尿病居家调养宝典
定价：48.50 元

　　编者为了满足广大糖尿病患者及糖尿病易患人群在日常生活中自我调养的需求，从如何正确认识糖尿病，怎样早起发现并预防，如果罹患糖尿病该怎么办，怎样预防其并发症，以及饮食、运动、自我监测、药物治疗和患者必须掌握的一些基本技术（如监测血糖、胰岛素注射）等方面进行完了系统介绍。本书内容少说教、重实用、指导性强，是广大糖尿病患者及珍爱健康的人群必备用书，也可供临床医务人员阅读参考。